甲状腺细胞病理学Bethesda报告系统

——定义、标准和注释（第三版）

主　编　［美］赛义德·Z.阿里

　　　　［美］保罗·A.范德拉恩

主　审　刘红刚　高洪文

主　译　王　健　刘东戈　金木兰　余小蒙

 中国出版集团有限公司

 世界图书出版公司

上海　西安　北京　广州

图书在版编目（CIP）数据

甲状腺细胞病理学Bethesda报告系统：定义、标准
和注释：第三版 / (美)赛义德·Z.阿里, (美) 保罗·
A.范德拉恩主编；王健等译. — 上海：上海世界图书
出版公司, 2024. 10. — ISBN 978-7-5232-1355-1

Ⅰ. R581.02

中国国家版本馆CIP数据核字第2024QS2868号

First published in English under the title
The Bethesda System for Reporting Thyroid Cytopathology: Definitions, Criteria, and
Explanatory Notes (3rd Ed.)
edited by Syed Z. Ali and Paul A. VanderLaan
Copyright © Syed Z. Ali and Paul A. VanderLaan, 2010, 2018, 2023
This edition has been translated and published under licence from
Springer Nature Switzerland AG.

书　　名	甲状腺细胞病理学Bethesda报告系统——定义、标准和注释（第三版） Jiazhuangxian Xibao Binglixue Bethesda Baogao Xitong—— Dingyi Biaozhun he Zhushi（Di-san Ban）	
主　　编	［美］赛义德·Z.阿里　　［美］保罗·A.范德拉恩	
主　　审	刘红刚　高洪文	
主　　译	王　健　刘东戈　金木兰　余小蒙	
责任编辑	陈寅莹	
装帧设计	兰亭数码图文制作有限公司	
出版发行	上海世界图书出版公司	
地　　址	上海市广中路88号9-10楼	
邮　　编	200083	
网　　址	http://www.wpcsh.com	
经　　销	新华书店	
印　　刷	河北鑫玉鸿程印刷有限公司	
开　　本	787mm×1092mm　　1/16	
印　　张	19	
字　　数	320千字	
印　　数	1-4000	
版　　次	2024年10月第1版　　　2024年10月第1次印刷	
版权登记	图字09-2023-1167	
书　　号	ISBN 978-7-5232-1355-1/R·738	
定　　价	168.00元	

编者名单

主 编

赛义德·Z.阿里

约翰霍普金斯医院/约翰霍普金斯大学医学院病理学系

美国马里兰州巴尔的摩

保罗·A.范德拉恩

哈佛医学院贝斯以色列女才医疗中心病理学系

美国马萨诸塞州波士顿

助理编辑

祖巴尔·巴洛奇

宾夕法尼亚大学医学中心病理学和实验室医学系

美国宾夕法尼亚州费城

贝阿特丽克丝·科查德–普里奥莱

科钦医院病理学系

法国巴黎

费尔南多·施密特

波尔图大学医学院分子病理学部

葡萄牙波尔图

菲利普·维埃尔

巴黎美地帕斯美国医院

法国巴黎

译者名单

主　审　刘红刚　首都医科大学附属北京同仁医院病理科
　　　　高洪文　吉林大学第二医院病理科
主　译　王　健　中国医科大学附属第一医院病理科
　　　　刘东戈　北京医院病理科
　　　　金木兰　首都医科大学附属北京朝阳医院病理科
　　　　余小蒙　首都医科大学附属北京友谊医院病理科
副主译　张智慧　国家癌症中心/中国医学科学院肿瘤医院病理科
　　　　徐海苗　浙江省肿瘤医院病理科
　　　　何淑蓉　北京医院病理科
　　　　桑　亮　中国医科大学附属第一医院超声科
　　　　贾世军　四川省肿瘤医院病理科
译　者　吴广平　中国医科大学附属第一医院病理科
　　　　张　恒　中国医科大学附属第一医院病理科
　　　　郭丹阳　中国医科大学附属第一医院病理科
　　　　吴　鹤　哈尔滨医科大学附属第一医院病理科
　　　　孟宏学　哈尔滨医科大学附属肿瘤医院病理科
　　　　许晶晶　郑州大学第一附属医院病理科
　　　　顾冬梅　苏州大学附属第一医院病理科
　　　　郑金榆　南京大学医学院附属鼓楼医院病理科
　　　　杨　静　锦州医科大学附属第一医院病理科
　　　　孙平丽　吉林大学第二医院病理科
　　　　张云香　潍坊医学院第一附属医院/潍坊市人民医院精准病理诊断
　　　　　　　　中心
　　　　汪　远　国家癌症中心/中国医学科学院肿瘤医院病理科
　　　　王姝妹　空军军医大学第二附属医院病理科
　　　　林　静　桂林医学院附属医院病理科
　　　　陈志宁　广西医科大学附属肿瘤医院病理科
　　　　刘艳洁　贵州医科大学附属医院病理科
　　　　王利霞　浙江大学医学院附属金华医院病理科

译者序

　　甲状腺细胞病理学Bethesda报告系统（TBSRTC）的出现和应用，提供了统一的分类标准，使不同实验室和医师之间的诊断结果更加趋于一致和具有可重复性。这有助于减少不同实验室或医师之间的诊断差异，提高诊断的准确性和一致性，促进甲状腺细胞病理学的发展和进步；同时，也促进了细胞学病理医师与临床医师之间的有效沟通，每个类别都与一定的恶性风险程度相关联，即不同类别病变的可能性和恶性程度不同。通过TBSRTC，医师可以更准确地评估病变的风险，从而更好地决定是否需要进行额外的检查或手术治疗。

　　目前工作中，我们所使用的TBSRTC是发布于2017年的第二版。随着近几年对于甲状腺肿瘤的认识和研究的不断深入，WHO对于组织学上甲状腺肿瘤的分类也出现了新的变化。此外，基于第二版TBSRTC的应用，临床上对多中心、大样本的研究数据统计结果的更新，每个类别的恶性风险度也出现了相应的变化。在这样的背景下，为了进一步推动甲状腺细胞病理学的诊断及相应治疗的进步，第三版TBSRTC于2023年应运而生，并且也进行了相应的更新：每一个诊断类别使用一个术语名词，避免诊断结果或解读的不一致；AUS亚分类更加细化：强调了核异型和结构异型等细微差别对于诊断的影响；此外，与2022年WHO甲状腺肿瘤分类保持一致，新增了甲状腺滤泡起源的高级别甲状腺癌［包括低分化型甲状腺癌（PDTC）和分化型高级别甲状腺癌（DHGTC）］；更新了良性增生性病变的统一术语：滤泡结节性病变。

　　总的来说，甲状腺细胞病理学Bethesda报告系统第三版为甲状腺细胞学检查结果的评价提供了更加统一的标准和分类，有助于提高诊断的准确性和一致性，为临床医师的诊断和风险评估提供了更加科学和合理的建议和帮助。

我们很高兴将《甲状腺细胞病理学Bethesda报告系统（第三版）》推荐给广大的病理及临床医师，希望它能成为大家日常工作和学习中的参考书，为进一步提高甲状腺疾病的病理诊断和临床治疗水平发挥更大的作用。

前　言

　　激动之情溢于言表：2007年10月的两天会议结束时，与会者们清楚地知道，在马里兰州的贝塞斯达，他们完成了一项令人满意和可持续的事情——他们提出了一个报告甲状腺细胞病理学结果的框架，这个框架可以在全国甚至国际上得到采纳，由此可以促进病理学家和临床医师之间更好的沟通，从而为患有甲状腺结节的患者带来最终的益处。

　　早在1996年，Papanicolaou细胞病理学会就公布了对甲状腺结节细针抽吸（FNA）的指南。在其他国家，特别是英国和意大利，他们在各自的国家已经采用了标准化的且基于类别的全国性甲状腺细胞病理学报告系统。然而，在2007年，美国甲状腺结果报告的方式仍存在令人惊讶的多样性。某些实验室使用有限的类别来报告结果，但它们的数量和命名方式从一个实验室到另一个实验室都有所不同。还有些实验室使用描述性术语来报告结果，没有明确的类别。这种差异性造成了混乱，阻碍了各机构之间的数据共享。所以必须采取措施从混乱中建立秩序。

　　因此，由美国国家癌症研究所（NCI）和其首席细胞病理学家安德烈·阿巴蒂博士带领，赞助了在贝塞斯达的NCI校区举办关于甲状腺细胞病理学的跨学科两日会议。会议的筹备工作在18个月前就已经开始了，当时建立了一个为了密切监控评论和讨论而设立的开放访问网站。会议设立了指导小组，并指定了一个术语和形态学标准委员会负责根据文献审查编制汇总文件。委员会的成员包括祖巴尔·W.贝洛奇（主席）、西尔维娅·L.阿萨、理查德·M.迪迈、威廉·J.弗拉布尔、弗吉尼亚·A.利沃尔西、玛利亚·J.米利诺、格雷戈里·兰道夫、胡安·罗赛、玛丽·K.西达维和菲利普·维尔赫。术语委员会提议的第一稿于2007年5月1日至6月30日在网站上进行在线讨论。委员会负责监控讨论线程并评估任何建议的修改。之后进行了几次修订版本和在线讨论。会议的高潮是2007年10月22日和23日的两天会议，有154名登记者出席，包括病理学家、内分泌学家、外科医师和放射科医师。术语委员会提出了修订提案，并进行了对争议问题的热烈辩论。基于会议上的讨论和大多数共识，委员会的汇总文件被再次修订并在次年发布。该次历史性会议得出的术语和形态学标准的结论为2010年的原始版图谱提供了框架，该图谱由赛义德·Z.阿里（图谱委员会主席）和埃德蒙·S.西巴斯主编（见图1至图4）。

图谱的编辑和每章作者受到NCI会议的启发和指导，这些会议成功地推动了宫颈细胞学的贝塞斯达报告系统。我们一致认为，细胞病理学家向转诊医师传达一种简洁、明确且对临床有用的解释是至关重要的。

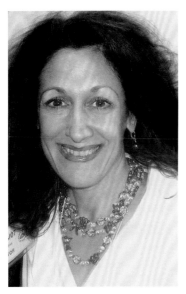

图1 2007年，安德烈·阿巴蒂博士是美国国家癌症研究所首席细胞病理学家，是贝塞斯达会议的中坚力量

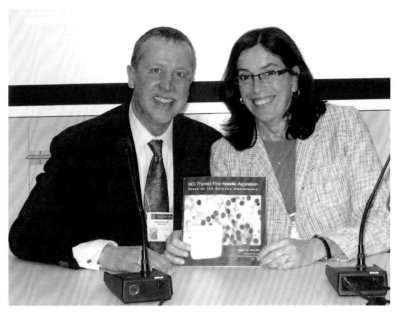

图2 贝塞斯达会议的主持人埃德蒙·西巴斯博士和苏珊·曼德尔博士展示了会议上使用的程序手册

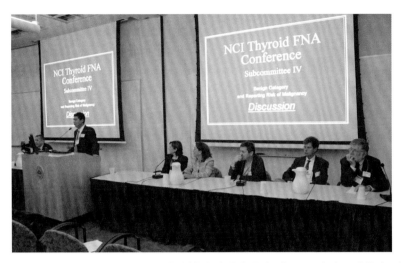

图3 术语委员会主席祖贝尔·巴洛奇博士（讲台上），与委员会成员（从左到右）玛丽·西达威博士，西尔维娅·阿萨博士，弗吉尼亚·利沃尔西博士，理查德·德梅博士和胡安·罗赛博士（委员会成员威廉·弗拉布尔、玛丽亚·梅里诺、格雷戈里·兰道夫和菲利普·维埃尔未出现在照片中）

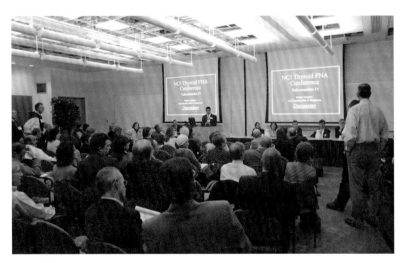

图4 与会者参与讨论

我们也认识到，术语是一个灵活的框架，随着我们对甲状腺结节的理解不断深入而不断发展。

　　该图谱第二版于2017年出版，受到自2009年第一版出版以来甲状腺细胞病理学领域新发展的启发。其中包括修订的甲状腺结节患者治疗临床指南、引入分子生物学技术检测作为细胞病理学检查的辅助手段，并将非浸润性滤泡性甲状腺乳头状癌重新分类为具有乳头状核特征的非浸润性滤泡性甲状腺肿瘤（NIFTP）。第二版的大部分基础工作是在2016年日本横滨国际细胞学大会上题为"甲状腺细胞病理学贝塞斯达报告系统（TBSRTC）：过去、现在和未来"的研讨会奠定的。研讨会的筹备工作于12个月前开始，指定了一个指导小组，并任命了一个由16名细胞病理学家和1名内分泌学家组成的国际小组，其任务是审查和总结自第一版以来发表的英文文献。研讨会由赛义德·阿里和菲利普·维尔赫（图5）博士主持，研讨会的讨论和建议于当年晚些时候发表。根据专家组的建议，第二版中原有的六个大类保持不变。专门讨论这些类别的章节得到了扩展，包含了精炼的定义、形态标准和解释性注释。

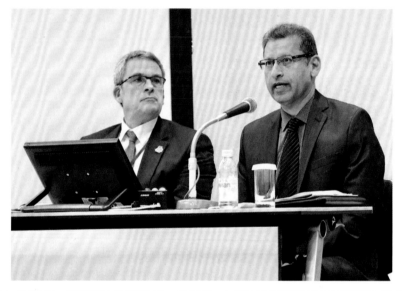

图5 赛义德·阿里博士和菲利普·维尔赫，2016年横滨第19届国际细胞学大会研讨会的主持人

此第三版最新版本简化了报告结构，为六个类别中的每一个类别设置了一个名称，并使术语与世界卫生组织对甲状腺肿瘤的最新分类保持一致。令人欣慰的是，TBSRTC已被美国甲状腺协会广泛采用和认可。它大大改善了细胞病理学家和临床医师之间的交流，并为研究者之间的数据共享提供了统一的模板。愿这个新的版本继续激发甲状腺细胞病理学的诊断和甲状腺结节病变患者的改善。

埃德蒙·S.西巴斯
美国马萨诸塞州波士顿哈佛医学院
布莱根妇女医院

目 录

诊断术语和报告概述

Zubair Baloch, David Cooper, Martin Schlumberger & Erik Alexander

1

甲状腺细胞病理学Bethesda报告系统（The Bethesda System for Reporting Thyroid Cytopathology，TBSRTC）建立了甲状腺细针穿刺（FNA）标本的统一分级报告系统。使用TBSRTC，细胞病理学家可以用简洁、明确和临床有效的术语向转诊医师传达甲状腺FNA的解释[1, 2]。

由于TBSRTC被广泛纳入临床实践，可进一步重新考虑诊断类别，推荐的管理策略（如分子检测、重复FNA、手术），以及其隐含的恶性肿瘤复发风险[3-5]。术前FNA和细胞学分析的目的是告知对不太可能造成损害的甲状腺结节进行保守治疗，反之，则进行有效的甲状腺癌的手术治疗。越来越多的数据支持将微创管理策略应用于某些甲状腺癌方面有相似效果[6]。事实上，对于恶性肿瘤结节，TBSRTC分类可以预测肿瘤的侵袭性。考虑到这一点，临床医师越来越倾向于选择叶切除手术，限制了以消融病变组织为目的的放射性碘常规使用，甚至考虑了对小甲状腺恶性肿瘤的非手术监测方法[3, 7, 8]。最新的第三版TBSRTC注意到了每个类别的这些情况，尽管承认细胞学本身不应该决定甲状腺结节的全面管理。应该对每个受影响的患者进行综合的多变量评估，允许最知情和个体化的治疗决策[6, 8, 9]。

第三版更新内容如下：

1.在单一名称下统一使用诊断类别。"无法诊断/不满意"的诊断类别现在被称为"无法诊断"，"意义不明确/意义不明确的滤泡病变（AUS/FLUS）"称为"意义不明确的非典型性病变（AUS）"，"滤泡性肿瘤/可疑滤泡性肿瘤（FN/SFN）"仅称为"滤泡性肿瘤（FN）"。

2.现在包括了在儿童人群中使用TBSRTC的数据。与成人相比，儿童的恶性肿瘤风险（ROM）高于成人，虽然TBSRTC仍应用于解释儿童甲状腺结节细胞学，但调整后的恶性肿瘤风险评估应被使用[10-18]。

3.重新评估恶性肿瘤的风险，纳入了自TBSRTC第二版以来发表的更广泛数据。

4.基于ROM的更正式的AUS亚分类：AUS-核异型vs.AUS-其他。

5.TBSRTC中使用的术语已尽可能与2022年WHO的甲状腺肿瘤分类相一致。

6.新增第10章滤泡起源的高级别甲状腺癌，包括低分化型甲状腺癌（PDTC）和分化型高级别甲状腺癌（DHGTC）。

7.第13章临床观点和影像学研究和第14章分子检测和其他辅助检测为全新章节。

8.更新图片以更好地说明诊断标准和细胞学特征。

报告格式

为了清晰准确地沟通，每份甲状腺FNA报告应按照诊断类别进行。TBSRTC的诊断类别见表1.1。每个类别都有隐含的癌症风险，从"良性"类别的1%～2%，到"恶性"类别的几乎100%。作为这些风险关联的一个功能，每个类别都与循证临床管理指南相关联，如表1.2所示，接下来的章节中将有更详细的讨论。

表1.1　诊断类别

Ⅰ.无法诊断

仅囊液成分

几乎无细胞标本

其他（模糊血液、凝血人工假象、干燥人工假象等）

Ⅱ.良性

符合滤泡性结节性疾病（包括腺瘤样结节、胶质结节等）

在适当的临床背景下与慢性淋巴细胞性（桥本）甲状腺炎相一致

与肉芽肿性（亚急性）甲状腺炎相一致

其他

Ⅲ.意义不明确的非典型（AUS）

指明是核异型还是其他异型

Ⅳ.滤泡性肿瘤（FN）

指明是否为嗜酸细胞（Hurthle细胞）型

Ⅴ.可疑恶性

可疑甲状腺乳头状癌

可疑甲状腺髓样癌

可疑转移癌

可疑淋巴瘤

其他

Ⅵ. 恶性

甲状腺乳头状癌

高级别滤泡细胞来源的非间变性甲状腺癌

甲状腺髓样癌

未分化（间变性）癌

鳞状细胞癌

具有混合特征的癌（指明具体类型）

转移性恶性肿瘤

非霍奇金淋巴瘤

其他

　　值得注意的是，传统估计ROM的方法，是基于组织学随访（即癌症患者的数量除以手术随访患者总数），高估了恶性肿瘤的风险，特别是无法诊断、良性和AUS类别，有选择偏差的结节相对较小的比例进行了手术切除。另一方面，当使用FNA标本的总数（有或没有手术随访）作为分母进行计算时，假设未切除的结节是良性的，ROM肯定被低估了。实际的ROM应该在使用这些数据计算得到的值的中间范围，当然这只考虑了细胞学防御风险，最佳的风险确定应该个体化，并包含尽可能多的预测变量。表1.2描述了基于手术切除结节的最佳风险估计，并适时提供了ROM评估的脚注说明。

表1.2 提示恶性肿瘤风险（ROM）的预期范围[19-47]

诊断类别	ROM[a] 均值/范围（%）	常规管理[b]
无法诊断	13（5～20）[c]	在超声引导下重复FNA[d]
良性	4（2～7）[e]	临床及超声学随访
意义不明确的非典型[f]	22（13～30）	重复FNA[d]、分子检测、诊断性叶切除术或监测
滤泡性肿瘤[g]	30（23～34）	分子检测[h]，诊断性叶切除术

续表

诊断类别	ROM[a]		常规管理[b]
	均值/范围（%）		
可疑恶性	74（67～83）		分子检测[h]，叶切除术或近全甲状腺切除术[i]
恶性	97（97～100）		叶切除术或近全甲状腺切除术[i]

a这些ROM估计有选择偏差，许多甲状腺结节（特别是那些诊断为良性或AUS）患者可能不接受手术切除

b实际管理过程中，除了FNA的解释，可能取决于其他因素（如临床、超声）

c恶性肿瘤的风险基于结节的类型/结构，即实性、混合、≥50%囊性。与那些显示为≥50%的囊性改变和低风险超声特征的患者相比，来自实性结节的非诊断性抽吸物与更高的恶性肿瘤风险相关，见第2章讨论部分

d研究表明，重复FNA可以解决诊断问题[48-50]

e这个ROM估计是基于手术切除结节的随访，有选择偏差，因为绝大多数被归类为良性的甲状腺结节不进行手术切除。根据长期随访研究，良性FNA的最佳总体ROM估计约为1%～2%[51-55]

f这一类可进一步分类为核异型和非核异型标本；核异型病例的ROM似乎更高。见第4章讨论部分[56, 57]

g包括具有嗜酸细胞特征的滤泡性肿瘤（（Hürthle细胞瘤）[58, 59]

h分子检测可以用来评估手术类型（叶切除术和甲状腺全切除术）

i"可疑的转移性肿瘤"或"恶性"解释表明，是转移性肿瘤而不是原发性甲状腺恶性肿瘤的情况下可能不需要手术

　　如上所述，TBSRTC可用于报告儿童甲状腺FNA标本。根据迄今已发表的研究，每种诊断类别的恶性肿瘤风险见表1.3。将一些包裹性滤泡型甲状腺肿瘤重新分类为具有乳头状核特征的非侵袭性滤泡性甲状腺肿瘤（NIFTP），这暗示了其ROM，因为NIFTP往往表现出更惰性的方式。根据迄今为止已发表的文献，表1.4解释了每个类别的总体ROM降低[19, 66, 76-78]。对于一些诊断类别，子分类可以提供更多的信息，而且通常是适当的；推荐的术语见表1.1。额外的描述性评论（超出这种亚分类）是可使用的，由细胞病理学家自行决定。注释和建议可能是有用的，特别是关于NIFTP术语（见第4、第5、第7和第8章）。例如，一些实验室可能希望说明与一般类别相比，基于其自身的细胞学-组织学相关性或在文献中发现的结果与恶性肿瘤相关的风险（表1.2）。其余章节提供了示例报告，希望这是一个有用的指南。

表1.3　TBSRTC在儿童患者中的ROM估计和可能的管理建议[10, 12-18, 60-65]

诊断类别	ROM 均值/范围（%）	可能的管理建议
无法诊断	14（0～33）	在超声引导下重复FNA
良性[a]	6（0～27）	临床及超声学随访
意义不明确的非典型	28（11～54）	重复FNA或手术切除
滤泡性肿瘤[b]	50（28～100）	手术切除
可疑恶性	81（40～100）	手术切除
恶性	98（86～100）	手术切除

　　a ROM存在选择偏倚，因为大多数被归类为良性的甲状腺结节不进行手术切除

　　b 包括具有嗜酸细胞特征的滤泡性肿瘤（Hürthle细胞肿瘤）

表1.4　TBSRTC诊断类别的恶性肿瘤（ROM）风险降低[19, 66-75]

诊断类别	排除NIFTP后ROM值降低[a] 均值/范围（%）	排除NIFTP后最终ROM值[b]
无法诊断	1.3（0～2）	12
良性	2.4（0～4）	2
意义不明确的非典型	6.4（6～20）	16
滤泡性肿瘤	7.1（0.2～30）	23
可疑恶性	9.1（0～40）	65
恶性	2.6（0～13）	94

　　a 根据参考文献得出的预期范围计算出恶性风险加权平均（均值）降低值

　　b 根据表1.2中估计的ROM平均值得到的最小值

（金木兰　吴广平　王　健　译）

参考文献

［1］Ali SZ，Cibas ES．The Bethesda System for reporting thyroid cytopathology definitions，criteria and explanatory notes．Boston，MA：Springer，2010．

［2］Cibas ES，Ali SZ．The 2017 Bethesda System for reporting thyroid cytopathology．Thyroid，2017，27：1341-1346．

［3］Haugen BR，Alexander EK，Bible KC，et al．2015 American Thyroid Association Management guidelines for adult patients with thyroid nodules and differentiated thyroid cancer：The American Thyroid Association Guidelines Task Force on Thyroid Nodules and Differentiated Thyroid Cancer．Thyroid，2016，26：1-133．

［4］Carty SE，Ohori NP，Hilko DA，et al. The clinical utility of molecular testing in the management of thyroid follicular neoplasms（Bethesda IV nodules）. Ann Surg，2020，272：621-627.

［5］Baloch Z，LiVolsi VA. The Bethesda System for reporting thyroid cytology（TBSRTC）：from look-backs to look-ahead. Diagn Cytopathol，2020，48：862-866.

［6］Angell TE，Vyas CM，Barletta JA，et al. Reasons associated with total thyroidectomy as initial surgical management of an indeterminate thyroid nodule. Ann Surg Oncol，2018，25：1410-1417.

［7］Wang Z，Vyas CM，Van Benschoten O，et al. Quantitative analysis of the benefits and risk of thyroid nodule evaluation in patients $>$ / $=$ 70 years old. Thyroid，2018，28：465-471.

［8］Twining CL，Lupo MA，Tuttle RM. Implementing key changes in the American Thyroid Association 2015 thyroid nodules/differentiated thyroid cancer guidelines across practice types. Endocr Pract，2018，24：833-840.

［9］McDow AD，Saucke MC，Marka NA，et al. Thyroid lobectomy for low-risk papillary thyroid cancer：a national survey of low- and high-volume surgeons. Ann Surg Oncol，2021，28：3568-3575.

［10］Monaco SE，Pantanowitz L，Khalbuss WE，et al. Cytomorphological and molecular genetic findings in pediatric thyroid fne-needle aspiration. Cancer Cytopathol，2012，120：342-350.

［11］Pitoia F，Jerkovich F，Urciuoli C，et al. Implementing the modified 2009 American Thyroid Association risk stratification system in thyroid cancer patients with low and intermediate risk of recurrence. Thyroid，2015，25：1235-1242.

［12］Jang JH，Park SH，Cho KS，et al. Cancer in thyroid nodules with fine-needle aspiration in Korean pediatric populations. Ann Pediatr Endocrinol Metab，2018，23：94-98.

［13］Wang H，Mehrad M，Ely KA，et al. Incidence and malignancy rates of indeterminate pediatric thyroid nodules. Cancer Cytopathol，2019，127：231-239.

［14］Heider A，Arnold S，Lew M，et al. Malignant risk of indeterminate pediatric thyroid nodules-an institutional experience. Diagn Cytopathol，2019，47：993-998.

［15］Heider A，Arnold S，Jing X. Bethesda System for reporting thyroid cytopathology in pediatric thyroid nodules：experience of a tertiary care referral center. Arch Pathol Lab Med，2020，144：473-477.

［16］Vuong HG，Suzuki A，Na HY，et al. Application of the Bethesda System for reporting thyroid cytopathology in the pediatric population. Am J Clin Pathol，2021，155：680-689.

［17］Jia MR，Baran JA，Bauer AJ，et al. Utility of fine-needle aspirations to diagnose pediatric thyroid nodules. Horm Res Paediatr，2021，94：263-274.

［18］Canberk S，Barroca H，Girao I，et al. Performance of the Bethesda System for reporting thyroid cytology in multi-institutional large cohort of pediatric thyroid nodules: a detailed analysis. Diagnostics (Basel), 2022, 12: 179.

[19] Haaga E, Kalfert D, Ludvikova M, et al. Non-invasive follicular thyroid neoplasm with papillary-like nuclear features is not a cytological diagnosis, but it influences cytological diagnosis outcomes: a systematic review and meta-analysis. Acta Cytol, 2021, 66: 1-21.

[20] Alexander EK, Heering JP, Benson CB, et al. Assessment of nondiagnostic ultrasound-guided fine-needle aspirations of thyroid nodules. J Clin Endocrinol Metab, 2002, 87: 4924-4927.

[21] Yassa L, Cibas ES, Benson CB, et al. Long-term assessment of a multidisciplinary approach to thyroid nodule diagnostic evaluation. Cancer, 2007, 111: 508-516.

[22] Nga ME, Kumarasinghe MP, Tie B, et al. Experience with standardized thyroid fine-needle aspiration reporting categories: follow-up data from 529 cases with "indeterminate" or "atypical" reports. Cancer Cytopathol, 2010, 118: 423-433.

[23] Renshaw AA. Histologic follow-up of nondiagnostic thyroid fine-needle aspirations: implications for adequacy criteria. Diagn Cytopathol, 2012, 40 (Suppl 1): E13-15.

[24] Schmidt RL, Hall BJ, Wilson AR, et al. A systematic review and meta-analysis of the diagnostic accuracy of fine-needle aspiration cytology for parotid gland lesions. Am J Clin Pathol, 2011, 136: 45-59.

[25] Bongiovanni M, Spitale A, Faquin WC, et al. The Bethesda System for reporting thyroid cytopathology: a meta-analysis. Acta Cytol, 2012, 56: 333-339.

[26] Isaac A, Jeffery CC, Seikaly H, et al. Predictors of nondiagnostic cytology in surgeon-performed ultrasound guided fine-needle aspiration of thyroid nodules. J Otolaryngol Head Neck Surg, 2014, 43: 48.

[27] Straccia P, Rossi ED, Bizzarro T, et al. A meta-analytic review of the Bethesda System for reporting thyroid cytopathology: has the rate of malignancy in indeterminate lesions been underestimated? Cancer Cytopathol, 2015, 123: 713-722.

[28] Espinosa De Ycaza AE, Lowe KM, Dean DS, et al. Risk of malignancy in thyroid nodules with non-diagnostic fine-needle aspiration: a retrospective cohort study. Thyroid, 2016, 26: 1598-1604.

[29] Nishino M, Nikiforova M. Update on molecular testing for cytologically indeterminate thyroid nodules. Arch Pathol Lab Med, 2018, 142: 446-457.

[30] Yoo RE, Kim JH, Jang EH, et al. Prediction of nondiagnostic results in fine-needle aspiration of thyroid nodules: utility of on-site gross visual assessment of specimens for liquid-based cytology. Endocr Pract, 2018, 24: 867-874.

[31] Cherella CE, Feldman HA, Hollowell M, et al. Natural history and outcomes of cytologically benign thyroid nodules in children. J Clin Endocrinol Metab, 2018, 103: 3557-3565.

［32］Angell TE，Maurer R，Wang Z，et al. A cohort analysis of clinical and ultrasound variables predicting cancer risk in 20001 consecutive thyroid nodules. J Clin Endocrinol Metab，2019，104：5665-5672.

［33］Trimboli P，Crescenzi A，Castellana M，et al. Italian consensus for the classification and reporting of thyroid cytology：the risk of malignancy between indeterminate lesions at low or high risk. A systematic review and meta-analysis. Endocrine，2019，63：430-438.

［34］Vuong HG，Ngo HTT，Bychkov A，et al. Differences in surgical resection rate and risk of malignancy in thyroid cytopathology practice between Western and Asian countries：a systematic review and meta-analysis. Cancer Cytopathol，2020，128：238-249.

［35］Nguyen TPX，Truong VT，Kakudo K，et al. The diversities in thyroid cytopathology practices among Asian countries using the Bethesda system for reporting thyroid cytopathology. Gland Surg，2020，9：1735-1746.

［36］Guleria P，Mani K，Agarwal S. Indian experience of AUS/FLUS diagnosis：is it different from rest of Asia and the West?-A systematic review and meta-analysis. Gland Surg，2020，9：1797-1812.

［37］Poller DN，Bongiovanni M，Trimboli P. Risk of malignancy in the various categories of the UK Royal College of Pathologists Thy terminology for thyroid FNA cytology：a systematic review and meta-analysis. Cancer Cytopathol，2020，128：36-42.

［38］Crescenzi A，Palermo A，Trimboli P. Cancer prevalence in the subcategories of the indeterminate class III（AUS/FLUS）of the Bethesda system for thyroid cytology：a meta-analysis. J Endocrinol Investig，2021，44：1343-1351.

［39］Houdek D，Cooke-Hubley S，Puttagunta L，et al. Factors affecting thyroid nodule fine-needle aspiration non-diagnostic rates：a retrospective association study of 1975 thyroid biopsies. Thyroid Res，2021，14：2.

［40］Zhao H，Guo H，Zhao L，et al. Subclassification of the Bethesda Category III（AUS/FLUS）：a study of thyroid FNA cytology based on ThinPrep slides from the National Cancer Center in China. Cancer Cytopathol，2021，129：642-648.

［41］Aydemirli MD，Snel M，van Wezel T，et al. Yield and costs of molecular diagnostics on thyroid cytology slides in the Netherlands，adapting the Bethesda classification. Endocrinol Diabetes Metab，2021，4：e00293.

［42］Dell'Aquila M，Fiorentino V，Martini M，et al. How limited molecular testing can also offer diagnostic and prognostic evaluation of thyroid nodules processed with liquid-based cytology：role of TERT promoter and BRAF V600E mutation analysis. Cancer Cytopathol，2021，129：819-829.

［43］Figge JJ，Gooding WE，Steward DL，et al. Do ultrasound patterns and clinical parameters inform the probability of thyroid cancer predicted by molecular testing in nodules with indeterminate cytology? Thyroid，2021，31：1673-1682.

［44］Glass RE，Levy JJ，Motanagh SA，et al. Atypia of undetermined signifcance in thyroid cytology: nuclear atypia and architectural atypia are associated with different molecular alterations and risks of malignancy. Cancer Cytopathol, 2021, 129: 966-972.

［45］Hernandez-Prera JC，Valderrabano P，Creed JH，et al. Molecular determinants of thyroid nodules with indeterminate cytology and RAS mutations. Thyroid, 2021, 31: 36-49.

［46］Labourier E，Fahey TJ III. Preoperative molecular testing in thyroid nodules with Bethesda VI cytology: clinical experience and review of the literature. Diagn Cyto-pathol, 2021, 49: E175-180.

［47］Tessler I，Shochat I，Cohen O，et al. Positive correlation of thyroid nodule cy-tology with molecular profiling-a single-center experience. Endocr Pathol, 2021, 32: 480-488.

［48］Koseoglu D，Ozdemir Baser O，Cetin Z. Malignancy outcomes and the impact of repeat fne needle aspiration of thyroid nodules with Bethesda category III cytology: a multicenter experience. Diagn Cytopathol, 2021, 49: 1110-1115.

［49］Nishino M，Mateo R，Kilim H，et al. Repeat fine-needle aspiration cytology refnes the selection of thyroid nodules for afirma gene expression classifer testing. Thyroid, 2021, 31: 1253-1263.

［50］Saieg MA，Barbosa B，Nishi J，et al. The impact of repeat FNA in non-diagnos-tic and indeterminate thyroid nodules: a 5-year single-centre experience. Cytopa-thology, 2018, 29: 196-200.

［51］Erdogan MF，Kamel N，Aras D，et al. Value of re-aspirations in benign nodular thyroid disease. Thyroid, 1998, 8: 1087-1090.

［52］Chehade JM，Silverberg AB，Kim J，et al. Role of repeated fine-needle aspira-tion of thyroid nodules with benign cytologic features. Endocr Pract, 2001, 7: 237-243.

［53］Orlandi A，Puscar A，Capriata E，et al. Repeated fne-needle aspiration of the thyroid in benign nodular thyroid disease: critical evaluation of long-term follow-up. Thyroid, 2005, 15: 274-278.

［54］Oertel YC，Miyahara-Felipe L，Mendoza MG，et al. Value of repeated fine-nee-dle aspirations of the thyroid: an analysis of over ten thousand FNAs. Thyroid, 2007, 17: 1061-1066.

［55］Illouz F，Rodien P，Saint-Andre JP，et al. Usefulness of repeated fine-needle cy-tology in the follow-up of non-operated thyroid nodules. Eur J Endocrinol, 2007, 156: 303-308.

［56］Lim JXY，Nga ME，Chan DKH，et al. Subclassification of Bethesda atypical and follicular neoplasm categories according to nuclear and architectural atypia improves discrimination of thyroid malignancy risk. Thyroid, 2018, 28: 511-521.

［57］Ooi LY，Nga ME. Atypia of undetermined signifcance/follicular lesion of undetermined signifcance: Asian vs. Non-Asian practice, and the Singapore experience. Gland Surg, 2020, 9: 1764-1787.

[58] Auger M. Hurthle cells in fine-needle aspirates of the thyroid: a review of their diagnostic criteria and signifcance. Cancer Cytopathol, 2014, 122: 241-249.

[59] Slowinska-Klencka D, Wysocka-Konieczna K, Wozniak-Osela E, et al. Thyroid nodules with Hurthle cells: the malignancy risk in relation to the FNA outcome category. J Endocrinol Investig, 2019, 42: 1319-1327.

[60] Amirazodi E, Propst EJ, Chung CT, et al. Pediatric thyroid FNA biopsy: outcomes and impact on management over 24 years at a tertiary care center. Cancer Cytopathol, 2016, 124: 801-810.

[61] Bargren AE, Meyer-Rochow GY, Sywak MS, et al. Diagnostic utility of fine-needle aspiration cytology in pediatric differentiated thyroid cancer. World J Surg, 2010, 34: 1254-1260.

[62] Cherella CE, Angell TE, Richman DM, et al. Differences in thyroid nodule cytology and malignancy risk between children and adults. Thyroid, 2019, 29: 1097-1104.

[63] Jiang W, Phillips SA, Newbury RO, et al. Diagnostic utility of fine-needle aspiration cytology in pediatric thyroid nodules based on Bethesda Classification. J Pediatr Endocrinol Metab, 2021, 34: 449-455.

[64] Norlen O, Charlton A, Sarkis LM, et al. Risk of malignancy for each Bethesda class in pediatric thyroid nodules. J Pediatr Surg, 2015, 50: 1147-1149.

[65] Vuong HG, Chung DGB, Ngo LM, et al. The use of the Bethesda System for reporting thyroid cytopathology in pediatric thyroid nodules: a meta-analysis. Thyroid, 2021, 31: 1203-1211.

[66] Ruanpeng D, Cheungpasitporn W, Thongprayoon C, et al. Systematic review and meta-analysis of the impact of noninvasive follicular thyroid neoplasm with papillary-like nuclear features (NIFTP) on cytological diagnosis and thyroid cancer prevalence. Endocr Pathol, 2019, 30: 189-200.

[67] Bizzarro T, Martini M, Capodimonti S, et al. Young investigator challenge: the morphologic analysis of noninvasive follicular thyroid neoplasm with papillary-like nuclear features on liquid-based cytology: some insights into their identification. Cancer, 2016, 124: 699-710.

[68] Zhou H, Baloch ZW, Nayar R, et al. Noninvasive follicular thyroid neoplasm with papillarylike nuclear features (NIFTP): implications for the risk of malignancy (ROM) in the Bethesda System for reporting thyroid cytopathology (TBSRTC). Cancer Cytopathol, 2018, 126: 20-26.

[69] Zhao L, Dias-Santagata D, Sadow PM, et al. Cytological, molecular, and clinical features of noninvasive follicular thyroid neoplasm with papillary-like nuclear features versus invasive forms of follicular variant of papillary thyroid carcinoma. Cancer, 2017, 125: 323-331.

［70］Ohori NP，Wolfe J，Carty SE，et al. The influence of the noninvasive follicular thyroid neoplasm with papillary-like nuclear features（NIFTP）resection diagnosis on the false-positive thyroid cytology rate relates to quality assurance thresholds and the application of NIFTP criteria. Cancer Cytopathol，2017，125：692-700.

［71］Bychkov A，Jung CK，Liu Z，et al. Noninvasive follicular thyroid neoplasm with papillary-like nuclear features in Asian practice：perspectives for surgical pathology and cytopathology. Endocr Pathol，2018，29：276-288.

［72］Strickland KC，Howitt BE，Barletta JA，et al. Suggesting the cytologic diagnosis of noninvasive follicular thyroid neoplasm with papillary-like nuclear features（NIFTP）：a retrospective analysis of atypical and suspicious nodules. Cancer Cytopathol，2018，126：86-93.

［73］Bongiovanni M，Faquin WC，Giovanella L，et al. Impact of noninvasive follicular thyroid neoplasms with papillary-like nuclear features（NIFTP）on risk of malignancy in patients undergoing lobectomy/thyroidectomy for suspected malignancy or malignant fine-needle aspiration cytology findings：a systematic review and meta-analysis. Eur J Endocrinol，2019，181：389-396.

［74］Ventura M，Melo M，Fernandes G，et al. Risk of malignancy in thyroid cytology：the impact of the reclassification of noninvasive follicular thyroid neoplasm with papillary-like nuclear features（NIFTP）. Endocr Pract，2019，25：642-647.

［75］Lee BWW，Bundele MM，Tan R，et al. Noninvasive follicular thyroid neoplasm with papillary-like nuclear features and the risk of malignancy in thyroid cytology：data from Singapore. Ann Acad Med Singap，2021，50：903-910.

［76］Layfeld LJ，Baloch ZW，Esebua M，et al. Impact of the reclassification of the non-invasive follicular variant of papillary carcinoma as benign on the malignancy risk of the Bethesda System for reporting thyroid cytopathology：a meta-analysis study. Acta Cytol，2017，61：187-193.

［77］Bongiovanni M，Giovanella L，Romanelli F，et al. Cytological diagnoses associated with noninvasive follicular thyroid neoplasms with papillary-like nuclear features according to the Bethesda System for reporting thyroid cytopathology：a systematic review and meta-analysis. Thyroid，2019，29：222-228.

［78］Rana C，Vuong HG，Nguyen TQ，et al. The incidence of noninvasive follicular thyroid neoplasm with papillary-like nuclear features：a meta-analysis assessing worldwide impact of the reclassification. Thyroid，2021，31：1502-1513.

标本无法诊断

Barbara Crothers, Daniel Johnson, Laurence Leenhardt, Steven Long & Sevgen Önder

背景

甲状腺细针穿刺（FNA）是评估甲状腺结节最准确、最经济的方法。为了给临床治疗提供有用的诊断信息，甲状腺细针穿刺标本必须能准确提示潜在病变。据回顾性研究报告，超声引导下的甲状腺细针穿刺的细胞学无法诊断率和假阴性率都较低[1, 2]。因此，对于无法诊断可能性较高的结节（囊性成分大于25% ~ 50%）[3]或容易出现采样误差的结节（难以触诊或位于后部的结节），应首选超声引导下细针穿刺。如果超声证实结节主要为实性结节并与触诊位置相对应，则可根据临床情况选择使用触诊下或超声引导下甲状腺细针穿刺。

细胞数量或标本充分与否不仅取决于穿刺技术，还与病变的固有性质有关（如病变为实性或囊性）。高质量的标本需要熟练的标本采集技术，并要有优秀的涂片制备、处理和染色。一般来说，甲状腺细针穿刺样本是否满意是由细胞和胶质成分的数量和质量来决定的。

许多病理医师和临床医师将"无法诊断（nondiagnostic，ND）"和"不满意"这两个术语混用，但有些医师将这两个术语解释为不同的含义[4, 5]。甲状腺细胞病理学Bethesda报告系统（TBSRTC）第三版重申了这两个术语之间的区别。一个不满意的标本通常是无法诊断的，但一些技术上满意/充分的标本也可被认为是无法诊断的；也就是说，标本具有一些不能代表任何特定病变类型的非特异性表现。在2007年美国国家癌症研究所的甲状腺专题会议上，将"无法诊断"和"不满意"两个术语

等同使用，并被推荐用于表示标本不充分或标本不满意[6]。在更新的系统中，"标本无法诊断"是唯一的描述性诊断术语，而关于总体充分性的声明则应单独报告。为了便于叙述，本书统一使用"标本无法诊断"这一术语表示标本达不到下文所述的标本满意标准。

　　标本满意评估是甲状腺细针穿刺诊断不可缺少的一步，它决定了诊断正确与否。恰当应用良好的满意度评估标准，可确保较低的假阴性率。虽然标本的质量对于正确诊断至关重要，但细胞数量的严格量化标准尚未经过临床验证，仍存在争议。TBSRTC推荐了滤泡细胞的最小数量（见下文"定义"），这些标准由美国梅奥诊所制定并得到广泛应用[7]。

定义

　　如标本未能达到以下标本满意标准，即视为"标本无法诊断"。

标本满意标准

　　标准　如果甲状腺细针穿刺样本中至少包含6团保存完好、清晰可见（染色良好、保存良好、细胞无扭曲变形且无遮盖）的滤泡上皮细胞团，每团至少有10个滤泡细胞。这6团滤泡上皮细胞既可以分布在一张涂片上，也可以分布在几张涂片上。这些标准适用于所有细胞学制片方法（包括常规涂片和液基细胞学制片）。液基细胞学制片标本中通常含有更多的单个滤泡细胞或小的细胞团，而不是完整的细胞片。

　　有些特殊情况即使数量有限也可以诊断，包括：

　　1.伴细胞学非典型性的实性结节：如果标本存在明显的细胞和核的非典型性，则决不能认为是"标本无法诊断"，必须按照相应的TBSRTC诊断类别（即TBSRTC Ⅲ～Ⅵ类）进行报告。此时无须限定滤泡细胞的最小数量。

　　2.伴炎性反应的实性结节：淋巴细胞性（桥本）甲状腺炎、肉芽肿性甲状腺炎或甲状腺脓肿患者的结节可能只含有大量炎性细胞，且无须限定滤泡细胞的最少数量。这类标本应被报告为良性（TBSRTC Ⅱ类）。

　　3.胶质结节：含有大量容易识别的胶质的标本为良性（TBSRTC Ⅱ类），适合评估。如果标本以胶质为主，则无须限定滤泡细胞的最少数量。

标本无法诊断

　　以下情形属于"标本无法诊断"。

　　1.含有不足10个保存完好、染色清晰的滤泡细胞的细胞团少于6团

（例外情况参见上述）。

2.标本制片不当、染色不佳，或滤泡细胞被遮盖、变形（图2.1）。

3.囊液（有或无组织细胞），且含有10个以上良性滤泡细胞的细胞团少于6团（图2.2）。

4.没有细胞成分。

5.仅含血液（图2.3）。

6.仅含超声耦合剂（图2.4）。

7.未取到甲状腺标本（如仅有骨骼肌、呼吸道上皮细胞或软骨）（图2.5）。

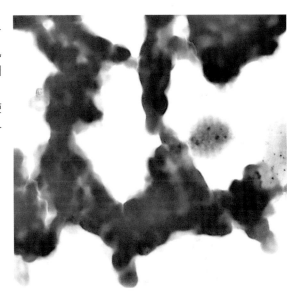

图2.1　标本无法诊断。广泛风干假象和染色不足。风干是由于缺乏足够的乙醇固定，最常见于巴氏染色法，可能会掩盖细胞特征或使细胞无法判读（涂片、Diff-Quik染色法）

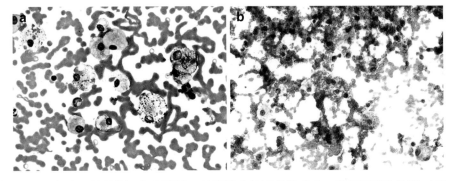

图2.2　标本无法诊断。仅见囊液。伴囊性变的甲状腺病变，常见于增生结节，可仅有组织细胞，伴或不伴含铁血黄素。组织细胞胞质丰富、细小空泡状，均质的卵圆形细胞核，且可含有退变的细胞质碎片（a：涂片、Diff-Quik染色；b：涂片、巴氏染色）

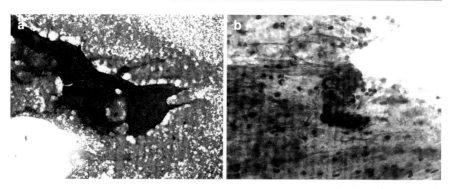

图2.3 标本无法诊断。血液遮盖。甲状腺是一个血供丰富的器官，血液过多可能导致血凝块（a）掩盖细胞特征（b）。可使用较细型号的穿刺针（26号或27号），不加负压，在结节内停留较短时间，常可获取较多实质细胞（涂片、巴氏染色）

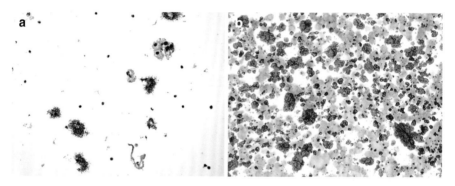

图2.4 标本无法诊断。超声耦合剂。不同品牌的耦合剂可能表现不同，但都类似致密的胶质。耦合剂大多数略呈细丝状（a）或成角（b）。最好在穿刺前将皮肤上的耦合剂擦拭干净，以避免出现这种结果（a：液基细胞学制片、巴氏染色；b：涂片、Diff-Quik染色）

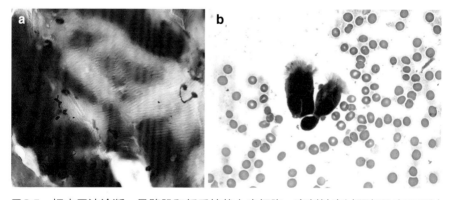

图2.5 标本无法诊断。骨骼肌和纤毛柱状上皮细胞。穿刺针穿过颈部肌肉可通过细小、交叉的肌丝（a）辨认出来，如该标本白色区域所示，不应误认为是致密的胶质。误入气管可能会有纤毛柱状上皮细胞（b）或软骨，如果片内只有这些，则表明未取到甲状腺标本（涂片、Diff-Quik染色）

注释

获取满意的标本才能尽量减少甲状腺病变细针穿刺报告的假阴性率[8, 9]。尽管关于标本满意标准的争议一直存在，但TBSRTC标本满意标准已经成功地应用了十多年，且报道的假阴性率很低[10, 11]。

鉴于大多数"标本无法诊断"的结节都是良性的（见下文"临床管理"），一些研究者建议降低对滤泡细胞数量的要求，并对重复细针穿刺的必要性提出质疑。只有少数研究评估了滤泡细胞的数量及其对标本满意的影响。一项研究报告，将所需的滤泡细胞数量从60个降低到10个可提高良性诊断的特异性，而不会明显影响敏感性，但前提是在计数时排除嗜酸细胞（Hürthle）和非典型滤泡细胞[12]。在一项液基细胞学制片的甲状腺标本的研究中，如果排除细胞非典型特征，降低所需的滤泡细胞数量也不会影响检测结果[13]。这些研究表明，降低对滤泡细胞的数量或取消对滤泡细胞团的要求，将明显减少"标本无法诊断"诊断数量且不会明显提高诊断的假阴性率。然而，本书保留了之前的标准，但必须了解这一标准是不断发展的，需要更多的研究来完善。

满意度标准一般仅考虑甲状腺滤泡细胞的数量，而不考虑巨噬细胞、淋巴细胞和其他非恶性细胞成分[14, 15]。细针穿刺能获取的滤泡细胞数量在一定程度上取决于病变的性质。满足诊断所需的滤泡细胞数量也因穿刺病变而异，因为一些病变如良性囊肿、甲状腺炎或胶质丰富的结节不能获取很多滤泡细胞。还有一些病变由其他类型的细胞组成，这些细胞可以确定病变的性质且数量远超过滤泡细胞。

甲状腺癌以实性为主。伴有细胞核非典型性的实性结节和囊实性结节应判读为满意标本，并报告为异常（意义不明的细胞非典型病变、可疑恶性或恶性肿瘤，应取决于细胞学所见），并附加注释说明任何诊断的限制因素，如细胞量少[16]。炎症性病变，如淋巴细胞性甲状腺炎或肉芽肿性甲状腺炎的细针穿刺标本中可能没有滤泡细胞，因此，当涂片中以炎性反应成分为主时，无须限定滤泡细胞的最少数量。存在丰富的胶质（而非血清，见图2.6）时，尽管滤泡细胞很少，大多数仍能可靠地诊断为良性病变[17]。在适当的临床背景下，一团具有诊断价值的甲状腺乳头状癌特征的滤泡细胞就足以诊断，尽管此时细胞量少，也不能判读为标本无法诊断[18, 19]。

囊液可能仅含有巨噬细胞（图2.2），如果为单纯性囊肿且直径小于3cm，则其恶性风险很低[14, 16, 20, 21]。然而，细胞病理学医师有时无法获取临床或超声检查资料，此时即使标本几乎完全由液体和组织细胞组成，

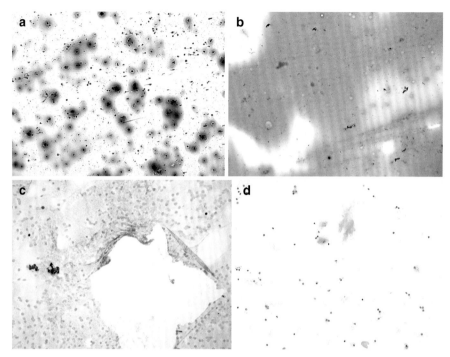

图2.6 良性。水样胶质。无论是出现浓稠的还是水样胶质，都表示是胶质结节，不属于"标本无法诊断"。稀薄的水样胶质通常表现为边缘锐利、细胞周围凝集（a、b）、裂隙和褶皱（c）。液基细胞学制片中的胶质通常呈团块状（d）（a、b：涂片、Diff-Quik染色；c：涂片、巴氏染色；d：液基细胞学制片、巴氏染色）

也不能排除囊性甲状腺乳头状癌的可能性。已有研究表明，标本仅有囊液的较为年轻的患者患恶性肿瘤的风险略高，主要是乳头状癌[21-23]。因此，这些病例应报告为"标本无法诊断"，并附上亚分类"仅见囊液"（见报告范例2）。在适当的临床背景下（如超声检查提示为单纯性单房囊肿），即使报告为"标本无法诊断"，也可被认为是符合临床要求的[14, 22, 24]。

　　偶尔误穿刺到解剖学上甲状腺邻近部位，如气管（呼吸道纤毛上皮细胞）或胸锁乳突肌（图2.5），只取到非甲状腺组织，这些情况应报告为"标本无法诊断"。穿刺前应擦净皮肤表面的超声耦合剂，否则无论是涂片还是液基细胞学制片，耦合剂都会显著遮盖细胞成分（图2.4）。传统涂片法和液基制片法（liquid-based preparation，LBP）在样本满意度标准评估方面似乎并无差异，但额外的液基制片可能会减少标本不满意结果的数量[25]。在TBS报告系统中，除非样本被判定为"标本无法诊断"，则都被视为满意标本。不同实验室间有关"标本无法诊断"的判读频率存在差异（范围为3%～34%）[26, 27]。

临床管理

由于大多数判读为"标本无法诊断"的结节未被切除，因此其恶性肿瘤的风险很难准确评估。在最初报道为"标本无法诊断"的手术切除的结节中，恶性肿瘤发生率为7%～32%[28-30]。然而，手术切除的结节代表了一个选定的结节群体，这些结节要么是反复判读为"标本无法诊断"，要么是具有令人担忧的临床/超声特征，或两者兼而有之。因此，手术切除的"标本无法诊断"结节相对于整体"标本无法诊断"结节来说，恶性肿瘤的可能性更高。对"标本无法诊断"这一类标本的总体恶性风险度的合理推断是在10%～13%（见第1章）[31]。

影响"标本无法诊断"结果的判断因素包括患者因素（如肥胖、抗凝）、结节特征（如过小、囊性或部位较深）和穿刺操作水平。基于超声的风险分层系统（RSS），包括甲状腺影像报告和数据系统（TIRADS），在"标本无法诊断"结节的分类中发挥重要作用，恶性肿瘤的风险度随着RSS评分的升高而升高。在韩国的一系列研究中，依据欧洲（EU-TIRADS）、美国甲状腺协会（ATA）、美国放射学会（ACR-TIRADS）和韩国（K-TIRADS）这四个风险分层系统评定为高危评分（score 5）患者手术后恶性肿瘤的风险分别为63%、81%、80%和81%。更有意思的是，EU-TIRADS-3（低风险）、ATA（极低怀疑）、ACR TIRADS-2（无怀疑）、K-TIRADS-2（低怀疑）的低风险评分患者术后恶性肿瘤的风险比例为28%、50%、15%、50%[30]。

影响细胞学结果的两个主要超声特点是结节大小和单纯性囊肿。随着结节囊性比例的升高，"标本无法诊断"结果的可能性也升高，而结节的高囊性容量是"标本无法诊断"结果的独立预测因子[3]。一项研究示仅见囊液的病例恶性肿瘤的风险很低（2%），后续出现恶性的病例都有可疑的超声提示[32]。若超声检查无可疑，临床上可将"仅见囊液"的结节作为良性结节的一种亚型处理，而不是"标本无法诊断"[33]。仅见囊液的标本出现恶性肿瘤的唯一预测因子是有不典型或可疑的滤泡上皮细胞[16]。

超声引导下的甲状腺细针穿刺操作可以确定能显著改善细胞学检查结果。在美国，大多数的甲状腺细针穿刺都是放射科医师、内分泌科医师或病理学医师在超声引导下进行的[34]。首次判读为"标本无法诊断"后的重复穿刺病例，尤其是对于实性结节，应首选超声引导下穿刺结合现场标本满意度的快速现场评估（rapid on-site evaluation，ROSE）[31]。大多数研究表明，即使是有经验的医师，快速现场评估（无论是现场还是远程细胞学检查）都能显著降低50%以上的不满意率[35-39]。尽管有一项研究没有发现使用快速现场评估可以降低"标本无法诊断"结果的诊断率，但是穿刺次数和操作时间都明显减少[40]。在不能快速评估现场满意度的情况下，至少要对结节行3次独立穿刺操作以获得3个单独标本，这样可以减少不满意标本的发生率[27]。然而，较大的结节（≥3cm）通常需要更多的穿刺次数才能获得可诊断的标本[41]。一些最初判读为"标本无法诊断"的液基细胞学制片标本可以通过将残留的液基细胞学标本制作成细胞蜡块，将诊断结果转化为令人满意的标本[42]。尽管能建议重复细针穿刺以获得可诊断标本，但一项回顾性研究显示，初次诊断为"标本无法诊断"标本重复穿刺后获得诊断结果的可能性概率依次降低[29]。部分原因可能是诊断医师对多个标本的诊断一致性较差[43]。随着操作经验和操作量的增加，"标本无法诊断"结果的发生率会下降[39, 44]。

首次诊断为"标本无法诊断"的结节应重复穿刺，除非结节几乎全部是囊性[31, 45, 46]。在囊性成分较小的病变中，重复细针穿刺可使高达60%～80%的病例获得诊断性判读结果[31, 45, 47, 48]。大多数报告为"标本无法诊断"的结节被证实是良性病变[18, 49]。然而，在一项对加拿大患者进行的研究中发现重复细针穿刺可让65%的病例获得不同的诊断结果。其中194例首次诊断为"标本无法诊断"的患者经重复穿刺后，35%的患者仍诊断为"标本无法诊断"，37%被诊断为"良性"，26%被诊断为"意义不能明确"，2%被诊断为"恶性"[50]。

虽然习惯上要等几个月后才能重复细针穿刺，以防止因活检引起的炎症，以及反应，或修复性改变导致易混淆的细胞非典型表现；间隔小于3个月似乎并不会增加非典型结果的发生率[51-53]。3个月内重复细针穿刺是否会增加第二次诊断为"标本无法诊断"结果的可能性存在争议。一项研究报告指出，3个月以内的重复操作不会影响细胞的诊断[54]，但另一项研究表明，即使是由经验丰富的病理学医师进行重复细针穿刺也可能会影响细胞的诊断[55]。在首次诊断为"标本无法诊断"结果后，3个月内重复穿刺的患者比3个月后穿刺患者再次获得"标本无法诊断"结果的可能性高5倍，假定的原因是出血增加[55]。总的来说，似乎没有令人信服的证据可以延迟初次诊断为"标本无法诊断"再次进行甲状腺细针穿刺的时间。

诊断为"标本无法诊断"的标本不应进行分子诊断，虽然部分标本可能含有足够的核酸用于检测，但细胞数量不足的可能性高[56]。应额外穿刺以确保有足够的组织和核酸可供分子评估。分子检测仅推荐用于判读为意义不明确的细胞非典型病变（AUS）、滤泡性肿瘤（FN）或可疑恶性肿瘤（SFM）、TBSRTC Ⅲ、Ⅳ和Ⅴ类的结节。尽管分子检测有一定局限性，但可能在某些病例中有价值且可能影响临床处理[13]。

如果连续两次穿刺均为"标本无法诊断"后，应根据临床和影像学表现考虑密切的临床随访和超声随访，或考虑手术切除。由于囊性病变发生恶性肿瘤的风险较低，大多数初次穿刺报告为"标本无法诊断"的囊性结节，只有在超声检查发现可疑病变时，才应再次重复穿刺。对于重复细针穿刺均报告为"标本无法诊断"或那些有可疑超声表现且报告为"标本无法诊断"的病例，手术切除是一个不错的选择。在临床背景下，指导临床处理时应考虑超声特征和个别患者因素。

报告范例

例1（实性结节）

标本无法诊断。

标本已处理和检查，但由于细胞数量不足而无法诊断。

备注：凝血块遮盖了极少数滤泡细胞团及其细胞学特征。如有临床指征，应考虑再次穿刺。

例2（囊性病变）

标本无法诊断。

仅见囊液。

备注：由于标本几乎完全由组织细胞组成，因此不能诊断。建议结合囊肿大小和超声检查所见的病变复杂程度，考虑进一步处理方式。

例3（制片问题）

标本无法诊断。

标本已处理和检查，但由于标本固定和细胞保存不良而无法诊断。

备注：如有临床指征，应考虑再次穿刺。

（徐海苗　译）

参考文献

[1] Danese D，Sciacchitano S，Farsetti A，et al. Diagnostic accuracy of conventional versus sonography-guided fine-needle aspiration biopsy of thyroid nodules. Thyroid,

1998，8（1）：15-21.

[2] Carmeci C，Jeffrey RB，McDougall IR，et al. Ultrasound-guided fine-needle aspiration biopsy of thyroid masses，Thyroid，1998，8（4）：283-289.

[3] Alexander EK，Heering JP，Benson CB，et al. Assessment of nondiagnostic ultrasound-guided fine-needle aspirations of thyroid nodules. J Clin Endocrinol Metab，2002，87（11）：4924-4927.

[4] Oertel YC. Unsatisfactory（vs. nondiagnostic）thyroidal aspirates：a semantic issue? Diagn Cytopathol，2006，34（2）：87-88.

[5] Redman R，Yoder JB，Massoll NA. Perceptions of diagnostic terminology and cytopathologic reporting of fine-needle aspiration biopsies of thyroid nodules：a survey of clinicians and pathologists. Thyroid，2006，16（10）：1003-1008.

[6] Baloch ZW，LiVolsi VA，Asa SL，et al. Diagnostic terminology and morphologic criteria for the diagnosis of thyroid lesions：a synopsis of the National Cancer Institute Thyroid Fine-Needle Aspiration State of the Science Conference. Diagn Cytopathol，2008，36（6）：425-437.

[7] Gharib H，Goellner JR，Johnson DA. Fine-needle aspiration cytology of the thyroid. A 12-year experience with 11000 biopsies. Clin Lab Med，1993，13（3）：699-709.

[8] Sudilovsky D. Interpretation of the paucicellular thyroid fine-needle aspiration biopsy specimen. Pathol Case Rev，2005，10（2）：68-73.

[9] Haider AS，Rakha EA，Dunkley C，et al. The impact of using defined criteria for adequacy of fine-needle aspiration cytology of the thyroid in routine practice. Diagn Cytopathol，2011，39（2）：81-86.

[10] Espinosa De Ycaza A，Lowe KM，Dean DS，et al. Risk of malignancy in thyroid nodules with non-diagnostic fine-needle aspiration：a retrospective cohort study. Thyroid，2016，26（11）：1598-1604.

[11] Ng DL，van Zante A，Griffn A，et al. A large thyroid fine-needle aspiration biopsy cohort with long-term population-based follow-up. Thyroid，2021，31（7）：1086-1095.

[12] Renshaw AA. Histologic follow-up of nondiagnostic thyroid fine-needle aspirations：implications for adequacy criteria. Diagn Cytopathol，2012，40（suppl 1）：E13-15.

[13] Vivero M，Renshaw AA，Krane JF. Adequacy criteria for thyroid FNA evaluated by ThinPrep slides only. Cancer Cytopathol，2017，125：534-543.

[14] Pitman MB，Abele J，Ali SZ，et al. Techniques for thyroid FNA：a synopsis of the National Cancer Institute Thyroid State of the Science Conference. Diagn Cytopathol，2008，36（6）：407-424.

[15] Jing X，Michael CW，Pu RT. The clinical and diagnostic impact of using standard criteria of adequacy assessment and diagnostic terminology on thyroid nodule

fine-needle aspiration. Diagn Cytopathol, 2008, 36（3）: 161-166.

[16] Jaragh M, Carydis VB, McMillan C, et al. Predictors of malignancy in thyroid fine-needle aspirates cyst fluid only cases: can potential clues of malignancy be identified? Cancer, 2009, 117（5）: 305-310.

[17] Choi WJ, Baek JH, Choi YJ, et al. Management of cystic or predominantly cystic thyroid nodules: role of simple aspiration of internal fluid. Endocr Res, 2015, 40（4）: 215-219.

[18] Renshaw AA. Evidence-based criteria for adequacy in thyroid fine-needle aspiration. Am J Clin Pathol, 2002, 118（4）: 518-521.

[19] Zhang Y, Fraser JL, Wang HH. Morphologic predictors of papillary carcinoma on fine-needle aspiration of thyroid with ThinPrep preparations. Diagn Cytopathol, 2001, 24（6）: 378-383.

[20] Choi KU, Kim JY, Park DY, et al. Recommendations for the management of cystic thyroid nodules. ANZ J Surg, 2005, 75（7）: 537-541.

[21] Nguyen GK, Ginsberg J, Crockford PM. Fine-needle aspiration biopsy cytology of the thyroid. Its value and limitations in the diagnosis and management of solitary thyroid nodules. Pathol Annu, 1991, 26（Pt 1）: 63-91.

[22] Lee MJ, Kim EK, Kwak JY, et al. Partially cystic thyroid nodules on ultrasound: probability of malignancy and sonographic differentiation. Thyroid, 2009, 19（4）: 341-346.

[23] Gracia-Pascual L, Barahona MJ, Balsells M, et al. Complex thyroid nodules with nondiagnostic fine-needle aspiration cytology: histopathologic outcomes and comparison of the cytologic variants（cystic vs. acellular）. Endocrine, 2011, 39（1）: 33-40.

[24] Anderson TJ, Atalay MK, Grand DJ, et al. Management of nodules with initially nondiagnostic results of thyroid fine-needle aspiration: can we avoid repeat biopsy? Radiology, 2014, 272（3）: 777-784.

[25] Rossi ED, Morassi F, Santeusanio G, et al. Thyroid fine-needle aspiration cytology processed by ThinPrep: an additional slide decreased the number of inadequate results. Cytopathology, 2010, 21（2）: 97-102.

[26] Kiernan CM, Broome JT, Solórzano CC. The Bethesda system for reporting thyroid cytopathology: a single-center experience over 5 years. Ann Surg Oncol, 2014, 21（11）: 3522-3527.

[27] Naïm C, Karam R, Eddé D. Ultrasound-guided fine-needle aspiration biopsy of the thyroid: methods to decrease the rate of unsatisfactory biopsies in the absence of an on-site pathologist. Can Assoc Radiol J, 2013, 64（3）: 220-225.

[28] Bongiovanni M, Spitale A, Faquin WC, et al. The Bethesda System for reporting thyroid cytopathology: a meta-analysis. Acta Cytol, 2012, 56（4）: 333-339.

[29] Jack GA, Sternberg SB, Aronson MD, et al. Nondiagnostic fine-needle aspira-

tion biopsy of thyroid nodules: outcomes and determinants. Thyroid, 2020, 30 (7): 992-998.

[30] Lee YB, Oh YL, Shin JH, et al. Comparison of four ultrasonography-based risk stratification systems in thyroid nodules with nondiagnostic/unsatisfactory cytology: a real world study. Cancers (Basel), 2021, 13 (8): 1948.

[31] Haugen BR, Alexander EK, Bible KC, et al. For the American Thyroid Association Guidelines Task Force. 2015 American Thyroid Association management guidelines for adult patients with thyroid nodules and differentiated thyroid cancer. Thyroid, 2016, 26 (1): 1-133.

[32] Takada N, Hirokawa M, Suzuki A, et al. Reappraisal of "cyst fluid only" on thyroid fine-needle aspiration cytology. Endocr J, 2017, 64 (8): 759-765.

[33] Kanematsu R, Hirokawa M, Higuchi M, et al. Risk of malignancy and clinical outcomes of cyst fluid only nodules in the thyroid based on ultrasound and aspiration cytology. Diagn Cytopathol, 2020, 48 (1): 30-34.

[34] Mais DD, Crothers BA, Davey DD, et al. Trends in fine-needle aspiration cytology practices: results from the College of American Pathologists 2016 practice survey. Arch Pathol Lab Med, 2019, 143 (11): 1364-1372.

[35] Pastorello RG, Destefani C, Pinto PH, et al. The impact of rapid on-site evaluation on thyroid fine-needle aspiration biopsy: a 2-year cancer center institutional experience. Cancer Cytopathol, 2018, 126 (10): 846-852.

[36] Lin DM, Tracht J, Rosenblum F, et al. Rapid on-site evaluation with telecytology significantly reduced unsatisfactory rates of thyroid fine-needle aspiration. Am J Clin Pathol, 2020, 153 (3): 342-345.

[37] Michael CW, Kameyama K, Kitagawa W, et al. Rapid on-site evaluation (ROSE) for fine-needle aspiration of thyroid: benefits, challenges and innovative solutions. Gland Surg, 2020, 9 (5): 1708-1715.

[38] Canberk S, Behzatoglu K, Caliskan CK, et al. The role of telecytology in the primary diagnosis of thyroid fine-needle aspiration specimens. Acta Cytol, 2020, 64 (4): 323-331.

[39] Houdek D, Cooke-Hubley S, Puttagunta L, et al. Factors affecting thyroid nodule fine-needle aspiration non-diagnostic rates: a retrospective association study of 1975 thyroid biopsies. Thyroid Res, 2021, 14 (1): 2.

[40] Jiang D, Zang Y, Jiang D, et al. Value of rapid on-site evaluation for ultrasound-guided thyroid fine-needle aspiration. J Int Med Res, 2019, 47 (2): 626-634.

[41] Zargham R, Johnson H, Anderson S, et al. Conditions associated with the need for additional needle passes in ultrasound-guided thyroid fine-needle aspiration with rapid on-site pathology evaluation. Diagn Cytopathol, 2021, 49 (1): 105-108.

[42] Horton M，Been L，Starling C，et al．The utility of cellient cell blocks in low-cellularity thyroid fine-needle aspiration biopsies．Diagn Cytopathol，2016，44（9）：737-741．

[43] Doubi A，Alrayes NS，Alqubaisi AK，et al．The value of repeating fine-needle aspiration for thyroid nodules．Ann Saudi Med，2021，41（1）：36-42．

[44] Bozkurt H，Irkörücü O，Aziret M，et al．Comparison of 1869 thyroid ultrasound guided fine-needle aspiration biopsies between general surgeons and interventional radiologists．Ann Med Surg（Lond），2016，10：92-102．

[45] Orija IB，Pineyro M，Biscotti C，et al．Value of repeating a nondiagnostic thyroid fine-needle aspiration biopsy．Endocr Pract，2007，13（7）：735-742．

[46] Coorough N，Hudak K，Jaume JC，et al．Nondiagnostic fine-needle aspiration of the thyroid：is the risk of malignancy higher? J Surg Res，2013，184（2）：746-750．

[47] Jo VY，Stelow EB，Dustin SM，et al．Malignancy risk for fine-needle aspiration of thyroid lesions according to the Bethesda System for reporting thyroid cytopathology．Am J Clin Pathol，2010，134（3）：450-456．

[48] Ferreira MA，Gerhard R，Schmitt F．Analysis of nondiagnostic results in a large series of thyroid fine-needle aspiration cytology performed over 9 years in a single center．Acta Cytol，2014，58（3）：229-234．

[49] Tamez-Pérez HE，Gutiérrez-Hermosillo H，Forsbach-Sánchez G，et al．Nondiagnostic thyroid fine-needle aspiration cytology：outcome in surgical treatment．Rev Investig Clin，2007，59（3）：180-183．

[50] Allen L，Al Aff A，Rigby MH，et al．The role of repeat fine-needle aspiration in managing indeterminate thyroid nodules．J Otolaryngol Head Neck Surg，2019，48（1）：16．

[51] Singh RS，Wang HH．Timing of repeat thyroid fine-needle aspiration in the management of thyroid nodules．Acta Cytol，2011，55（6）：544-548．

[52] Lee HY，Baek JH，Yoo H，et al．Repeat fine-needle aspiration biopsy within a short interval does not increase the atypical cytologic results for thyroid nodules with previously nondiagnostic results．Acta Cytol，2014，58（4）：330-334．

[53] Lubitz CC，Nagarkatti SS，Faquin WC，et al．Diagnostic yield of nondiagnostic thyroid nodules is not altered by timing of repeat biopsy．Thyroid，2012，22（6）：590-594．

[54] Deniwar A，Hammad ARY，Ail D，et al．Optimal timing for a repeat fine-needle aspiration biopsy of thyroid nodule following an initial nondiagnostic fine-needle aspiration．Am J Surg，2017，213（2）：433-437．

[55] Souteiro P，Polónia A，Eloy C．Repeating thyroid fine-needle aspiration before 3 months may render increased nondiagnostic results．Clin Endocrinol，2019，91（6）：899-900．

[56] Landau MS，Pearce TM，Carty SE，et al. Comparison of the collection approaches of 2 large thyroid fine-needle aspiration practices reveals differing advantages for cytology and molecular testing adequacy rates. J Am Soc Cytopathol，2019，8（5）：243-249.

良性病变

3

Tarik Elsheikh, SoonWon Hong, Christian Nasr & Elena Vigliar

引言

甲状腺细针穿刺（FNA）的临床价值很大程度上取决于其能够可靠地识别甲状腺良性结节的能力，从而使许多甲状腺结节性疾病患者免于不必要的手术。由于大多数甲状腺结节是良性的，因此良性结果是最常见的FNA诊断（占所有病例的60% ~ 70%）[1, 2]。

报告良性甲状腺细胞病理学结果时，更倾向于使用"良性"一词，而非"未见恶性肿瘤"和"非肿瘤性病变"等术语[3, 4]。细胞学诊断为良性病变者恶性风险度很低（小于4%，如果排除乳头状微小癌，则接近1.5%）[5]，患者通常只需接受定期临床和影像学随访等保守处理[2, 6, 7]。良性结果可进一步细分为良性滤泡性结节、甲状腺炎和其他少见病变。结节性甲状腺肿（nodular goiter，NG）是FNA最常见的病变，慢性淋巴细胞性或桥本甲状腺炎是最常见的甲状腺炎。

滤泡结节性病变

背景

结节性甲状腺肿（nodular goiter，NG）是一个临床术语，指的是甲状腺肿大伴有单个或多个结节。不推荐将NG作为病理诊断的术语，因为包括增生、甲状腺炎和肿瘤在内的各种病变均可产生临床上肿大的甲状腺结节。2022年WHO对甲状腺肿瘤的分类推荐使用"滤泡结节性病变"（follicular nodular disease，FND）一词来指代以前被指定为胶质结节、增生性结节、腺瘤性结节或良性滤泡结节的病变谱[8]。一些研究表明，这些结节可能是克隆性的，也可能是非克隆性的。因此，它们可能是增生性结节和真正腺瘤的混合体。FND的术语避免将这些病变定性为增生性或肿瘤性。

FND是甲状腺细胞病理学中最常见的疾病，包括一组具有相似细胞学特征的良性病变，在组织学上分为结节性增生、增生性（腺瘤样）结节、胶质结节、Graves病结节，以及由大滤泡或正常滤泡组成的少见滤泡性腺瘤亚型。FNA可能无法区分这些不同的组织学类型，但这并不重要，因为它们都是良性病变，可以用类似的保守方式进行治疗。在外科病理学中，对于组织学检查无法区分滤泡腺瘤和增生性结节（hyperplastic goiter，HN）的良性细胞结节，先前曾建议使用"良性滤泡结节"这一不确定性术语[9]；然而，最近提出的滤泡结节性病变替代术语避免了将这类病变定义为增生性或腺瘤[8]。细胞学上，良性滤泡性结节以数量不等的胶质、良性滤泡细胞、嗜酸细胞（oncocytic cells）和巨噬细胞为特征。

定义

"滤泡结节性病变"指的是一种标本充足的细胞学样本，并由不同比例的良性滤泡细胞和胶质组成。术语FND可在细胞学报告中用作更广义的"良性"诊断的亚分类。也可以进一步结合细胞形态学和相关临床表现亚分类，如胶质结节或Graves病也可以使用（见后文"报告范例"）。

标准

可见稀疏至中等数量的滤泡细胞。

胶质存在，通常为中等到丰富的量。

胶质黏稠，有光泽，大体呈淡黄色或金色（类似蜂蜜或清漆）。Romanowsky染色为深蓝色-紫色-洋红色，巴氏染色为绿色或橙色-粉红色（图3.1和图3.2）。质地可薄可厚（图3.3）。

薄的、水样的胶质通常形成一层"薄膜/玻璃纸"样外观，或出现较多褶皱形成碎石小径（crazy pavement）样、鸡笼丝网样或马赛克样外观（图3.1）。有时，它会形成腔隙（图3.4）。

厚的（致密的、"僵硬"的）胶质呈玻璃状，经常出现裂缝（图3.2a）。

滤泡细胞的排列多以单层分布，呈片状均匀（蜂巢状）排列（图3.3和图3.4a）。

偶尔，滤泡细胞排列成完整的、三维的、大小不一的三维细胞团或细胞球，或微组织碎片（图3.5）。

嗜酸细胞有时以薄片状和（或）孤立的细胞形式出现（图3.6）。

微滤泡可能存在，但只占滤泡细胞群的一小部分。

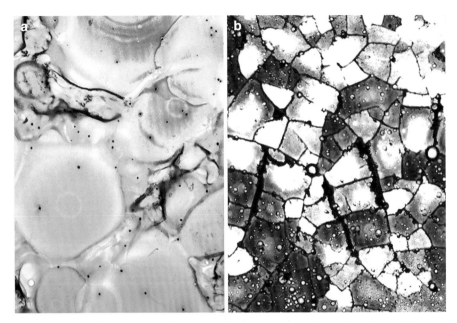

图 3.1 滤泡结节性病变/胶质结节:水样胶质。(a)水样胶质为浅绿色或粉红色,乙醇固定,巴氏染色,外观为"薄膜"或"玻璃纸样",通常有聚结的"水坑"(涂片、巴氏染色);(b)风干的标本进行 Romanowsky 染色的胶质染呈蓝紫色,通常呈鸡笼铁丝网状外观(涂片,Diff-Quick 染色)

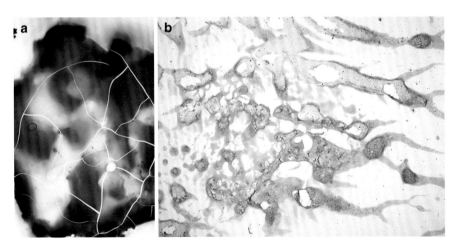

图 3.2 滤泡结节性病变:胶质稠厚。(a)胶质显示"彩色玻璃破裂"外观(涂片,Diff-Quik 染色);(b)胶质为橙粉色和灰绿色,乙醇固定,覆盖大部分载玻片表面(涂片,巴氏染色)

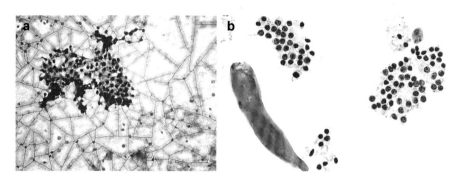

图3.3　滤泡结节性病变。单层片状，均匀分布的滤泡细胞呈蜂窝状排列。（a）背景中可见水样胶质（涂片、Diff-Quik染色）；（b）可见稠厚的胶质（液基细胞学制片，巴氏染色）

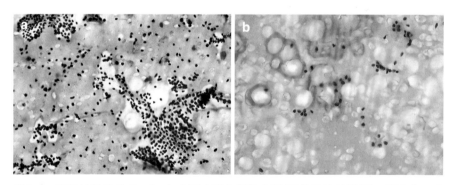

图3.4　滤泡结节性病变。（a）主要表现为滤泡细胞呈单层片状排列。背景中可见裸露的滤泡细胞核。当水样胶质与血液混合时（注意淡红色的血细胞），可能很难识别（涂片，巴氏染色）。（b）当胶质形成特征性褶皱和隐窝时，更容易识别（涂片、巴氏染色）

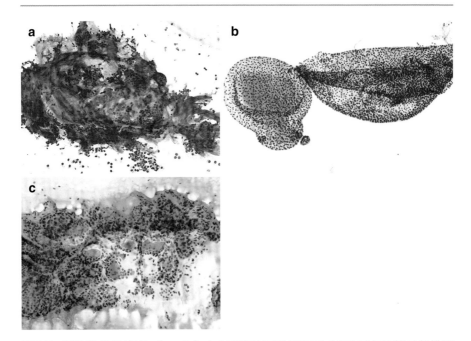

图3.5 滤泡结节性病变。(a，b) 大小不等的三维细胞团或细胞球与平铺片状排列的细胞混合在一起。细胞球体内部保持极性，包括相对均匀的细胞核排列 (a：涂片，Diff-Quik染色；b：液基细胞学制片，巴氏染色)。(c) 微小组织碎片与平铺片状、细胞球和胶质混合。显示滤泡形成，但这些不是微滤泡，因为为极性保持不变，细胞核间隔均匀，没有细胞核重叠和拥挤 (涂片，巴氏染色)

　　滤泡细胞有少量至中等数量的易碎胞质 (图3.7和图3.8)。

　　胞质可见墨绿色胞质颗粒，代表脂褐素或含铁血黄素色素 (图3.7b)。

　　滤泡细胞核圆形至椭圆形，大小与红细胞或淋巴细胞大致相同或略大 (直径为7 ～ 10 μm)，呈均匀颗粒状染色质模式 (图3.8)。

　　可出现轻微的细胞核重叠和拥挤 (图3.9a)。在某些情况下，一些病例可见细胞核大小不一，但没有明显的核苍白或核膜不规则。

　　可能存在无核重叠或异型性的滤泡细胞的小薄片，没有核重叠或异型性，但非肿瘤性微滤泡 (图3.9b)。

　　陷入纤维中的滤泡细胞可能表现出人为的细胞核重叠和拥挤 (图3.10a)，滤泡细胞核可能从胞质中分离，易被误认为淋巴细胞 (图3.10b)。

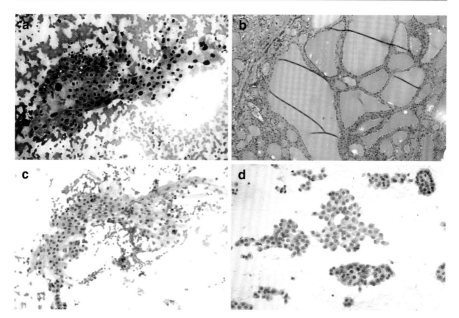

图3.6 （a，b）滤泡结节性病变（FND）。（a）嗜酸细胞（Hürthle细胞）可能是FND的重要组成部分，并可能表现出大细胞样发育不良。涂片其他部位有大量胶质存在（涂片，Diff-Quik染色）。（b）相应的组织学标本以大滤泡结构为主，伴有嗜酸细胞化生（苏木精和伊红染色）。（c）一个1.7cm结节的吸取物显示出细胞少量的、均匀的大嗜酸性粒细胞（缺乏大小不一的细胞核）和显著的胶质（涂片、巴氏染色）。随访为FND（未显示）。（d）一个2.5cm结节的多细胞标本显示出均匀的嗜酸细胞群和一些胶质（未显示）（涂片，巴氏染色）。随访为FND（未显示）

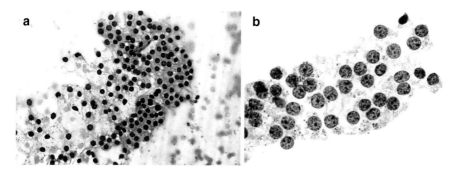

图3.7 滤泡结节性病变。（a）良性滤泡细胞胞质细腻，边界不清。细胞核均匀分布，大小与红细胞相仿。背景中存在水样胶质（涂片，Diff-Quik染色）。（b）滤泡细胞胞质内可见金棕色含铁血黄素色素沉积（液基细胞学制片，巴氏染色）

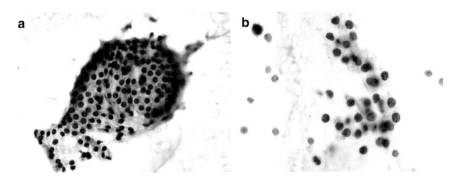

图3.8 滤泡结节性病变。良性滤泡细胞核呈圆形至椭圆形，核单形性，染色质颗粒细小，核仁不明显或缺失（a: 涂片，巴氏染色；b: SurePath制片，巴氏染色）

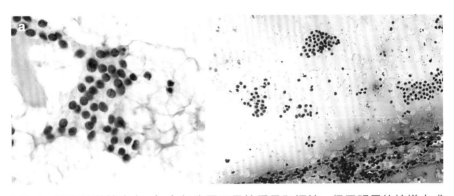

图3.9 滤泡结节性病变。（a）细胞团可见核重叠和拥挤，但无明显的核增大或非典型性（涂片，巴氏染色）。（b）没有明显核重叠或滤泡细胞异型性的小型滤泡（图片的中间和左侧）代表大滤泡的小片段，而不是肿瘤性微滤泡；它们由大小和形状与图片上方和右侧的良性平铺细胞相同的细胞排列而成。背景中可见水样胶质（涂片，Diff-Quik染色）

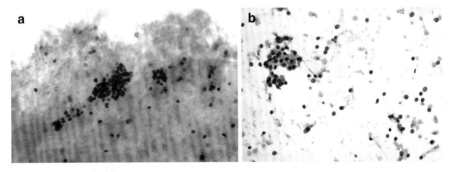

图3.10 （a）甲状腺滤泡细胞被纤维蛋白凝块包埋并扭曲在带血的少量细胞针吸物中。这种人为的伪复杂性为主的标本应该被标记为"无法诊断"，而不是"良性"或"非典型"（涂片、巴氏染色）。（b）背景中可见剥脱的"裸"甲状腺滤泡细胞核；必须小心，不应把它们误认为淋巴细胞（涂片、巴氏染色）

偶尔可见乳头状增生（图3.11）。

当伴随大量胶质结合时，滤泡细胞可能出现萎缩、梭形变和退化（图3.12）。

巨噬细胞常见，可能含有含铁血黄素色素（图3.13）。

有时可观察到局灶性的修复性改变，尤其是囊性病变，包括囊壁细胞核增大、细颗粒状染色质和鳞状或梭形（"组织培养细胞"）外观（图3.14）。偶尔会出现局灶性核非典型性（图3.14c）。

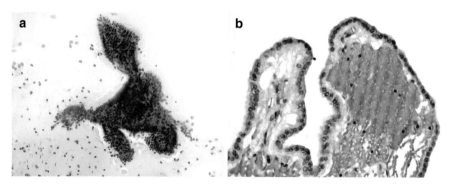

图3.11　滤泡结节性病变。乳头增生可见于增生性结节或滤泡腺瘤。（a）滤泡细胞通常保持扁平排列；具有纤维血管轴心的真乳头很少见。无甲状腺乳头状癌的细胞核特征（涂片、巴氏染色）。（b）组织学随访显示乳头状增生伴滤泡结节性病变（H&E染色）

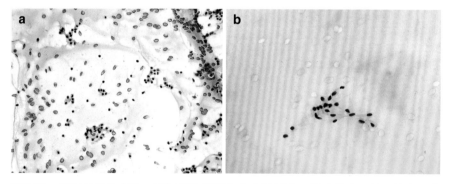

图3.12　滤泡结节性病变。滤泡细胞悬浮在丰富胶质中，易于分离，并可能出现萎缩和梭形变（a，b：涂片、巴氏染色）

图 3.13 良性甲状腺囊肿。结节性甲状腺肿常发生明显的囊性变性。存在大量巨噬细胞和少量良性甲状腺滤泡细胞（涂片、巴氏染色）

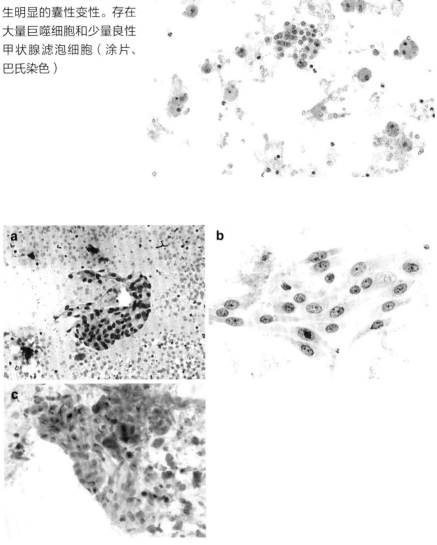

图 3.14 滤泡结节性病变：囊壁细胞。（a，b）修复性改变通常与囊性病变有关。囊壁细胞通常仅占良性穿刺物的很小比例，通过其拉长的形状和黏附性、扁平和（或）鳞状外观、低核（质）比及小而突出的核仁而易于识别（a：涂片、Diff-Quik染色；b：巴氏染色）。（c）偶见这些细胞有拉长的细胞核、核沟和粉尘样染色质。当病变局限且温和时，特别当背景大部分呈现为良性时，它们容易被认为是反应性的，但当病变严重和更广泛时，应考虑甲状腺乳头状癌的可能（涂片、巴氏染色）。该病例最初被确认为AUS，但随访显示良性囊肿出现退行性/修复性改变

注释

外科切除标本中边界清楚的滤泡型结节的主要鉴别诊断为增生性/腺瘤样结节（HN）、滤泡腺瘤（FA）、滤泡性甲状腺癌（FTC）、甲状腺乳头状癌滤泡亚型（FVPTC）和具有乳头状核特征的非浸润性甲状腺滤泡性肿瘤（NIFTP）。FVPTC和NIFTP主要通过其特有的核特征来识别。绝大多数FA和FTC是孤立的结节和完整的包膜，主要具有小梁/实体或微滤泡结构；因此，它们在细胞学上最有可能被报告为滤泡性肿瘤（FN）或意义不明确的细胞非典型病变（AUS）。较少情况下，FA或FTC可能表现出显著的大滤泡或正常滤泡模式。因此，在手术切除标本中，大多数具有小梁、实性或微滤泡生长模式的结节分别被诊断为FA或FTC，这取决于是否存在浸润，而大多数正常滤泡型和大滤泡型结节被称为HN[9]。FA和HN经常有组织学重叠，在组织学上无法区分。后一种观察结果已通过分子研究得到证实，分子研究显示克隆性和非克隆性结节具有高度可变的结构。世界卫生组织（WHO）提出了FND一词，以指代这些病变，并避免将其定义为增生性或肿瘤性[8]。

FND这个术语特别适用于细胞学报告，因为上面描述的许多组织学差异（单发结节与多发结节，有包膜结节与包膜不完整）在抽吸样品上不明显。因此，FND很恰当地描述了一组形态多样的良性组织学病变，从细胞含量少、胶质丰富的胶质结节或结节性甲状腺肿，到细胞含量中等、胶质少，增生性（腺瘤样）结节[10-13]。良性滤泡细胞以蜂窝状片状为主，在某些情况下可与嗜酸细胞混合（图3.3至图3.12），且胶质的量的变化是FND的标志。

胞质脂褐素和含铁血黄素色素颗粒（腔旁颗粒）多提示良性结节（图3.7b），但也可见于恶性肿瘤，无诊断意义[14]。

水样胶质在Romanowsky染色中最为明显，比如常用的Diff-Quik染色，而在巴氏染色的制剂中不太明显，但仍然可见（图3.1至图3.4），有时在血液成分多的标本中与血浆混淆。在涂片上鉴别水样胶质的线索是胶质中存在裂纹和褶皱，以及它倾向于包围滤泡细胞，偶尔形成隐窝（图3.4），而血浆位于涂片的边缘，积聚在血小板、纤维蛋白和血凝块周围。只含有丰富的胶质（如胶质覆盖涂片表面的大部分），极少或没有滤泡细胞的标本被认为是FND，报告为"良性"，并且可以进一步描述为"提示为"或"符合结节性甲状腺肿"（图3.2b）；在这种情况下诊断FND是合适的，即使不能找到6组保存完好、每组至少有10个视觉清晰的滤泡细胞，也适合诊断。偶尔，良性甲状腺滤泡细胞呈梭形，悬浮在丰富的胶质中时表现出分离的迹象（图3.12）。

　　FND的细胞学特征和诊断准确性在涂片和液基制片（LBP）之间基本相同，但也存在一些差异[15, 16]。与涂片相比，LBP的胶质数量减少，但核细节显示可能更清晰[17, 18]。在LBP中，良性的滤泡细胞排列在相对较薄的单层，通常每片不到20 ~ 25个细胞，细胞质苍白，细胞核小，染色较深（图3.15）。胶质稠厚表现为致密的深蓝色/红色液滴状；水样胶体薄而细腻，呈蓝色至粉红色的薄片状（图3.16）[16]。巨噬细胞可能有更丰富的淡染细胞质，增大淡染的细胞核和突出的核仁。与传统涂片相比，嗜酸细胞（Hürthle cells，许特莱细胞）可能以一种分离的方式排列，出现萎缩，细胞核形状不规则，大小不一，核仁更突出（图3.26b）。

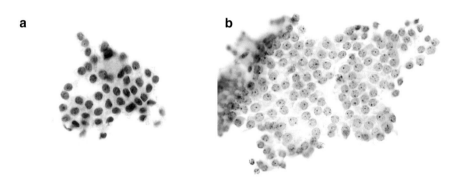

图3.15　滤泡结节性病变（液基制片）。滤泡细胞胞质淡染，细胞核小而圆，间隔均匀（a：液基细胞学制片、巴氏染色；b：SurePath制片，巴氏染色）（图3.15b由美国马萨诸塞州波士顿圣伊丽莎白医疗中心病理科Douglas R.Schneider医师提供）

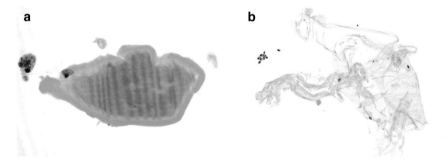

图3.16　滤泡结节性病变中的胶质（液基制片）。（a）液基制片上的厚胶体与涂片上的胶体相似（液基细胞学制片，巴氏染色）；（b）水样胶质呈薄的"折叠薄纸"外观（液基细胞学制片、巴氏染色）

　　甲状腺囊肿中数量不足的滤泡细胞应被解读为"标本无法诊断"或"标本不满意"，加注"吸取物仅为囊液"（见第2章）[19]。

　　当吸出物主要由蛋白质物质、炎性细胞和罕见的退化鳞状或纤毛柱状细胞组成时，应做甲状舌管囊肿和甲状腺囊肿性病变的鉴别诊断（图3.17）。有相应的临床表现可以提示诊断（中线前部颈部囊肿，通常在甲状腺峡部上方和舌骨下方，中线外侧少见）。良性鳞状细胞偶尔也可能出现在淋巴细胞性甲状腺炎和囊性乳头状甲状腺癌等病变中，为相关的鳞状细胞化生所致。

　　成熟鳞状细胞和无核鳞状细胞很少占主导地位。如果成熟鳞状细胞和无核鳞状细胞占主导地位，囊肿可能与鳃裂囊肿无法区分[20]。一个细胞丰富，几乎全部由成熟、良性形态的鳞状细胞组成的病变在有限的随访文献中考虑为良性，这样的病例如果与临床符合，可以诊断为良性（图3.17）[21, 22]。

　　甲状旁腺囊肿是常见的囊性病变，在细胞学和临床上可能被误认为是甲状腺囊肿。然而，从甲状旁腺囊肿中吸出的液体具有典型的水状清亮外观，通常是无细胞或少细胞的，并可能出现少见的紧密小圆细胞团，细胞核深染，细胞质稀少，排列成片状或微滤泡（图3.18）。甲状旁腺囊肿的诊断可通过免疫组化（甲状旁腺素、GATA3和嗜铬素阳性，甲状腺球蛋白和TTF-1阴性）和（或）囊肿液中甲状旁腺素水平升高来确定[23, 24]。

　　细胞性FND可能会促使人们考虑滤泡性肿瘤，但仅凭大量细胞数不足以诊断为"滤泡性肿瘤（FN）"。大部分滤泡细胞拥挤和重叠、细胞核增大以及合胞体/微滤泡形成是FN的重要诊断特征[25]。仅仅存在微小的滤泡结构不等同于肿瘤形成或意义不明的非典型性（AUS）。一些FND含有微小的褶皱成分，但这些褶皱往往没有显示出显著的细胞核增大或细胞核重叠和拥挤。当微滤泡占样本的少数，并伴有大量的大滤泡碎片时，样本被解释为"良性"。大滤泡碎片的大小不等；良性滤泡细胞的小片段不应被误解为肿瘤性微滤泡（图3.9b）。偶尔，由于血液样本中的纤维蛋白凝块畸变，会出现假微滤泡结构和（或）假复杂性滤泡细胞（图3.10a）；如果这种模式在标本中占主导地位，最好诊断为"标本无法诊断"，而不是AUS或FN[26]。根据有限的文献报道，具有圆形光滑球形轮廓的小滤泡称为球体，与良性结节[27]有关。球体内的核间距均匀，区别于肿瘤微滤泡（图3.5c）。

　　乳头状增生在组织学上被定义为良性增生（与增生或腺瘤相关），主要表现为滤泡细胞（通常为单层）围绕纤维血管轴心排列。所幸很少在吸取物中发现真正的乳头状增生（定义为具有纤维血管轴心），但当它出

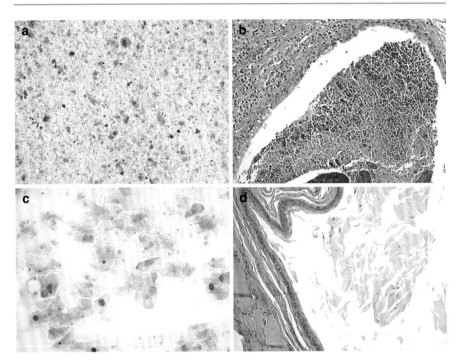

图3.17 甲状腺吸出物中的成熟鳞状细胞。(a，b)甲状舌管囊肿；(a)存在蛋白物质、炎性细胞和少量的退变鳞状细胞罕见的退化鳞状细胞（涂片、巴氏染色）；(b)相应的组织病理学标本显示囊肿内容物（在细针抽吸物中可见）和囊壁被覆混合的鳞状上皮和立方/柱状上皮（苏木精和伊红染色）；(c，d)甲状腺良性鳞状细胞囊肿；(c)细胞吸出物完全由良性、成熟的有核和无核鳞状细胞组成（涂片、巴氏染色）；(d)组织学随访显示一个简单的甲状腺良性鳞状细胞囊肿，其内容物与吸取物中观察到的内容物相似（H&E 染色）

图3.18 甲状旁腺囊肿。稀疏的涂片内可见少量小圆细胞团，细胞核深染重叠，细胞质稀少，提示滤泡形成（涂片，巴氏染色）

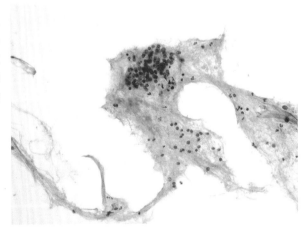

现时，诊断具有挑战性[28]。更常见的是看到大片的滤泡细胞与基质组织时会考虑纤维血管轴心的可能。如果没有PTC的核特征，则可以报告为良性（图3.11）。

嗜酸细胞（Hürthle细胞）本身不提示"嗜酸细胞滤泡性肿瘤（OFN）"。在FND中，少量的嗜酸细胞常见。嗜酸细胞可能是FND的突出成分，甚至是主要成分，在某些情况下，嗜酸细胞可出现局灶性明显的异核细胞增多症和大细胞发育不良（大细胞的核增大至少为2倍，通常表现为增色症）（图3.6）。嗜酸细胞滤泡性肿瘤在细针穿刺样本中表现为细胞数量增多，完全（或几乎完全）由嗜酸细胞组成（见第6章）[29]。当吸取物有大量胶质和大量但不全部是Hürthle细胞时，临床背景如无意外则多是符合FND的[29]。最近的一项研究提出，在91%的病例中，与肿瘤相关的4个危险因素是（高细胞密度、弥漫的大小不等的细胞核、缺乏胶质、结节大小 ≥ 2.9 cm），而在所有样本结节中，缺少这4个或其中3个风险因素，则排除了肿瘤和恶性肿瘤的可能（图3.6）[30]。此外，发现大细胞发育不良和血管穿越是区分非肿瘤性疾病、肿瘤和恶性肿瘤的非显著因素[30]。

重要的是，即使是胶质丰富的吸取物也需要评估是否存在乳头状癌的细胞核特征，以避免误诊巨滤泡型乳头状癌。此亚型常呈扁平片状，无明显核重叠，在低倍镜下类似良性甲状腺滤泡细胞。偶尔，具有FND特征的吸取物会含有具有修复性变化的细胞亚群，重要的是不要将这些改变与乳头状癌的变化混淆（图3.14）。当核的异型性（比如苍白或不规则）超出反应或修复性改变能接受的程度时，这些病例可诊断为"可疑恶性肿瘤"或AUS/FLUS，这取决于非典型性的程度和核级别（见第4章和第7章）。

"黑色甲状腺"是一种甲状腺滤泡细胞的良性色素沉着，发生在长期使用四环素类药物（如米诺环素）的患者，如痤疮患者。滤泡细胞表现出丰富的深棕色细胞质色素，它比含铁血黄素颜色更深，用Fontana Masson染色，很可能代表黑色素的一种（图3.19）[31, 32]。

淀粉样甲状腺肿是一种罕见的病变，定义为淀粉样蛋白沉积引起的临床上明显的甲状腺肿大。它与原发性和继发性淀粉样变性有关，并导致甲状腺弥漫性/双侧受累。许多患者表现出压迫症状，如声音嘶哑、吞咽困难和呼吸困难。FNA显示大量的紫色、粉红色/橙色或绿色无定形物质，形态类似于胶质，由于存在嵌入的成纤维细胞而可识别（图3.20）[33]。甲状腺髓样癌也可见局灶性淀粉样蛋白沉积。

图3.19 黑色甲状腺。滤泡细胞含有丰富的深棕色色素。与含铁血黄素色素的图3.7b对比（液基细胞学制片、巴氏染色）

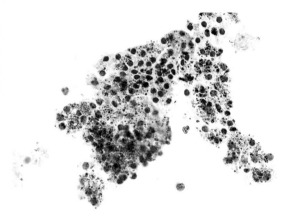

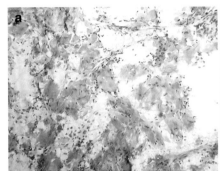
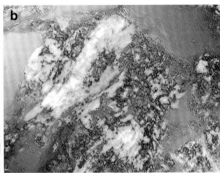

图3.20 淀粉样甲状腺肿。（a）涂片中有大量黏稠、玻璃状、无定形物质，这些物质会染上绿色、粉红色/橘黄色或紫色（取决于何种染色方式）。淀粉样蛋白主要沉积于实质，因此常表现为内嵌的成纤维细胞，为特征性诊断依据（涂片、巴氏染色）（图片由印度新德里A∥MS病理学系医学博士Shipra Agarwal提供）。（b）刚果红染色显示偏振光下特征性绿色双折光，组织切片证实其诊断（细胞块切片）

Graves病

　　Graves病（Graves disease，GD）是一种自身免疫性弥漫性甲状腺增生性疾病，常见于中年妇女，临床常诊断为甲状腺功能亢进。大多数患者甲状腺弥漫性而非结节性肿大，不需要FNA进行诊断[34]。然而，偶尔会出现大结节和（或）"冷"结节，提示可能同时存在恶性肿瘤，从而提示FNA。GD的细胞学特征无特异性，结合临床是确诊的必要条件。吸取物通常细胞丰富，与非Graves病FND相似的特征，包括丰富的胶质和数量不等的滤泡细胞。背景中偶尔可见淋巴细胞和Hürthle细胞。

　　滤泡细胞呈片状排列，松散聚集，胞质丰富细腻，呈泡沫状（图3.21

和图3.22）[35]。细胞核常增大，呈泡状，可见明显的核仁。可见少量微滤泡。独特的火焰细胞可能很显著，以胞质边缘空泡形成、红色到粉红色磨损状边缘为特征（Romanowsky染色最明显）（图3.21）。但火焰细胞并非GD所特有，也可见于其他非肿瘤性甲状腺疾病、滤泡性肿瘤和乳头状癌。偶尔滤泡细胞显示出局灶染色质空亮和罕见的核沟（图3.23a）。然而，这些改变不是弥漫性的，乳头状癌的其他诊断性核特征通常不存在[37]。有时，GD治疗后出现明显的微滤泡结构，显著的核重叠拥挤及明显的核多型性。必须注意不要将这些变化过度解读为恶性或肿瘤性病变，应询问患者既往放射性碘治疗史（图3.23b）[38, 39]。GD中淋巴细胞通常不明显，但在某些情况下，它们可大量存在，与淋巴细胞性甲状腺炎表现相似[36, 38]。

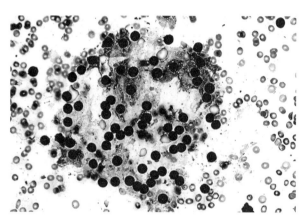

图3.21 滤泡结节性病变（Graves病患者）。单层片状细胞具有丰富的细胞质。火焰细胞以胞质边缘空泡形成、呈红色到粉红色磨损状边缘为特征（涂片、Diff-Quik染色）

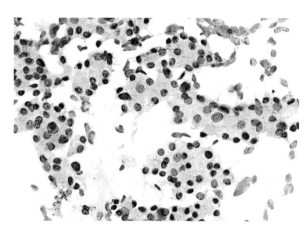

图3.22 滤泡结节性病变（Graves病患者）。细胞核通常增大，呈泡状，并显示明显的核仁。核多形性明显。细胞质呈颗粒状"嗜酸细胞样"外观（涂片、巴氏染色）

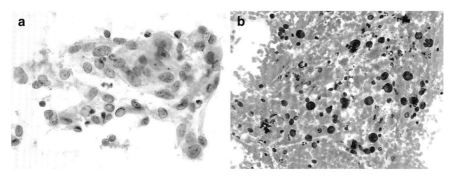

图 3.23 滤泡结节性病变（Graves 病患者）。（a）滤泡细胞可见局灶性核染色质空亮和罕见的核沟。这些改变很少是弥漫性的，且无甲状腺乳头状癌的其他诊断性核特征（涂片、巴氏染色）。（b）碘-131 治疗后可能存在明显的核多型性，因此在诊断中不将这些变化过度解读为肿瘤或恶性是很重要的（涂片、Diff-Quik 染色）

淋巴细胞甲状腺炎

背景

淋巴细胞甲状腺炎是一个广义术语，包括多种疾病，包括慢性淋巴细胞（桥本）甲状腺炎、亚急性淋巴细胞甲状腺炎（产后和无症状甲状腺炎）和局灶性淋巴细胞（无症状）甲状腺炎[40]。淋巴细胞浸润也可能与 Graves 病、结节性甲状腺肿和 IgG4 相关甲状腺炎有关。

慢性淋巴细胞甲状腺炎（CLT）是桥本甲状腺炎的同义词，是这些疾病中最常见的，通常影响中年女性，但也见于任何年龄的两性。患者通常会出现弥漫性甲状腺肿大，但只有当其发展成结节或甲状腺体积增大时才需要做 FNA。它通常与血液中的抗甲状腺球蛋白和抗甲状腺过氧化物酶（抗微粒体）抗体相关。组织学上 CLT 表现为甲状腺弥漫性淋巴浆细胞浸润、淋巴滤泡形成、嗜酸细胞化生，不同程度纤维化和萎缩。

其他类型的自身免疫性甲状腺炎表现出相同的组织学表现，呈局灶性或弥漫性。淋巴细胞甲状腺炎的细胞学分型，如 CLT，需要临床和血清学佐证。

定义

"淋巴细胞甲状腺炎"适用于含有大量多种形态的淋巴细胞，伴良性滤泡细胞和（或）Hürthle 细胞组成[41]。

标准

标本通常细胞丰富，但晚期纤维化或血液稀释可明显降低细胞的数量。淋巴细胞甲状腺炎的诊断不需要限定滤泡细胞或 Hürthle 细胞的最少数量[19]。

嗜酸细胞如果出现，会排列成片状或单个散在分布。它们有丰富的颗粒状胞质、大核和明显的核仁（图 3.24 至图 3.26）。

嗜酸细胞多型性明显。有时会出现轻度核异型性，包括散在的核空亮和核沟（图 3.25）。

淋巴细胞呈多形性，包括成熟的小淋巴细胞、较大的反应性淋巴细胞和偶尔出现的浆细胞。淋巴细胞见于背景或浸润上皮细胞团（图 3.26a）。可见完整的淋巴滤泡和淋巴组织细胞聚集（图 3.26c）。

嗜酸细胞或淋巴细胞可能在给定的抽吸物中为主要成分，提示嗜酸细胞肿瘤或淋巴增生性疾病的可能性增加（图 3.27）。

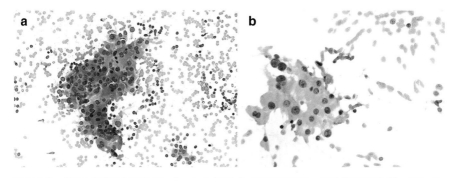

图 3.24 淋巴细胞甲状腺炎。(a) 有混合的嗜酸细胞和多型性淋巴细胞（涂片、Diff-Quik 染色）；(b) 嗜酸细胞具有丰富的颗粒状细胞质、大细胞核和突出的核仁，轻度核异型性（涂片、巴氏染色）

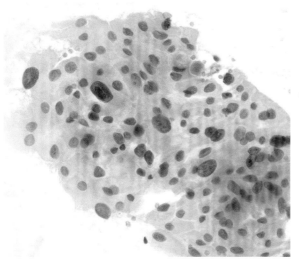

图 3.25 淋巴细胞甲状腺炎（LT）。嗜酸细胞的局灶性大细胞异型增生和明显的核多形性与 LT 相关（涂片、巴氏染色）。然而，如果这种外观在标本中占主导地位，则可能怀疑肿瘤

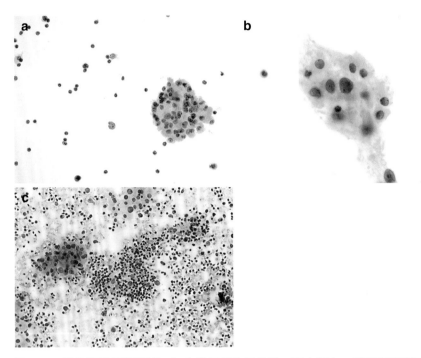

图3.26 淋巴细胞甲状腺炎。（a）淋巴细胞呈分散、孤立存在，并浸润嗜酸细胞簇（液基细胞学制片、巴氏染色）；（b）嗜酸细胞具有丰富的颗粒状细胞质和明显的核仁（SurePath，巴氏染色）；（c）可见生发中心碎片，由异源性混合的多型性淋巴细胞和较大的树突状细胞组成（液基细胞学制片，巴氏染色）（图3.26b由美国马萨诸塞州波士顿圣伊丽莎白医疗中心病理科Douglas R.Schneider医师提供）

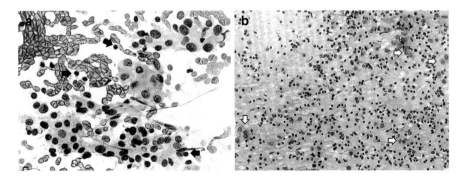

图3.27 淋巴细胞甲状腺炎。（a）在任何给定的样本中，嗜酸细胞都可能占主导地位，从而增加了发生嗜酸细胞肿瘤的可能性。背景中存在罕见淋巴细胞（箭头）（涂片、巴氏染色）。（b）淋巴细胞可能在吸出物中占主导地位，从而增加患淋巴瘤的可能性。背景中偶见嗜酸细胞（箭头）（涂片、H&E染色）

肉芽肿性（de Quervain）甲状腺炎

肉芽肿性甲状腺炎是一种甲状腺的自限性炎性病变，通常在临床上诊断为由病毒感染引起，流感、腺病毒和柯萨奇病毒是最常见的诱因。通常只有在结节增加了同时存在恶性肿瘤的可能性时才进行FNA。在没有肉芽肿的情况下，细胞学检查缺乏特异性。然而，穿刺活检过程对患者来说可能相当痛苦，无法进行充分的采样。

标准

细胞数量多少不一，取决于疾病的不同阶段。

可见肉芽肿（上皮样组织细胞簇）和多量多核巨细胞（图3.28）。

早期表现为大量中性粒细胞和嗜酸性粒细胞，类似于急性甲状腺炎。

后期细胞量少，表现为巨细胞围绕并吞噬胶质、上皮样组织细胞、淋巴细胞、巨噬细胞和少量退变的滤泡细胞[42]。

在恢复期，巨细胞和炎性细胞可能缺失；有些标本不足以进行评估。

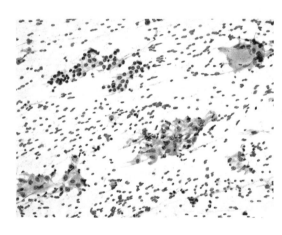

图3.28　肉芽肿性甲状腺炎。存在疏松肉芽肿、多核巨细胞（右上角）、混合炎症细胞和良性甲状腺滤泡细胞（左上角）（涂片、巴氏染色）

急性化脓性甲状腺炎

急性化脓性甲状腺炎（AST）是一种罕见但可能致命的甲状腺感染性疾病，更常见于免疫功能低下的患者或儿童先天性梨状窝瘘[43]。其他原因包括全身性败血症或罕见的近期创伤或FNA。细菌感染是最常见的，但真菌感染的死亡率最高。患者最常表现为颈部疼痛和发热。

标准

大量中性粒细胞与坏死、纤维素、巨噬细胞和血液有关（图3.29）。

反应性滤泡细胞稀少，缺乏胶质。

背景中偶尔可见细菌或真菌。

FNA和培养物的分类以及微生物的特殊染色是诊断AST并进行相应管理的最明确方法。

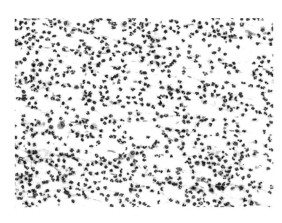

图3.29　急性化脓性甲状腺炎。有大量中性粒细胞，偶有巨噬细胞（涂片、巴氏染色）

Riedel甲状腺炎/疾病

这是最罕见的甲状腺炎，会导致甲状腺进行性纤维化，并延伸到颈部软组织。Riedel甲状腺炎（RT）被认为是甲状腺系统性IgG4相关疾病累及甲状腺的一种表现，1/3的患者在其他器官出现纤维化性疾病[44]。坚硬、固定的甲状腺肿块在临床上可类似甲状腺未分化癌和淋巴瘤。

标准

甲状腺触诊坚硬。

标本通常细胞稀少。

可出现胶原束和温和的梭形细胞（图3.30）。

慢性炎性细胞罕见。

通常没有胶质细胞和滤泡细胞。

图3.30 Riedel甲状腺炎/疾病。这种稀疏的细胞涂片含有分散的淡染梭形细胞和少见的慢性炎症细胞（涂片、Diff-Quik染色）

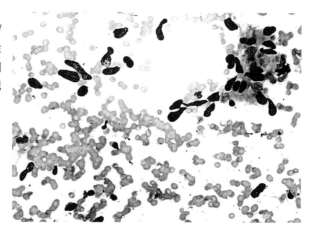

注释

慢性淋巴细胞（桥本）甲状腺炎（CLT）、肉芽肿性（de Quervain）甲状腺炎和亚急性淋巴细胞甲状腺炎是临床最常见的甲状腺炎类型。"淋巴细胞甲状腺炎"（LT）是一个适用于甲状腺慢性炎症的通用术语，但大多数病例表现为自身免疫性甲状腺炎。自身免疫性甲状腺炎包括慢性淋巴细胞甲状腺炎和亚急性淋巴细胞甲状腺炎。细胞学不能区分自身免疫性甲状腺炎的各种亚型。

慢性淋巴细胞甲状腺炎是最常见的自身免疫性甲状腺炎，也是全球甲状腺功能低下最常见的原因，但其碘含量无明显下降[40]。患者常表现为甲状腺弥漫性对称性肿大，但甲状腺肿大偶尔是局限性的，而可疑为肿瘤。CLT/桥本甲状腺炎多年来一直被认为是一种明确的临床病理实体，但现在被认为是异质性疾病。IgG4相关甲状腺炎是CLT的一种新亚型，其特征是富含浆细胞的炎症，IgG4与IgG的比例增加，并伴有明显的纤维化[45, 46]。相当一部分纤维性桥本甲状腺炎病例和少数典型桥本甲状腺病病例现在被认为属于IgG4相关疾病。然而，组织学特征仍然是确定IgG4相关疾病诊断的金标准，因为细胞学不能提供特定的诊断，并且IgG4浆细胞升高已在其他炎症和恶性疾病中被描述。与大多数其他IgG4相关疾病不同，IgG4相关甲状腺炎似乎主要局限于甲状腺，缺乏全身表现。

亚急性淋巴细胞甲状腺炎通常被称为无痛性甲状腺炎，患者可出现结节性肿大。在多达5%的产后女性（产后甲状腺炎）中发生类似的过程[40]。大多数亚急性淋巴细胞甲状腺炎患者都有抗甲状腺过氧化物酶抗体或其他自身免疫性疾病的家族史。

最近有限的报道，特别是病例报告将亚急性和肉芽肿性甲状腺炎与新冠肺炎感染联系起来[47]。大多数患者在接受类固醇治疗后甲状腺炎完全缓解。

在一些淋巴细胞甲状腺炎患者中，淋巴或嗜酸细胞成分的优势可能分别增加淋巴瘤或Hürthle肿瘤的可能性（图3.27）[48, 49]。单克隆淋巴细胞群应怀疑引起淋巴瘤，并提示进行流式细胞学检查以明确诊断（见第12章）。多形性反应性淋巴细胞需要对LT和甲状腺内或甲状腺周围淋巴结增生进行鉴别诊断，这些通常可以通过不同的声像图特征来区分。在儿科患者中，一群成熟的小淋巴细胞可能代表伪装成肿瘤的胸腺内组织，免疫组织化学和（或）流式细胞术可用于确认临床诊断，并可能避免不必要的手术[50]。淋巴细胞少或缺失时可考虑AUS或"OFN"的诊断，要结合结节大小（见第6章）。结节大小可能是一个考虑因素，因为与大小等于或大于2.9cm的嗜酸细胞结节相比，小于2.9cm的细胞结节的恶性率似乎更低[30, 51]。滤泡细胞或嗜酸细胞偶尔表现出局灶性反应性改变和轻度异型性，包括细胞核增大，核沟和染色质空亮[48]。因此，如果有淋巴细胞性甲状腺的细胞形态学证据，乳头状癌的诊断阈值应略有提高。在某些情况下其特征不明确，此时应根据细胞核改变的程度，诊断为"AUS"或"可疑恶性肿瘤"。有时，FND裸露的滤泡细胞核可能被误判为淋巴细胞（图3.10b）；为避免对LT的错误诊断，必须小心地识别围绕淋巴细胞的薄层胞质边缘。

由于液基制片时慢性炎症背景会减少或缺失，对LT的诊断具有挑战[16, 17, 52]。淋巴细胞在液基制片中易于均匀分布，在低倍镜下容易被忽略。液基制片的目的是消除红细胞，而白细胞相对丰富，因此，必须注意不要将血液中的正常淋巴细胞过度判断为LT。如果淋巴细胞和中性粒细胞以正常比例存在于外周血中，则淋巴细胞为血液成分。在LT中，淋巴细胞与其他炎性细胞的比例显著增加，有时伴有生发中心碎片。液基制片中的嗜酸细胞偶尔有不规则的细胞核。

在急性、亚急性和Riedel甲状腺炎（RT）中，细胞学检查的结果往往是非特异性的，某些情况下可能与LT有交叉[41, 53]。当有肉芽肿存在时，除肉芽肿性甲状腺炎外（de Quervain），还应考虑肉芽肿性炎症的其他原因，包括结节病和感染。应进行详细的体格检查，以排除伴随恶性肿瘤的可能性，如伴有硬化的淋巴瘤或伴纤维化的间变性癌。

临床管理

细胞学良性甲状腺结节患癌症的风险很难评估，因为只有少数有良性细胞学结节（约10%）的患者接受了手术[54]。只有所有患者都接受了手术（"金标准"），无论FNA结果如何，才能计算出可靠的假阴性率；然而，这既不实际也不可行。大多数已发表的研究已经证实，良性FNA诊断与非常低的假阴性率有关，估计在低于2%～3%的范围内[55-61]。

2015年美国甲状腺协会（ATA）甲状腺结节管理指南强烈推荐，无须对细胞学良性病变进行进一步的即时诊断研究或治疗[7]。从已发表的文献和ATA管理指南中可以明显看出，重复FNA和（或）手术仅被考虑用于具有良性细胞学的甲状腺结节，包括那些大的、有症状的、具有令人担忧的临床和（或）超声特征的结节，包括超声下（US）明显生长的结节（至少在二维范围内增加20%，同时结节经线至少增加2mm或体积增大超过50%）或出现超声异常，如边缘不规则、微钙化、结节内高血管性和实体区低回声[7]。考虑到与良性甲状腺细胞学相关的恶性肿瘤风险非常低，ATA建议应根据US模式通过风险分层来确定随访：

1.超声图像为高度可疑结节：12个月内重复超声及超声引导下FNA。

2.超声图像为低至中度可疑结节：12～24个月复查。如果超声检查有生长或可疑新发的证据，可以重复FNA或重复超声继续观察，在持续生长的情况下重复FNA。

3.超声图像显示为极低可疑结节：应用超声监测作用有限。如果重复超声，应在超过24个月后进行。

如果一个结节重复行超声引导下FNA并再次得到良性细胞学结果，则不再需要对该结节进行超声监测[7]。

报告范例

如果细针穿刺标本被诊断为良性病变，则表明该样本满意、适合评估（标本满意度评估为可选项）。下面的描述性注释用于将良性诊断细分类。可根据实验室本身的经验或文献数据，选择提供一份教学性注释，说明这种诊断的恶性风险。

例1
良性病变。
滤泡结节性病变。

例2
良性病变。
良性表现的滤泡细胞、胶质和少量嗜酸细胞，符合滤泡结节性病变。

例3

良性病变。

胶质丰富，滤泡细胞稀少，与滤泡结节性病变（胶质结节）一致。

例4（临床有结节性甲状腺肿病史）

良性病变。

滤泡结节性病变，符合结节性甲状腺肿。

例5

良性病变。

大量的嗜酸细胞和胶质，与滤泡结节性病变一致。

例6（无临床病史）

良性病变。

符合淋巴细胞甲状腺炎。

例7（未提供临床病史）

良性病变。

淋巴细胞和良性滤泡细胞，符合淋巴细胞甲状腺炎。

例8（临床提供桥本甲状腺炎病史）

良性病变。

符合慢性淋巴细胞（桥本）甲状腺炎。

例9（患者是否患桥本甲状腺炎不详）

良性病变。

可见较多的多形性淋巴细胞和散在的嗜酸细胞。

备注：这些表现若有恰当的临床背景，则提示符合慢性淋巴细胞（桥本）甲状腺炎。

例10

良性病变。

蛋白质样物质、巨噬细胞和少量良性但保存不良的鳞状上皮细胞。

备注：这些表现符合良性发育性囊肿，如甲状舌管囊肿。建议结合临床。

　　致谢：感谢Beatrix Cochand-Priollet、Mary Sidawy、Pedro Patricio de Agustin和Matthew Zarka博士在本章前期版本中所做的工作。

（吴　鹤　译）

参考文献

［1］Gharib H，Goellner JR，Johnson DA. Fine-needle aspiration cytology of the thyroid：a 12-year experience with 11000 biopsies. Clin Lab Med，1993，13（3）：699-709.

［2］Yassa L，Cibas ES，Benson CB，et al. Long-term assessment of a multidisciplinary approach to thyroid nodule diagnostic evaluation. Cancer，2007，111（6）：508-516.

［3］Baloch ZW，Cibas ES，Clark DP，et al. The National Cancer Institute Thyroid fine-needle aspiration state of the science conference：a summation. Cytojournal，2008，5：6.

［4］Baloch ZW，LiV olsi V A，Asa SL，et al. Diagnostic terminology and morphologic criteria for cytologic diagnosis of thyroid lesions：a synopsis of the national cancer institute thyroid fine- needle aspiration state of the science conference. Diagn Cytopathol，2008，36（6）：425-437.

［5］Ng DL，van Zante A，Griffin A，et al. A large thyroid fine-needle aspiration biopsy cohort with long-term population-based follow-up. Thyroid，2021，31：1086-1095.

［6］Grant CS，Hay ID，Gough IR，et al. Long-term follow-up of patients with benign thyroid fine-needle aspiration cytologic diagnoses. Surgery，1989，106（6）：980-985；discussion 5-6.

［7］Haugen BR，Alexander EK，Bible KC，et al. 2015 American Thyroid Association Management Guidelines for adult patients with thyroid nodules and differentiated thyroid cancer：the American Thyroid Association Guidelines Task Force on Thyroid Nodules and Differentiated Thyroid Cancer. Thyroid，2016，26（1）：1-133.

［8］Baloch ZW，Asa SL，Barletta JA，et al. Overview of the 2022 WHO classification of thyroid neoplasms. Endocr Pathol，2022，33：27-63.

［9］Rosai J，DeLellis RA，Carcangiu ML，et al. Tumors of the thyroid and parathy-roid glands. In：Silverberg S，editor. AFIP atlas of tumor pathology. Fascicle 21. Silver Spring，MD：ARP Press，2014.

［10］Berezowski K，Jovanovic I，Sidawy MK. Thyroid（Chapter 2）. In：Sidawy MK，Ali SZ，editors. Fine-needle aspiration cytology. Philadelphia，PA：Churchill Livingstone，Elsevier，2007.

［11］Clark DP，Faquin WC. Thyroid cytopathology. New Y ork，NY：Springer，2005.

[12] Elsheikh TM, Singh HK, Saad R, et al. Fine-needle aspiration of the head and neck. In: Barnes L, editor. Surgical pathology of the head and neck. 3rd ed. New Y ork, NY: Informa Healthcare USA, 2009.

[13] Orell SR, Philips J. The thyroid. Fine needle biopsy and cytological diagnosis of thyroid lesions. Basel: Kaarger, 1997.

[14] Sidawy MK, Costa M. The significance of paravacuolar granules of the thyroid. A histologic, cytologic and ultrastructural study. Acta Cytol, 1989, 33（6）: 929-933.

[15] Hoda RS. Non-gynecologic cytology on liquid-based preparations: a morphologic review of facts and artifacts. Diagn Cytopathol, 2007, 35（10）: 621-634.

[16] Tulecke MA, Wang HH. ThinPrep for cytologic evaluation of follicular thyroid lesions: correlation with histologic findings. Diagn Cytopathol, 2004, 30(1): 7-13.

[17] Cochand-Priollet B, Prat JJ, Polivka M, et al. Thyroid fine needle aspiration: the morphological features on ThinPrep slide preparations. Eighty cases with histological control. Cytopathology, 2003, 14（6）: 343-349.

[18] Malle D, V aleri RM, Pazaitou-Panajiotou K, et al. Use of a thin-layer technique in thyroid fine needle aspiration. Acta Cytol, 2006, 50（1）: 23-27.

[19] Pitman MB, Abele J, Ali SZ, et al. Techniques for thyroid FNA: a synopsis of the National Cancer Institute Thyroid Fine-Needle Aspiration State of the Science Conference. Diagn Cytopathol, 2008, 36（6）: 407-424.

[20] Kini SR. Thyroid cytopathology: a text and atlas. Philadelphia, PA: Lippincott Williams & Wilkins, 2008.

[21] Gage H, Hubbard E, Nodit L. Multiple squamous cells in thyroid fine needle aspiration: friends or foes? Diagn Cytopathol, 2016, 44（8）: 676-681.

[22] Chen AL, Renshaw AA, Faquin WC, et al. Thyroid FNA biopsies comprised of abundant, mature squamous cells can be reported as benign: a cytologic study of 18 patients with clinical correlation. Cancer Cytopathol, 2018, 126: 336-341.

[23] Goomany A, Rafferty A, Smith I. An unusual neck mass: a case of a parathyroid cyst and review of the literature. Case Rep Surg, 2015, 2015: 243527.

[24] Shi Y, Brandler TC, Yee-Chang M, et al. Application of GA TA3 and TTF-1 in differentiating parathyroid and thyroid nodules on cytology specimens. Diagn Cytopathol, 2020, 48（2）: 128-137.

[25] Suen KC. How does one separate cellular follicular lesions of the thyroid by fine-needle aspiration biopsy? Diagn Cytopathol, 1988, 4（1）: 78-81.

[26] Elsheikh TM. Indeterminate thyroid cytology and impact of noninvasive follicular thyroid neoplasm with papillary-like features on preoperative diagnosis. AJSP Rev Rep, 2019, 24: 53-60.

[27] Costigan DC, Shaar M, Frates MC, et al. Defining thyroid spherules: a benign cytomorphologic feature that mimics microfollicles. Cancer Cytopathol, 2020, 128: 171-176.

［28］Pusztaszeri MP，Krane JF，Cibas ES，et al. FNAB of benign thyroid nodules with papillary hyperplasia：a cytological and histological evaluation. Cancer Cytopathol，2014，122（9）：666-677.

［29］Elliott DD，Pitman MB，Bloom L，et al. Fine-needle aspiration biopsy of Hurthle cell lesions of the thyroid gland：a cytomorphologic study of 139 cases with statistical analysis. Cancer，2006，108（2）：102-109.

［30］Y uan L，Nasr C，Bena JF，et al. Hürthle cell-predominant thyroid fine-needle aspiration cytology：a four risk-factor model highly accurate in excluding malignancy and predicting neoplasm. Diagn Cytopathol，2022，50（9）：424-435.

［31］Keyhani-Rofagha S，Kooner DS，Landas SK，et al. Black thyroid：a pitfall for aspiration cytology. Diagn Cytopathol，1991，7（6）：640-643.

［32］Oertel YC，Oertel JE，Dalal K，et al. Black thyroid revisited：cytologic diagnosis in fine needle aspirates is unlikely. Diagn Cytopathol，2006，34（2）：106-111.

［33］Ozdemir BH，Uyar P，Ozdemir FN. Diagnosing amyloid goitre with thyroid aspiration biopsy. Cytopathology，2006，17（5）：262-266.

［34］Soderstrom N，Nilsson G. Cytologic diagnosis of thyrotoxicosis. Acta Med Scand，1979，205（4）：263-265.

［35］Baloch ZW，Sack MJ，Yu GH，et al. Fine-needle aspiration of thyroid：an institutional experience. Thyroid，1998，8（7）：565-569.

［36］Hang JF，Lilo MT，Bishop JA，et al. Diagnostic accuracy of fine-needle aspiration in thyroid nodules arising in patients with Graves' disease. Acta Cytol，2017，61（2）：117-124.

［37］Anderson SR，Mandel S，LiV olsi V A，et al. Can cytomorphology differentiate between benign nodules and tumors arising in Graves' disease? Diagn Cytopathol，2004，31（1）：64-67.

［38］Centeno BA，Szyfelbein WM，Daniels GH，et al. Fine-needle aspiration biopsy of the thyroid gland in patients with prior Graves' disease treated with radioactive iodine. Morphologic findings and potential pitfalls. Acta Cytol，1996，40（6）：1189-1197.

［39］El Hussein S，Omarzai Y. Histologic findings and cytological alterations in thyroid nodules after radioactive iodine treatment for Graves' disease：a diagnostic dilemma. Int J Surg Pathol，2017，25（4）：314-318.

［40］Maitra A. The endocrine system. In：Kumar V，Abbas AK，Aster JC，editors. Robbins & Cotran pathologic basis of disease. Philadelphia，PA：Elsevier，2021.

［41］Jayaram G，Marwaha RK，Gupta RK，et al. Cytomorphologic aspects of thyroiditis. A study of 51 cases with functional，immunologic and ultrasonographic data. Acta Cytol，1987，31（6）：687-693.

［42］Lu CP，Chang TC，Wang CY，et al. Serial changes in ultrasound-guided fine-needle aspiration cytology in subacute thyroiditis. Acta Cytol，1997，41（2）：238-243.

［43］Lafontaine N, Learoyd D, Farrel S, et al. Suppurative thyroiditis: systematic review and clinical guidance. Clin Endocrinol, 2021, 95: 253-264.

［44］Deshpande V. IgG4 related disease of the head and neck. Head Neck Pathol, 2015, 9（1）: 24-31.

［45］Jokisch F, Kleinlein I, Haller B, et al. A small subgroup of Hashimoto's thyroiditis is associated with IgG4-related disease. Virchows Arch, 2016, 468（3）: 321-327.

［46］Luiz HV, Goncalves D, Silva TN, et al. IgG4-related Hashimoto's thyroiditis--a new variant of a well known disease. Arq Bras Endocrinol Metabol, 2014, 58（8）: 862-868.

［47］Trimboli P, Cappelli C, Croce L, et al. COVID-19- associated subacute thyroiditis: evidence-based data from a systematic review. Front Endocrinol（Lausanne）, 2021, 12: 707-726.

［48］Kumarasinghe MP, De Silva S. Pitfalls in cytological diagnosis of autoimmune thyroiditis. Pathology, 1999, 31（1）: 1-7.

［49］MacDonald L, Yazdi HM. Fine-needle aspiration biopsy of Hashimoto's thyroiditis. Sources of diagnostic error. Acta Cytol, 1999, 43（3）: 400-406.

［50］Frates MC, Benson CB, Dorfman DM, et al. Ectopic intrathyroidal thymic tissue mimicking thyroid nodules in children. J Ultrasound Med, 2018, 37（3）: 783-791.

［51］Canberk S, Griffin AC, Goyal A, et al. Oncocytic follicular nodules of the thyroid with or without chronic lymphocytic thyroiditis: an institutional experience. Cytojournal, 2013, 10: 2.

［52］Frost AR, Sidawy MK, Ferfelli M, et al. Utility of thin-layer preparations in thyroid fine-needle aspiration: diagnostic accuracy, cytomorphology, and optimal sample preparation. Cancer, 1998, 84（1）: 17-25.

［53］Harigopal M, Sahoo S, Recant WM, et al. Fine-needle aspiration of Riedel's disease: report of a case and review of the literature. Diagn Cytopathol, 2004, 30（3）: 193-197.

［54］Bakhos R, Selvaggi SM, DeJong S, et al. Fine-needle aspiration of the thyroid: rate and causes of cytohistopathologic discordance. Diagn Cytopathol, 2000, 23（4）: 233-237.

［55］Chehade JM, Silverberg AB, Kim J, et al. Role of repeated fine-needle aspiration of thyroid nodules with benign cytologic features. Endocr Pract, 2001, 7（4）: 237-243.

［56］Durante C, Costante G, Lucisano G, et al. The natural history of benign thyroid nodules. JAMA, 2015, 313（9）: 926-935.

［57］Illouz F, Rodien P, Saint-Andre JP, et al. Usefulness of repeated fine-needle cytology in the follow-up of non-operated thyroid nodules. Eur J Endocrinol, 2007, 156（3）: 303-308.

［58］Oertel YC，Miyahara-Felipe L，Mendoza MG，et al．Value of repeated fine-needle aspirations of the thyroid：an analysis of over ten thousand FNAs．Thyroid，2007，17（11）：1061-1066．

［59］Orlandi A，Puscar A，Capriata E，et al．Repeated fine-needle aspiration of the thyroid in benign nodular thyroid disease：critical evaluation of long-term follow-up．Thyroid，2005，15（3）：274-278．

［60］Porterfield JR，Grant CS，Dean DS，et al．Reliability of benign fine-needle aspiration cytology of large thyroid nodules．Surgery，2008，144（6）：963-968；discussion 8-9．

［61］Tee YY，Lowe AJ，Brand CA，et al．Fine-needle aspiration may miss a third of all malignancy in palpable thyroid nodules：a comprehensive literature review．Ann Surg，2007，246（5）：714-720．

意义不明确的非典型性病变 4

Jeffrey Krane, Lan Chen, Ronald Ghossein, Dong Eun Song, Vivian Weiss & Ritu Nayar

背景

甲状腺细胞病理学Bethesda报告系统定义并区分了所谓"不明确"吸取物的三种不同类型，每种类型都有着不同的细胞学特征和随访恶性风险。细胞学特征为可疑恶性肿瘤（见第7章）吸取物的恶性风险（risk of malignancy，ROM）高于被归类为"滤泡性肿瘤"（follicular neoplasm，FN）或"嗜酸细胞型滤泡性肿瘤"（oncocytic follicular neoplasm，OFN）的吸取物（见第5章和第6章）。意义不明确的非典型性病变（AUS）为非典型性程度较低而不足以归入FN/OFN或SFM类别的病例所设定的分级。AUS病例整体的恶性风险较低，需与其他两种不确定类别分辨开来[1]。

自TBSRTC问世以来，AUS得到了广泛的研究，然而计算与判读相关的恶性风险仍面临着挑战。因为只有少数AUS病例接受手术切除，因此由于选择偏倚，仅根据组织学随访评估ROM会高估。在下面临床情况下被诊断为AUS的结节才会被切除：AUS结节临床或超声特征令人担忧，重复穿刺结果异常和（或）分子检测结果异常。重复穿刺和（或）分子检测结果为良性的AUS结节可以保留。而另一方面，当以AUS病例总数作为分母计算ROM时，无论手术随访情况如何，假设未切除的结节是良性的，最终会低估ROM。实际的ROM预计介于这两种不同计算方法得出的数值之间，并且需要进一步推断。有证据表明，由于文章发表偏倚，AUS的ROM被进一步高估，对预期以外、有差异的结果比符合预期的结果更有可能被发表[2]。

尽管面临这些挑战，但这一类别的吸取物总体上被证实是低风险的，其风险明显低于SFM类别，与FN或OFN类别风险相似[3-5]。自使用TBSRTC和AUS类别以来的随访研究证明，AUS的使用存在显著差异[3-5]。与2007年引入TBSRTC时最初预测的ROM（5% ~ 15%）相比，实际中与AUS相关的ROM更高（20% ~ 30%）。此外，恶性风险因非典型性程度的不同而不同，同时也促进了AUS判读的进展[6-14]。具有细胞核非典型性的AUS病例（在本书第二版中曾称为细胞非典型性）与其他类型非典型性的AUS病例（包括仅伴有结构非典型性的AUS病例）相比，其ROM增加2倍[11, 12]。嗜酸细胞为主型AUS的ROM低于其他类型AUS[11, 12]。2016年提出的具有乳头状核特征的非侵袭性甲状腺滤泡性肿瘤（NIFTP）这一术语再次改变了这些数值。NIFTP的引入降低了AUS的ROM[16-21]。最近一项荟萃分析表明，判读为AUS最终证实为NIFTP的病例是最常见的术前诊断（占所有NIFTP的29.2%），NIFTP使AUS的ROM降低了8.2%[21]。总体而言，NIFTP预计可使AUS诊断的ROM降低6% ~ 20%（见第1章）。

定义

诊断类别"意义不明确的非典型性"（AUS）是对含有一种或多种异质性成分样本的诊断术语，这些诊断提示需要关注肿瘤/恶性，但不足以被归类为滤泡性肿瘤、可疑恶性肿瘤或恶性肿瘤。另一方面，这类判读比诊断为良性病变更为有信心。判读为AUS最常见的原因是滤泡细胞［典型的细胞核和（或）结构］的非典型性或嗜酸细胞占据优势。非典型性淋巴细胞是AUS少见病变，正如发现孤立的砂粒体而不伴有非典型性滤泡细胞一样。

虽然之前认为意义不明确的滤泡性病变（FLUS）可替代AUS，但这两个术语使用的不协调性一直令人困惑，尤其是在后续的临床管理中。为了ROM的一致性，建议今后对这一类别的判读优先使用AUS术语。

AUS一般很少有可重复性[22, 23]。在AUS占比很低的实验室中，FN和OFN的比例相对较高，这表明至少有一些可能被归入AUS类别的病例归入了这些类别中[24-26]。类似地，AUS的使用与非诊断类别之间通常存在反比关系，这表明对有限的诊断材料使用了不同的诊断方法而已[25]。一项由委员会认证的执业病理学家参加的多机构研究发现，细胞的充足性和Bethesda诊断与一致率显著相关[23]。高通量实验室/在甲状腺细胞病理学方面经验丰富的病理医师更倾向于将吸取物诊断为SFM或直接阳性而不是AUS。

为了提高可重复性，AUS的使用标准之前已经被简化[27]。同时，强烈建议在细胞病理学报告中使用其他语言来描述非典型性。以前描述的AUS亚型的出现频率和结果及相关的分子结果已经被报道[6-14, 28-36]。总体而言，在这些研究中，细胞核异型占AUS的32%，结构异型占41%，嗜酸细胞异型占17%，其他类型占10%。

为了进一步简化亚分类，同时反映临床风险和后续管理，本次更新中，AUS诊断被细分为以下两大类：对乳头状癌或NIFTP关注度较低的AUS伴核异型（"AUS伴核异型"），以及判读为AUS的其他（非核）特征（"AUS-其他"）。

标准

由于这一类别的异质性，无法描述适用判读为AUS的所有情况。所以，这里列出了最常见的几种。建议对AUS吸取物进行亚分类，以加强与其他病理学家和临床样本提供者的沟通，并随着新信息的出现和新概念的定义（如NIFTP），促进该类别进一步细化。首选使用描述性限定性语言（例如"核异型"，而不是"排除乳头状癌"），因为这样医师和患者都不会有压力，并且有助于避免临床过度管理。因此，在接下来的讨论和"报告范例"部分，将仅使用这种描述性术语。轻度核异型增加了乳头状癌的可能性，但不足以定为SFM，其ROM高于其他类型AUS。因此，建议对AUS诊断进行广泛的亚分类，以提示是否存在这种核异型，以这种方式在下文进行概述。这种亚分类有助于临床管理。

同样，样本的充足性也非常重要，并说明样本是否充足或是否有其他不足，如果没有发现真正的"非典型性"，则不应使用AUS分类。这样的样本更应诊断为非诊断性或良性。然而，如果在少量或不充足的吸取物中发现非典型性，这样的信息应在报告中体现，以便进一步指导后续的临床管理。例如，当首次吸取物很少或保存不良时，重复吸取更有可能获益，而对于保存良好的吸取物，有广泛的轻度核异型细胞时可首选分子检测。

具有细胞核异型的 AUS

局灶细胞具有核非典型性（图4.1）

吸取物大部分细胞表现为良性，而少数细胞有核增大、染色质苍白和核轮廓不规则，尤其在淋巴细胞（桥本）甲状腺炎患者中多见。通常不存在核内假包涵体。出现少量假包涵体不应诊断AUS；但如果伴有乳头状癌的其他明显特征，则应考虑可疑恶性。或者，样本可能是寡细胞型，同时含有上述细胞的数量少。

广泛且轻度核异型性（图4.2）

许多（如果不是绝大多数）细胞的细胞核轻度增大，染色质略苍白，只有少数细胞核轮廓不规则，通常不存在核内假包涵体。

非典型囊壁衬覆细胞（图4.3）

囊壁衬覆细胞的形态学已经详细描述，这些细胞是修复性滤泡细胞和（或）间充质细胞，大多数可被识别并诊断为良性[36]。然而，在少数病例中有更明显的非典型性，此时诊断为AUS是合适的。在以良性为主

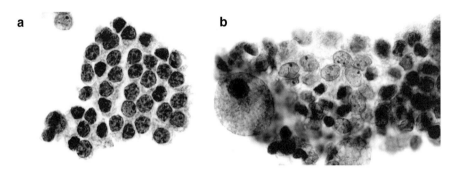

图4.1　意义不明确的细胞非典型病变。（a）大多数滤泡细胞排列成良性大滤泡结构；（b）少数细胞的细胞核淡染，核膜轻度不规则。当这些细胞数量很少时，非典型病变的诊断比"可疑恶性"更合适（液基细胞学制片，巴氏染色）

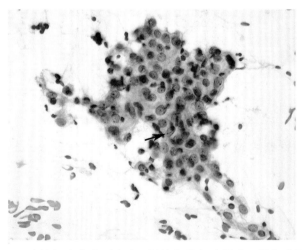

图4.2　意义不明确的细胞非典型病变。滤泡细胞轻度增大，核仁小而明显，染色质淡染，核轮廓均匀，只有一个罕见的核沟（箭头所示）。分子检测显示*HRAS*突变。行甲状腺叶切除术（涂片、巴氏染色）时诊断为NIFTP，具有乳头状核特征（图片由Teresa Kim医师提供）

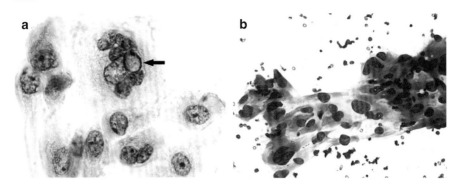

图4.3　意义不明确的细胞非典型病变。（a）在细胞稀少的样本中，一些细胞胞质丰富，细胞核增大，核仁明显。一个细胞有明显的核内假包涵体（箭头所示）。这种改变可能代表非典型良性囊壁衬覆细胞，但不能完全排除乳头状癌（液基细胞学制片，巴氏染色）。（b）囊壁衬覆细胞的修复样改变可类似乳头状癌的某些细胞学特征（涂片，改良瑞氏染色）

的样本中，囊壁衬覆细胞可能由于存在核沟、突出的核仁、拉长的细胞核和突出的细胞质和（或）少量的核内假包涵体而表现为非典型性。

"组织细胞样"细胞（图4.4）

这些细胞常见于囊性乳头状癌，而由于取样和判读问题，囊性乳头状癌的诊断可能比较困难[37-40]。含有组织细胞样细胞的吸取物常有大量组织细胞和少量滤泡细胞。异型的"组织细胞样"细胞比组织细胞大，常独立存在，有时也可见微滤泡排列或成簇。与组织细胞相比，虽

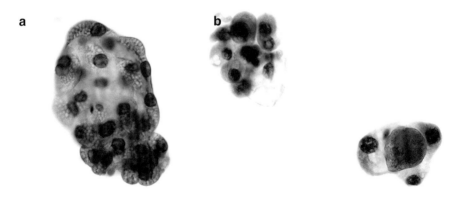

图4.4　意义不明确的细胞非典型病变。（a）囊性乳头状癌细胞胞质出现变性空泡，这些细胞被称为"组织细胞样细胞"。识别它们并将其与组织细胞区分开来的一个有用特征是空泡边缘清晰，而组织细胞的空泡则表现"蓬松"（涂片、巴氏染色）（经Ali SZ、Nayar R、Krane JF和Westra WH授权，甲状腺细胞病理学与组织病理学相关图集，Demos Medical，纽约，2014）。（b）在本例中，疏松的细胞团和微滤泡群同时表现出"大"的细胞质和大的细胞质内空泡（液基细胞学制片，巴氏染色）

然可以看到比较大、散在、独立的空泡，但是异型"组织细胞样"细胞的细胞核通常更大、更圆，核质比更高，细胞质呈玻璃样透明，没有组织细胞的含铁血黄素或微空泡化。上皮（角蛋白）和组织细胞（CD68，CD163，PU.1）免疫染色可能有助于辨别，但由于细胞量少，其有价值的诊断往往有限，除非将囊液制成细胞蜡块。

细胞核与结构非典型性（图4.5）

如上所述，细胞轻度非典型性可能与结构的改变同时存在，如增多的微滤泡或拥挤的三维结构。具有轻微的核异型和结构改变的吸出物与仅显示核非典型性的吸出物，无论是否同时存在结构异型，ROM都是相似的。

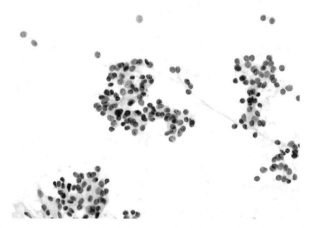

图4.5　意义不明确的细胞非典型病变伴结构非典型病变。细胞核非典型病变明显，细胞核增大、拥挤，染色质淡染，核沟少见。细胞结构非典型病变表现为滤泡细胞密集的三维结构。切除结节诊断为微浸润性包裹型滤泡型甲状腺乳头状癌（SurePath，巴氏染色）

其他AUS

结构非典型性（图4.6至图 4.8）

1.样本细胞稀少，有少量的滤泡细胞簇，几乎完全呈微滤泡或拥挤的三维结构，且缺乏胶质（图4.6）。虽然这一类型恶性风险低，但考虑到取样的局限性，若样本中细胞量多，则符合FN诊断，因此判定为AUS是有必要的。甲状腺内甲状旁腺病变的细胞也可能表现为这种类型，很难仅根据形态学与甲状腺滤泡性病变相鉴别（图4.7）。

图4.6 意义不明确的细胞非典型病变伴结构非典型病变。扫描后放大显示细胞稀少，以微滤泡为主（插图：高倍镜下的微滤泡）（液基细胞学制片，巴氏染色）

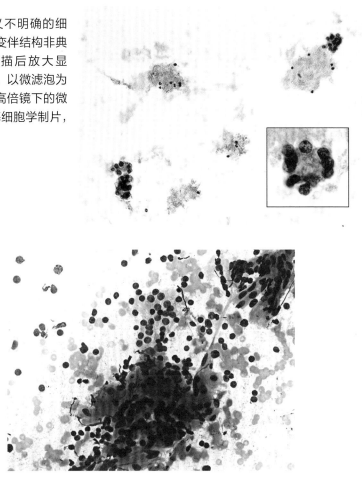

图4.7 意义不明确的细胞非典型病变伴结构非典型病变。涂片显示细胞呈小梁状排列，伴有内皮细胞/血管。背景中可见裸露的细胞核，无胶质。经手术切除（涂片，Diff-Quik染色）证实为甲状旁腺腺瘤（经Ali SZ、Nayar R、Krane JF和Westra WH授权，甲状腺细胞病理学与组织病理学相关图集，Demos Medical，纽约，2014）

 2.样本中细胞量中等或非常丰富，大多数（50%～70%）滤泡细胞表现为如上所述的结构非典型性，但特征不是很明显（至少占滤泡细胞的70%），因此不能诊断为FN。这种类型不应与均匀分布的大滤泡良性病变相混淆。这种类型可能与*DICER1*突变相关，因为这些结节通常具有结构非典型性，而细胞核非典型性占比几乎为零，在儿童样本中尤其如此，*DICER1*突变在儿童多结节性甲状腺肿（MNG）和滤泡性肿瘤中常见（图4.8）[41]。

 3.局灶性微滤泡结构，不伴细胞核非典型性，当样本中细胞量中等

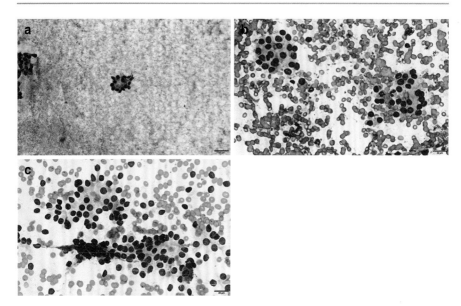

图4.8   意义不明确的细胞非典型病变伴结构非典型病变。3例*DICER1*突变儿童患者的甲状腺结节，肿瘤细胞呈不同程度的细胞多形性和结构异型性。手术切除证实分别为滤泡性腺瘤（a）、滤泡癌（b）和低分化癌（c）（a：涂片、苏木精－伊红染色；b，c: Diff-Quik染色）

或丰富，或是MNG的临床情况下，可观察到比通常更加明显的微滤泡群，但微滤泡的总数不足以诊断FN。这种情况通常出现在直接涂片、单次FNA检查或看起来与其他吸取物不同的切片中。这种类型也不要与均匀分布的大滤泡良性病变相混淆。

嗜酸性/嗜酸细胞非典型性（图4.9和图4.10）

1.吸取物细胞稀少，完全或几乎完全由嗜酸（先前称为Hürthle）细胞组成，胶质很少（图4.9）。虽然这一类型的恶性风险非常低，考虑到取样的局限性而造成细胞量少，AUS是有必要的，以免漏诊富于细胞的OFN。了解相关的临床/实验室检查结果和放射危险分级可能有助于做出最佳诊断。

2.样本细胞量中等或丰富，完全或几乎由嗜酸细胞（至少占所有滤泡细胞的70%）组成，临床提示良性嗜酸细胞病变［如淋巴细胞（桥本）甲状腺炎或多结节性甲状腺肿（MNG）］（图4.10）。

（1）如果嗜酸细胞均位于黏附的脂肪层中，不伴核非典型性，并有丰富的胶质，则在没有高危临床因素或影像学表现的情况下，应诊断为良性病变（第6章将进一步讨论）。

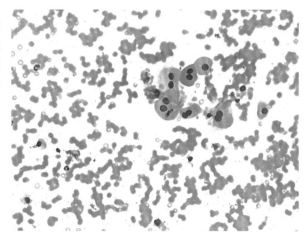

图4.9 意义不明确的细胞非典型病变，嗜酸细胞型。血液背景下见少量细胞，嗜酸细胞为主（涂片，Diff-Quik染色）

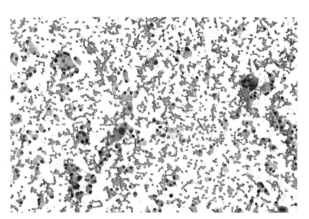

图4.10 意义不明确的细胞非典型病变，嗜酸细胞型（有桥本甲状腺炎病史）。该患者结节小于1cm，涂片显示在血液背景中，细胞稀疏，只见嗜酸性滤泡细胞，未发现淋巴细胞（涂片，苏木精-伊红染色）

（2）有淋巴细胞（桥本）甲状腺炎的临床证据但未见淋巴细胞（图4.10），或者桥本甲状腺炎的临床证据不足但存在淋巴细胞时（不足以做出良性诊断）提示考虑桥本甲状腺炎，重复吸取或补充临床资料可以减少诊断的不确定性。

（3）当同一患者的多个结节表现出本应提示OFN的特征时，考虑到MNG合并多个嗜酸细胞增生结节和淋巴细胞（桥本）甲状腺炎伴嗜酸细胞化生的可能性高于合并嗜酸细胞型滤泡性肿瘤的可能性，AUS可能是首选诊断。

非典型病变，非特指型（NOS）（图4.11至图4.13）

1.少数滤泡细胞出现核增大，常伴有明显的核仁（图4.11和图4.12）。这种细胞核非典型性并不提示乳头状癌，因此最好将其分类为NOS。如果患者有相应的临床史，如有放射性碘、卡比马唑或其他药物治疗史，

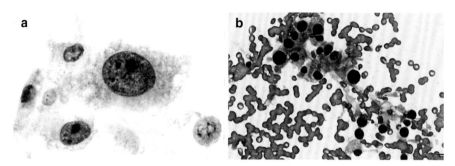

图4.11　意义不明确的细胞非典型病变，非特指型。这些细胞学改变不支持乳头状癌。（a）来自接受甲巯咪唑（Tapazole®）治疗的Graves病患者的滤泡细胞，明显的核增大和核异型（液基细胞学制片，巴氏染色）；（b）这些非典型滤泡细胞取自有颈部电离辐射史的患者（涂片，Diff-Quik染色）

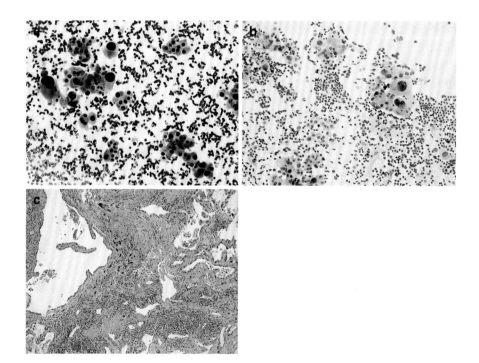

图4.12　嗜酸细胞型非典型病变（有桥本甲状腺炎病史的患者）。这些嗜酸细胞偶见明显的核增大。（a）仅显示嗜酸细胞，可支持AUS的诊断；（b）桥本甲状腺炎的淋巴细胞成分很容易看到，因此本例诊断良性更合理；（c）组织学证实在桥本甲状腺炎化生的嗜酸细胞中存在良性具有分泌的异型性细胞（a：涂片、Diff-Quik染色；b：涂片、巴氏染色；c：组织学、苏木精－伊红染色）

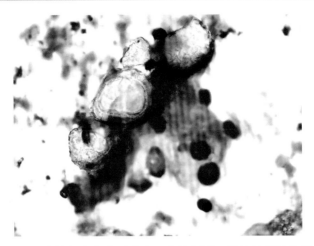

图4.13 意义不明确的细胞非典型病变，非特指型。砂粒体是乳头状癌的特征性表现。形成于乳头的顶端，由环状缺血性坏死导致的同心圆层状结构。砂粒体由非双折光性的磷酸钙组成（涂片、Diff-Quik染色）（经Ali SZ、Nayar R、Krane JF和Westra WH授权，甲状腺细胞病理学与组织病理学相关图集，Demos Medical，纽约，2014）

则通常可诊断为良性，但是当检查结果特别明显或是临床病史不确定时，AUS可能更为适宜。化生的嗜酸细胞也可表现出明显的核大小不一、染色质不匀和（或）可见核仁，尤其存在于淋巴细胞（桥本）甲状腺炎的患者中（图4.12）。如果吸取物不是完全或几乎完全由嗜酸细胞构成，则结果考虑为良性，不需要归类为AUS。

2.缺乏具有乳头状癌核特征滤泡细胞的砂粒体样钙化（图4.13）。

出现砂粒体提示具有乳头状癌的可能，应仔细观察滤泡细胞以确定有无乳头状癌的细胞核特征。囊性乳头状癌穿刺液中也可见游离的砂粒体。但单独观察到砂粒体样钙化不应被判读为SFM，因为有许多类似现象，特别是在影像学上被判读为令人担忧的"微钙化"和浓缩胶质形成的"层状体"与真正的砂粒体样钙化难以区分。在液基制片中，小的黏稠胶体球可能显示放射状裂纹，外形与砂粒体相似。据统计，砂粒体对乳头状癌的总体预测值约为50%，在缺乏可疑滤泡细胞群的情况下，出现砂粒体应诊断AUS[42]。

3.本章其他地方未明确说明的少见非典型性病例应定义为AUS。

非典型淋巴细胞，除外淋巴瘤（图4.14）

有非典型淋巴细胞浸润，需要重复吸取进行流式细胞术，但不足以将其归类为"可疑恶性肿瘤"。除淋巴瘤外，其他肿瘤如胸腺病变也可纳入鉴别诊断。

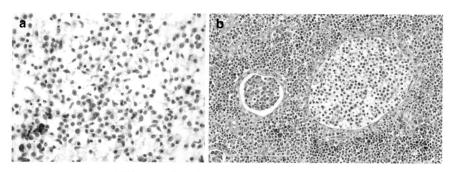

图4.14　意义不明确的细胞非典型病变伴异型淋巴细胞。（a）这是一例临床怀疑桥本甲状腺炎的患者，涂片中弥漫性分布单一小淋巴细胞，细胞核大小和形态基本一致，呈卵圆形，偶尔可见肾形核。在许多细胞中可以观察到明显的小核仁，但未见核分裂象或坏死。该病例未进行单克隆性基因检测。（b）甲状腺切除术显示，该患者为黏膜相关淋巴组织结外边缘区淋巴瘤（MALT淋巴瘤）（a：涂片；b：组织学、苏木精-伊红染色）

注释

AUS的应用差异很大，据报道，这种判读在甲状腺FNAs中占的比例可以从1%到20%[3]。许多关于AUS的原始研究都是回顾性的，将在TBSRTC之前的术语翻新纳入TBSRTC。尽管我们努力定义并为AUS提供具体标准，但这一类别的可重复性充其量也只是中等[22, 23]。本书第一版提出了一个暂时目标，即将AUS判读限制在所有甲状腺FNAB判读的7%左右[1]。但许多实验室难以达到这一数值。所以第二版将10%作为上限，这是一个更容易实现的目标，同时也在合理范围内[27]。此外，有学者提出AUS/恶性肿瘤比例可能是一个有用的实验室质量控制指标，比值不应该超过3.0[43]。还有学者提出了涉及整个实验室或单个个体者的AUS率的其他质控措施，包括AUS率与分子检测结果的相关性[44]。

TBSRTC推荐对AUS进行亚分类，以改善恶性肿瘤风险的分层，并指导患者的下一步管理：重复FNA、分子检测或手术/手术范围[27]。多项研究证实了AUS亚分类对恶性风险分层的价值[6, 7, 11, 12, 34-36]。

细胞稀疏、空气干燥假象、模糊血液和过多的血凝块等不能作为AUS的诊断依据，如果细胞量不充分且未发现非典型病变，这些样本应归类为无法诊断。尽管如此，在许多不满意的样本上仍可做出诊断：有明显的空气干燥假象、模糊血液和（或）过多血凝块的病例，如果有足够多保存良好、清晰可见的滤泡细胞，仍可诊断为良性。如果有明显的非典型细胞，则可诊断为异常病变（例如AUS）。以下几种样本制备过程中产生的假象可能会导致病例被误诊为AUS：酒精固定涂片无意中发生干燥可能导致滤泡细胞核增大、染色质苍白但略模糊、核轮廓不规则（图4.15）；过多的血凝块会影响滤泡细胞的观察，经常会由于细胞镶嵌在血凝块中而造成细胞结构拥挤的假象，或者由于纤维蛋白链而形成核沟的假象（图4.16）。这些假象并不会增加恶性肿瘤的风险。如果上述假象是局灶的，可清晰识别的，并且与其他良性背景相关，则此类病

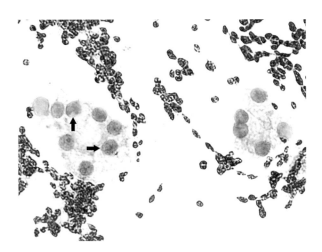

图4.15 风干假象。涂片经酒精固定后意外风干导致细胞核结构不理想（如人工淡染、肿大），包括边界不清、可能存在核内假涵体（箭头）。除了少数情况外，这种人为因素可以被识别，而不会被误诊为AUS（涂片、巴氏染色）

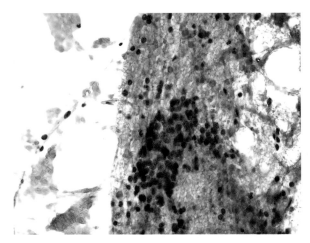

图4.16 血液及凝血假象。大量的血液和凝血块会挤压滤泡细胞的排列，使它们看起来像人为导致地拥挤。在评估滤泡细胞的结构排列时，应考虑这些现象的存在。由于没有明显的非典型病变或足够的良性滤泡细胞，这些样本应定为无法诊断（涂片、巴氏染色）

例应诊断为良性；如果假象非常普遍，无法满足保存良好滤泡细胞的标准，则应认为此类吸取物不具有评估诊断意义。只有在不清楚细胞学改变是人为造成的还是确实存在非典型病变的少数情况下，才应诊断AUS。细胞学样本充足性是细胞病理学报告的重要组成部分，在考虑AUS诊断的样本中纳入充足性可能更有价值，因为这样的沟通可以为患者管理提供进一步指导。对于存在人为因素的样本，应通过包括充足性声明（如"满意但受……限制"）在报告中呈现。

判读为AUS是一种不得已的手段，应审慎使用。例如，只要样本中有丰富的良性滤泡细胞和丰富胶质的存在，即使部分嗜酸细胞（有无细胞核大小改变）或囊肿衬覆细胞具有轻度细胞核的改变（例如核沟、细颗粒状或浅淡染色质），都不足以支持AUS的诊断。个别轻微改变的滤泡细胞（个别核增大、染色质苍白或核沟）或偶尔出现的微滤泡也不应被归入AUS类别。滤泡可能以"小球体"的形式出现，大小不等，有或无胶质，轮廓清晰，通常突出基底膜。这些小球体不是游离就是存在于组织碎片中（图4.17），可能是长期良性甲状腺肿中萎缩的滤泡，即使特征明显，也不应将其判读为AUS或FN，因为它们一直与良性临床结果相关[45]。混合型但以大滤泡为主，即使存在于大片组织碎片中，最好仍归类为良性。无任何乳头状癌核特征的乳头（图4.18）提示乳头状增生，也应判读为良性[46]。

AUS样本可能会因为细胞稀少而无法进行更明确的分类。一个常见的例子是稀少的细胞、拥挤的滤泡细胞排列成微滤泡或小梁状（"结构非典型病变"）（图4.6）。若细胞数量中等至丰富，多数滤泡细胞排列成密集的微滤泡或小梁，并且临床上不伴有MNG的特征时应诊断为FN（见第5章）。一般情况下，如果样本细胞数量稀少，细胞学家不会做出上述判

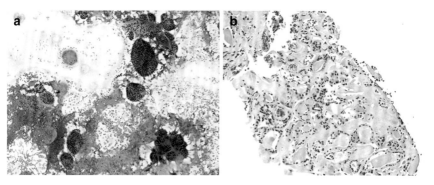

图4.17 小球体。（a）大小不一的小球体轮廓清晰。即使小球体占多数，这些发现也与良性滤泡性结节相关；（b）不应归类为AUS伴结构非典型病变（a：涂片、巴氏染色；B：组织学、苏木精-伊红染色）

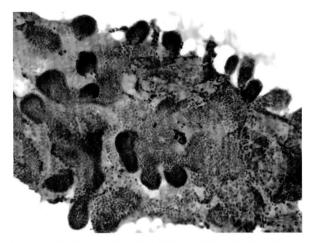

图4.18 良性（乳头状增生）。乳头状突起常见于乳头状癌，但Graves病等增生性甲状腺结节可表现为良性乳头状增生。仔细观察细胞形态至关重要，尤其是细胞核特征；乳头状癌的诊断不仅仅是根据结构。该患者手术后发现消退的增生性结节内有乳头状增生（涂片、巴氏染色）（经Ali SZ、Nayar R、Krane JF和Westra WH授权，甲状腺细胞病理学与组织病理学相关图集，Demos Medical，纽约，2014）

读，可能会考虑样本取材不满意。一个类似的例子是吸取物中稀少的细胞完全由嗜酸细胞组成（图4.9）。细胞数量中等或丰富，完全由嗜酸细胞组成并且没有桥本甲状腺炎或MNG临床表现的样本应诊断为OFN（见第6章）。当细胞量稀少的时候，多数细胞病理学家不会做出上述判读，更可能考虑取材不充分。

当出现拥挤的三维簇状或小梁状排列时，应考虑甲状旁腺病变的可能性[47-50]。25% ～ 30%的病变可根据"盐和胡椒"样染色质、丰富的颗粒状细胞质和伴随有拥挤的结构而被识别。当病理学家、放射科医师或临床医师考虑此诊断时，辅助检查（如甲状旁腺激素测定、免疫细胞化学和分子研究）可以辅助诊断。然而，由于缺乏足够的相关临床病理特征，许多此类结节并不被认为起源于甲状旁腺，尤其是这些结节出现在甲状腺内时。用于诊断为AUS吸取物的分子检测方法（例如Afirma®基因组测序分类法和Thyroseq®）可识别甲状旁腺细胞的表达谱[51, 52]。

从一个孤立结节中吸出中等或丰富的细胞，几乎完全由嗜酸细胞组成时可报告为OFN（见第6章）。但AUS的一个常见亚型也是以嗜酸细胞为主。在临床中，如淋巴细胞（桥本）甲状腺炎和MNG，更可能是嗜酸细胞增生结节，而不太可能是嗜酸细胞肿瘤[53, 54]。因此，将取自桥本甲状腺炎或MNG患者的完全由嗜酸细胞构成的样本诊断为AUS是可以接受的。如果判读为AUS，诊断嗜酸细胞增生/化生将对临床非常有帮助（见"报告范例"部分例4和例5）。桥本甲状腺炎患者绝大多数癌是乳头状癌，其中嗜酸细胞化生/增生常见，而嗜酸细胞腺瘤/癌少见。因此，有桥本甲状腺炎和以嗜酸细胞为主，伴或不伴局灶"非典型病变"的病例通常应诊断为良性。这些情况下对AUS的判读是为了更准确地反映潜在的ROM，虽然没有精确地描述，但总体上可能低于OFN。这样做的目的是为了让临床医师有机会避免一些患者不必要的甲状腺叶切除术。这种情况下，做出随访患者而不是施行甲状腺叶切除术的决策通常需要基于临床、超声和分子检测的支持，目前尚不清楚重复穿刺是否能提供更多有用信息。

吸取物中细胞核非典型病变也可以提示乳头状癌，给AUS和可疑恶性肿瘤的鉴别造成困难。伴有核非典型病变的AUS与恶性肿瘤相关，尤其是乳头状癌（占23% ~ 66%）[7, 11, 12, 29, 34-36]。在最近的一项荟萃分析研究[12]中，"AUS伴局灶性细胞非典型病变"的癌症发病率为44%，而"广泛轻度非典型病变"的ROM与其相似为42%。如前所述，局灶核非典型病变类型细胞量较少，通常少于20个，细胞核增大、重叠、染色质苍白、细胞核轮廓不规则、有核沟[55]。若伴有边界清楚的核内假包涵体和（或）砂粒样钙化，则结果与乳头状癌的相关性更高，可以考虑使用SUS的诊断分类[56]。

广泛轻度异型性的细胞与滤泡型乳头状癌（FVPTC）及其惰性肿瘤NIFTP高度相关。这种类型的样本表现为广泛的轻度非典型病变细胞（包括轻度核增大，局灶性核不规则，偶有核沟）。虽然最近的一项荟萃分析研究表明，与FVPTC[21]相比，在NIFTP中更有可能见到微滤泡结构，但仅通过细胞学形态无法区分是NIFTP还是FVPTC或其他滤泡性病变[18, 21, 57-59]。当细胞核非典型特征明显时，这种样本通常更适合归类为SFM（见第7章），而当微滤泡结构明显时，归类为FN更合适（见第5章）。核内假包涵体在NIFTP中很少见，如果存在，可能倾向于恶性肿瘤诊断[57-59]。AUS的诊断应局限在具有少许细胞明显异型但是细胞核轻度异型的病例（图4.1）和具有广泛但非常轻度核异型的病例（图4.2和图4.5）。必须承认，精确地界定这种区别是困难的，病理医师的经验也会影响正确识别和分类，尤其是疑难病例，应组织专家进行会诊。随着NIFTP的提出，上述部分病例不再归类为癌进行切除[15, 16]。不过NIFTP是一项外科诊断，而不是细胞学诊断，诊断性甲状腺叶切除术仍然是此类病例合适的临床管理。

孤立性细胞核增大且伴有明显的核仁，在良性甲状腺结节中并不少见，其本身并不提示恶性。在接受放射性碘、卡比马唑或其他药物治疗的患者中，核增大可能更加明显[60-62]，当细胞变化轻微且具有此类治疗史时，应诊断为良性。但在有些患者这些改变比较明显，应提示恶性肿瘤的可能（图4.11）[61,62]。此时有必要判读为AUS。显著的核大小不一［常伴有模糊的染色质和（或）核仁］也可见于嗜酸细胞（特别是在桥本甲状腺炎时），在缺乏提示嗜酸细胞肿瘤的其他特征时（尤其是当吸取物中存在单一或几乎单一的嗜酸细胞片时），这种变化不能作为AUS诊断的依据（图4.12）。

囊肿衬覆细胞是与甲状腺结节囊性变相关的反应性滤泡和（或）间质细胞，因此它们具有非常典型的特征，多数情况下可以诊断为良性[37]。通常细胞形态拉长，染色质淡染，偶尔可见核沟和较大的核仁，总是与含有含铁血黄素的巨噬细胞相关。细胞和细胞核的梭形形态，使人们联想到宫颈、支气管和胃肠道细胞学样本中的修复上皮细胞，这些细胞形态有助于与乳头状癌的鉴别。然而，在一些病例中，这些细胞排列得很紧密，少见细胞拉长，因此很难与乳头状癌区分开来（图4.3）[37]。在这些少见病例中，诊断AUS是适合的。

多数AUS病例的诊断是基于滤泡细胞的非典型性，但在极少数病例中，AUS也可能适用于非滤泡细胞甚至非典型的上皮细胞。非典型上皮细胞的例子，如单一的淋巴细胞浸润［特别是在长期桥本甲状腺炎和（或）大而快速生长的结节情况下］可以归为AUS类别。某些病例，结果不足以诊断可疑恶性肿瘤或恶性肿瘤。如果样本中有明显的多形性淋巴组织，可能提示考虑结外边缘区B细胞淋巴瘤（图4.14）。如果无法进行克隆性检测，则可以诊断AUS，建议再次吸取进行流式细胞术。

临床管理

2015年美国甲状腺协会指南建议，大多数情况下，对于成人初次诊断为AUS的患者进行保守治疗，可重复穿刺或进行分子检测[63]。重复穿刺通常可以明确诊断；10%～30%的AUS结节在重复穿刺后仍然被诊断为AUS[64-66]。

对诊断为AUS的结节进行分子检测可减少诊断性手术。由于AUS吸取物的分子检测结果经常呈阴性（被称为高良性率），因此越来越多的患者可能只需观察或随诊监测。分子检测结果为阴性的样本通常具有低的ROM（3%～5%）[52,67-69]。在过去的10年中，随着中心检测实验室提供的综合诊断检测平台的出现，分子检测的性能得到了显著提高。如第14章所述，这些检测包括对突变、融合、基因表达、拷贝数改变和微小RNA的评估。但尽管在部分样本中RAS突变的发生率增加，但扩大基因检测项目显示出更高的敏感性和良好的特异性。使用ThyroSeq®v3基因组分类法对AUS吸取物进行分子检测，BCR为65%～87%[67, 70, 71]。使用Afirma®基因组测序分类法（GSC）和Xpression Atlas（XA）的研究，BCR为65%～76%[68, 72-74]。多项不同的研究表明，伴有孤立性结构的AUS比伴有细胞核异型的AUS出现阴性分子学改变的可能性更大（更高的BCR）。过去由于我们对嗜酸细胞性肿瘤的分子驱动因素缺乏了解，很难通过分子检测对以嗜酸细胞为主的AUS穿刺样本进行评估，但最近的研究表明，嗜酸细胞癌和部分腺瘤具有广泛拷贝数改变，具有接近单倍体状态和频繁的线粒体DNA突变[75-77]，最近多种商业检测中加入了拷贝数和线粒体DNA分析，提高了嗜酸细胞病变的BCR和检测性能[52, 68, 69, 72, 73, 77-80]。

关于采用手术（通常是叶切除术）或是继续观察保守治疗，取决于细胞学、分子生物学、临床和影像学检查结果，以及临床危险因素和患者意愿的综合判断。选择手术切除的AUS结节，其ROM差异很大，主要取决于AUS的亚型，伴核非典型病变AUS的ROM为36%～44%，其他亚型AUS的ROM为15%～23%[12]。尽管NIFTP概念的提出会降低AUS的总体ROM，但应强调，NIFTP需要手术切除[15-21]。

与成人治疗指南不同，2015年美国甲状腺协会儿科指南推荐对儿童初始AUS进行包括诊断性手术在内的更积极治疗[81]。在过去的10年中，大量的研究表明，与成人相比，儿童甲状腺结节恶性风险更高，这为更积极的治疗提供了依据。虽然AUS分类的ROM在许多小型研究中有所差异，但大体都在15%～50%[82-89]，并且由于儿童人群发病率较低，NIFTP可能不会显著改变[90]。然而，尽管各项研究表明儿童AUS的恶性风险较高，AUS分类中超过50%的结节可能代表良性疾病，直接行诊断性手术可能造成对很大一部分儿童AUS结节的过度治疗。

最近的研究表明，儿童的AUS亚分类与目前成人的AUS亚分类相似，可以提供进一步的风险分层。对68个重复FNA细胞学检查的AUS结节的系统分析显示，细胞核非典型病变与59%（22/37结节）的恶性率相关，而结构非典型病变或富含嗜酸细胞的吸取物（2/31结节）与6.5%（2/31结节）的恶性率相关，儿童组AUS亚分类的ROM与成人组报告的ROM相似。虽然还需要更多更大规模的研究，但我们有理由推测，与成人一样，儿童的细胞核非典型病变可能有助于鉴别中高危AUS病变与低危AUS病变。

儿童甲状腺AUS结节的分子检测也与成人相似，可以在诊断性手术前提供进一步的风险分层。儿童甲状腺癌的分子结构与成人不同，主要由受体酪氨酸激酶融合组成。尽管存在这种差异，但初步研究表明，全面的分子检测平台可能为儿童吸取物的恶性肿瘤检测提供高灵敏度和特异度[86, 91-93]。虽然诊断性甲状腺叶切除术可能仍然是一种合理的方法，但AUS亚分类、重复FNA和分子检测可能为一些不确定结节的保守治疗提供了更好的风险分层[34, 91, 94]。截至撰写本文时，ATA儿童甲状腺结节和分化型甲状腺癌管理指南的修订版正在进行中，预计将于2023年出版。

报告范例

如果穿刺结果被判读为AUS，则意味着该样本评估满意。适当评估，随后进一步描述样本特征有助于诊断判读。强烈建议补充说明AUS诊断性质的描述性评论，以提供风险分层和指导下一步的治疗。鼓励根据有无非典型病变对AUS进行亚分类。鉴别诊断和建议对于属于AUS类别的病例可能也有帮助。通常用描述（如"局灶细胞核非典型病变""结构非典型病变"）比用与恶性肿瘤相关的短语（如"排除乳头状癌""假包涵体"）更可取，后者可能会促使手术，而不是保守治疗。

例1
样本的判读受到上皮细胞数量不足的限制。
意义不明确的细胞非典型病变。
AUS-其他。
细胞稀少，由结构非典型病变的滤泡细胞组成。背景未见胶质。
备注：如果有临床表现，重复穿刺有助于诊断。

例2
意义不明确的细胞非典型病变。
AUS-细胞核非典型病变。
同时存在轻度的细胞核非典型病变和结构非典型病变。

例3
意义不明确的细胞非典型病变。
AUS-细胞核非典型病变。
滤泡细胞，大体表现为良性，伴局灶性细胞核非典型病变。
备注：如果有临床表现，分子检测或重复穿刺有助于诊断。

例4
（双侧多发结节，多结节甲状腺肿的FNA样本）

意义不明确的细胞非典型病变。

AUS-其他。

该样本细胞量中等，几乎完全由嗜酸细胞构成。可见少量胶质，淋巴细胞无明显增多。

备注：本患者为甲状腺多发结节，镜下所见可能是多结节性甲状腺肿背景下的嗜酸细胞增生；然而，不能完全排除嗜酸细胞性肿瘤。分子检测可能有助于诊断。

例5

（有桥本甲状腺炎病史患者的结节FNA样本）

意义不明确的细胞非典型病变。

AUS-其他。

该样本仅包括具有局灶分泌型非典型病变的嗜酸细胞。

备注：在桥本甲状腺炎患者中，这些镜下改变更可能代表嗜酸细胞化生/增生。然而，不能完全排除嗜酸细胞性肿瘤。分子检测可能有助于进一步鉴别诊断。

例6

（经 ^{131}I治疗的Graves病患者的结节FNA样本）

意义不明确的细胞非典型病变。

AUS-其他。

可能与治疗相关的非典型滤泡细胞病变。

备注：在使用放射性碘治疗的甲状腺功能亢进患者，该检查结果可能代表了与治疗相关的反应性变化。建议结合临床和放射学相关检查，必要时随访。

例7

（有长期桥本甲状腺炎病史患者的结节FNA样本）

意义不明确的细胞非典型病变。

AUS-其他。

可见大量形态相对单一的淋巴细胞。

备注：该检查结果为非典型改变，可能与患者长期慢性淋巴细胞甲状腺炎背景下出现淋巴细胞增生有关。由于仅对样本进行了涂片，无法进行免疫表型分析。重复FNA并收集吸取物进行流式细胞术检测有助于明确诊断。

例8

意义不明确的细胞非典型病变。

AUS-其他。

滤泡细胞和胶质均表现为良性的背景下出现砂粒体样钙化。

备注：孤立的砂粒体样钙化与良性和恶性甲状腺病变都相关，包括甲状腺乳头状癌。建议结合临床和影像学相关检查并随访。

致谢：作者向 Andrew Renshaw 博士在本章早期版本中所做的工作表示感谢。

（张智慧　汪　远　张云香　译）

参考文献

［1］Ali SZ，Cibas ES．The Bethesda System for reporting thyroid cytopathology．Definitions，criteria and explanatory notes．New York，NY：Springer，2010．

［2］Iskandar ME，Bonomo G，Avadhani V，et al．Evidence for overestimation of the prevalence of malignancy in indeterminate thyroid nodules classified as Bethesda category Ⅲ．Surgery，2015，157：510-517．

［3］Straccia P，Rossi ED，Bizzarro T，et al．A meta-analytic review of The Bethesda System for Reporting Thyroid Cytopathology：has the rate of malignancy in indeterminate lesions been underestimated？Cancer Cytopathol，2015，123：713-722．

［4］Sheffeld BS，Masoudi H，Walker B，et al．Preoperative diagnosis of thyroid nodules using The Bethesda System for reporting thyroid cytopathology：a comprehensive review and meta-analysis．Expert Rev Endocrinol Metab，2014，9：97-110．

［5］Bongiovanni M，Spitale A，Faquin WC，et al．The Bethesda System for reporting thyroid cytopathology：a meta-analysis．Acta Cytol，2012，56：333-339．

［6］VanderLaan PA，Marqusee E，Krane JF．Usefulness of diagnostic qualifiers for thyroid fine-needle aspirations with atypia of undetermined signifcance．Am J Clin Pathol，2011，136：572-527．

［7］Renshaw AA．Subclassification of atypical cells of undetermined signifcance in direct smears of fine-needle aspirations of the thyroid：distinct patterns and associated risk of malignancy．Cancer Cytopathol，2011，119：322-327．

［8］Wu HH，Inman A，Cramer HM．Subclassification of "atypia of undetermined signifcance" in thyroid fine-needle aspirates．Diagn Cytopathol，2014，42：23-29．

［9］Singh RS，Wang HH．Eliminating the "atypia of undetermined signifcance/follicular lesion of undetermined signifcance" category from The Bethesda System for Reporting Thyroid Cytopathology．Am J Clin Pathol，2011，136：896-902．

［10］Horne MJ，Chhieng DC，Theoharis C，et al．Thyroid follicular lesion of undetermined significance: evaluation of the risk of malignancy using the two-tier sub-classification. Diagn Cytopathol, 2012, 40: 410-415.

[11] Olson MT, Clark DP, Erozan YS, et al. Spectrum of risk of malignancy in subcategories of "atypia of undetermined signifcance". Acta Cytol, 2011, 55: 518-525.

[12] Crescenzi A, Palermo A, Trimboli P. Cancer prevalence in the subcategories of the indeterminate class III (AUS/FLUS) of the Bethesda system for thyroid cytology: a meta-analysis. J Endocrinol Investig, 2021, 44 (7): 1343-1351.

[13] Chen JC, Pace SC, Khiyami A, et al. Should atypia of undetermined signifcance be subclassified to better estimate risk of thyroid cancer? Am J Surg, 2014, 207: 331-336.

[14] Luu MH, Fischer AH, Stockl TJ, et al. Atypical follicular cells with equivocal features of papillary thyroid carcinoma is not a low-risk cytologic diagnosis. Acta Cytol, 2011, 55: 526-530.

[15] Nikiforov YE, Seethala RR, Tallini G, et al. Nomenclature revision for encapsulated follicular variant of papillary thyroid carcinoma: a paradigm shift to reduce overtreatment of indolent tumors. JAMA Oncol, 2016, 2: 1023-1029.

[16] Strickland KC, Howitt BE, Marqusee E, et al. The impact of noninvasive follicular variant of papillary thyroid carcinoma on rates of malignancy for fine-needle aspiration diagnostic categories. Thyroid, 2015, 25: 987-992.

[17] Faquin WC, Wong LQ, Afrogheh AH, et al. Impact of reclassifiying noninvasive follicular variant of papillary thyroid carcinoma on the risk of malignancy in The Bethesda System for reporting thyroid cytopathology. Cancer Cytopathol, 2016, 124: 181-187.

[18] Mito JK, Alexander EK, Angell TE, et al. A modified reporting approach for thyroid FNA in the NIFTP era: a 1-year institutional experience. Cancer Cytopathol, 2017, 125 (11): 854-864.

[19] Zhou H, Baloch ZW, Nayar R, et al. Noninvasive follicular thyroid neoplasm with papillary-like nuclear features (NIFTP): implications for the risk of malignancy (ROM) in the Bethesda System for reporting thyroid cytopathology (TBSRTC). Cancer Cytopathol, 2018, 126 (1): 20-26.

[20] Sung S, Margolskee E, Chen D, et al. Incidence of noninvasive follicular thyroid neoplasm with papillary-like nuclear features and change in risk of malignancy for "The Bethesda System for Reporting Thyroid Cytology". J Am Soc Cytopathol, 2019, 8 (3): 133-140.

[21] Haaga E, Kalfert D, Ludvíková M, et al. Non-invasive follicular thyroid neoplasm with papillary-like nuclear features is not a cytological diagnosis, but it influences cytological diagnosis outcomes: a systematic review and meta-analysis. Acta Cytol, 2022, 66 (2): 85-105.

[22] Cibas ES, Baloch ZW, Fellegara G, et al. A prospective assessment defining the

limitations of thyroid nodule pathologic evaluation. Ann Intern Med, 2013, 159: 325-332.

[23] Padmanabhan V, Marshall CB, Akdas Barkan G, et al. Reproducibility of atypia of undetermined signifcance/follicular lesion of undetermined signifcance category using the Bethesda System for reporting thyroid cytology when reviewing slides from different institutions: a study of interobserver variability among cytopathologists. Diagn Cytopathol, 2017, 45: 399-405.

[24] Henry M. The potential for overuse of atypical thyroid diagnoses. Cancer Cytopathol, 2012, 120 (2): 108-110.

[25] VanderLaan PA, Renshaw AA, Krane JF. Atypia of undetermined signifcance and nondiagnostic rates in The Bethesda System for Reporting Thyroid Cytopathology are inversely related. Am J Clin Pathol, 2012, 137 (3): 462-465.

[26] Seningen JL, Nassar A, Henry MR. Correlation of thyroid nodule fine-needle aspiration cytology with corresponding histology at Mayo Clinic, 2001-2007: an institutional experience of 1945 cases. Diagn Cytopathol, 2012, 40 (Suppl 1): E27-32.

[27] Ali SZ, Cibas ES. The Bethesda System for reporting thyroid cytopathology. Definitions, criteria and explanatory notes. 2nd ed. New York, NY: Springer, 2019.

[28] Nishino M, Wang HH. Should the thyroid AUS/FLUS category be further stratified by malignancy risk? Cancer Cytopathol, 2014, 122: 481-483.

[29] Valderrabano P, Khazai L, Thompson ZJ, et al. Cancer risk stratification of indeterminate thyroid nodules: a cytological approach. Thyroid, 2017, 27: 1277-1284.

[30] Kim SJ, Roh J, Baek JH, et al. Risk of malignancy according to sub-classification of the atypia of undetermined signifcance or follicular lesion of undetermined signifcance (AUS/FLUS) category in the Bethesda system for reporting thyroid cytopathology. Cytopathology, 2017, 28 (1): 65-73.

[31] Chandra S, Chandra H, Bisht SS. Malignancy rate in thyroid nodules categorized as atypia of undetermined signifcance or follicular lesion of undetermined signifcance - an institutional experience. J Cytol, 2017, 34 (3): 144-148.

[32] Chung SR, Baek JH, Lee JH, et al. Risk of malignancy according to the sub-classification of atypia of undetermined signifcance and suspicious follicular neoplasm categories in thyroid core needle biopsies. Endocr Pathol, 2019, 30 (2): 146-154.

[33] Xu XM, Angelova E, Clement CG. Outcome of atypia of undetermined signifcance/follicular lesion of undetermined signifcance in thyroid fine-needle aspirations: a six-year institutional experience. Diagn Cytopathol, 2021, 49 (8): 915-920.

[34] Cherella CE, Hollowell ML, Smith JR, et al. Subtype of atypia on cytology and risk of malignancy in pediatric thyroid nodules. Cancer Cytopathol, 2022, 130 (5):

330-335.

[35] Glass RE，Levy JJ，Motanagh SA，et al. Atypia of undetermined signifcance in thyroid cytology：nuclear atypia and architectural atypia are associated with different molecular alterations and risks of malignancy. Cancer Cytopathol，2021，129（12）：966-972.

[36] Jin X，Lew M，Pantanowitz L，et al. Performance of Afirma genomic sequencing classifer and histopathological outcome are associated with patterns of atypia in Bethesda category III thyroid nodules. Cancer Cytopathol，2022，130：891.

[37] Faquin WC，Cibas ES，Renshaw AA. "Atypical" cells in fine-needle aspiration biopsy specimens of benign thyroid cysts. Cancer Cytopathol，2005，105（2）：71-79.

[38] Renshaw AA. Histiocytoid cells in fine-needle aspirates of papillary carcinoma of the thyroid：frequency and signifcance of an under-recognized cytologic pattern. Cancer Cytopathol，2002，96：240-243.

[39] Harshan M，Crapanzano JP，Aslan DL，et al. Papillary thyroid carcinoma with atypical histiocytoid cells on fne-needle aspiration. Diagn Cytopathol，2009，37（4）：244-250.

[40] Yang GC，Stern CM，Messina AV. Cystic papillary thyroid carcinoma in fine-needle aspiration may represent a subset of the encapsulated variant in WHO classification. Diagn Cytopathol，2010，38（10）：721-726.

[41] Darbinyan A，Morotti R，Cai G，et al. Cytomorphologic features of thyroid disease in patients with DICER1 mutations：a report of cytology-histopathology correlation in 7 patients. Cancer Cytopathol，2020，128（10）：746-756.

[42] Ellison E，Lapuerta P，Martin SE. Psammoma bodies in fine-needle aspirates of the thyroid：predictive value for papillary carcinoma. Cancer Cytopathol，1998，84（3）：169-175.

[43] Krane JF，VanderLaan PA，Faquin WC，et al. The AUS：M ratio：a proposed performance measure for reporting in the Bethesda System for thyroid cytopathology. Cancer Cytopathol，2012，120：111-116.

[44] VanderLaan PA，Nishino M. Molecular testing results as a quality metric for evaluating cytopathologists' utilization of the atypia of undetermined signifcance category for thyroid nodule fine-needle aspirations. J Am Soc Cytopathol，2022，11（2）：67-73.

[45] Costigan DC，Shaar M，Frates MC，et al. Defining thyroid spherules：a benign cytomorphologic feature that mimics microfollicles. Cancer Cytopathol，2020，128（3）：171-176.

[46] Pusztaszeri MP，Krane JF，Cibas ES，et al. FNAB of benign thyroid nodules with papillary hyperplasia：a cytological and histological evaluation. Cancer Cytopathol，2014，122：666-677.

[47] Absher KJ，Truong LD，Khurana KK，et al. Parathyroid cytology：avoiding di-

agnostic pitfalls. Head Neck, 2002, 24（2）：157-164.

［48］Liu F, Gnepp DR, Pisharodi LR. Fine-needle aspiration of parathyroid lesions. Acta Cytol, 2004, 48（2）：133-136.

［49］Layfeld LJ. Fine-needle aspiration cytology of cystic parathyroid lesions. A cytomorphologic overlap with cystic lesions of the thyroid. Acta Cytol, 1991, 35（4）：447-450.

［50］Tseng FY, Hsiao YL, Chang TC. Ultrasound-guided fine-needle aspiration cytology of parathyroid lesions. A review of 72 cases. Acta Cytol, 2002, 46（6）：1029-1036.

［51］Patel KN, Angell TE, Babiarz J, et al. Performance of a genomic sequencing classifer for the preoperative diagnosis of cytologically indeterminate thyroid nodules. JAMA Surg, 2018, 153（9）：817-824.

［52］Steward DL, Carty SE, Sippel RS, et al. Performance of a multigene genomic classifer in thyroid nodules with indeterminate cytology：a prospective blinded multicenter study. JAMA Oncol, 2019, 5（2）：204-212.

［53］Roh MH, Jo VY, Stelow EB, et al. The predictive value of the fine-needle aspiration diagnosis "Suspicious for a Follicular Neoplasm, Hürthle Cell Type" in patients with Hashimoto's thyroiditis. Am J Clin Pathol, 2011, 135：139-145.

［54］Wong KS, Jo VY, Lowe AC, et al. Malignancy risk for solitary and multiple nodules in Hürthle cell-predominant thyroid fine-needle aspirations：a multi-institutional study. Cancer Cytopathol, 2020, 128：68-75.

［55］Renshaw AA. Focal features of papillary carcinoma of the thyroid in fine-needle aspiration material are strongly associated with papillary carcinoma at resection. Am J Clin Pathol, 2002, 118（2）：208-210.

［56］Weber D, Brainard J, Chen L. Atypical epithelial cells, cannot exclude papillary carcinoma, in fine-needle aspiration of the thyroid. Acta Cytol, 2008, 52（3）：320-324.

［57］Zhang Z, Chhieng D, Harshan M, et al. Cytological features of noninvasive follicular thyroid neoplasm with papillary-like nuclear features（NIFTP）. J Am Soc Cytopathol, 2019, 8（1）：5-10.

［58］Zhao L, Dias-Santagata D, Sadow PM, et al. Cytological, molecular, and clinical features of noninvasive follicular thyroid neoplasm with papillary-like nuclear features versus invasive forms of follicular variant of papillary thyroid carcinoma. Cancer Cytopathol, 2017, 125（5）：323-331.

［59］Legesse T, Parker L, Heath J, et al. Distinguishing non-invasive follicular thyroid neoplasm with papillary-like nuclear features（NIFTP）from classic and invasive follicular- 4 Atypia of Undetermined Signifcance78 variant papillary thyroid carcinomas based on cytologic features. J Am Soc Cytopathol, 2019, 8（1）：11-17.

［60］Smejkal V, Smejkalova E, Rosa M, et al. Cytologic changes simulating malignancy in thyrotoxic goiters treated with carbimazole. Acta Cytol, 1985, 29: 173-178.

[61] Granter SR, Cibas ES. Cytologic findings in thyroid nodules after 131iodine treatment of hyperthyroidism. Am J Clin Pathol, 1997, 107: 20-25.

[62] Centeno BA, Szyfelbein WM, Daniels GH, et al. Fine-needle aspiration biopsy of the thyroid gland in patients with prior Graves' disease treated with radioactive iodine: morphologic findings and potential pitfalls. Acta Cytol, 1996, 40: 1189-1197.

[63] Haugen BR, Alexander E, Bible KC, et al. American thyroid association (ATA) guidelines taskforce on thyroid nodules and differentiated thyroid Cancer. 2015 American thyroid association management guidelines for adult patients with thyroid nodules and differentiated thyroid cancer. Thyroid, 2016, 26: 1-133.

[64] Renshaw AA. Does a repeated benign aspirate change the risk of malignancy after an initial atypical thyroid fine-needle aspiration? Am J Clin Pathol, 2010, 134 (5): 788-792.

[65] VanderLaan PA, Marqusee E, Krane JF. Clinical outcome for atypia of undetermined significance in thyroid fine-needle aspirations: should repeated FNA be the preferred initial approach? Am J Clin Pathol, 2011, 135 (5): 770-775.

[66] Baloch Z, LiVolsi VA, Jain P, et al. Role of repeat fine-needle aspiration biopsy (FNAB) in the management of thyroid nodules. Diagn Cytopathol, 2003, 29: 203-206.

[67] Ohori NP, Landau MS, Carty SE, et al. Benign call rate and molecular test result distribution of ThyroSeq v3. Cancer Cytopathol, 2019, 127 (3): 161-168.

[68] Hu MI, Waguespack SG, Dosiou C, et al. Afirma genomic sequencing classifer and Xpression atlas molecular findings in consecutive Bethesda III-VI thyroid nodules. J Clin Endocrinol Metab, 2021, 106 (8): 2198-2207.

[69] Onken AM, VanderLaan PA, Hennessey JV, et al. Combined molecular and histologic end points inform cancer risk estimates for thyroid nodules classified as atypia of undetermined signifcance. Cancer Cytopathol, 2021, 129 (12): 947-955.

[70] Desai D, Lepe M, Baloch ZW, et al. ThyroSeq v3 for Bethesda III and IV: an institutional experience. Cancer Cytopathol, 2021, 129 (2): 164-170.

[71] Chen T, Gilfx BM, Rivera J, et al. The role of the ThyroSeq v3 molecular test in the surgical management of thyroid nodules in the Canadian public health care setting. Thyroid, 2020, 30 (9): 1280-1287.

[72] Angell TE, Heller HT, Cibas ES, et al. Independent comparison of the Afirma genomic sequencing classifer and gene expression classifer for cytologically indeterminate thyroid nodules. Thyroid, 2019, 29 (5): 650-656.

[73] Wei S, Veloski C, Sharda P, et al. Performance of the Afirma genomic sequencing classifer versus gene expression classifer: an institutional experience. Cancer Cytopathol, 2019, 127 (11): 720-724.

[74] San Martin VT，Lawrence L，Bena J，et al. Real-world comparison of Afirma GEC and GSC for the assessment of cytologically indeterminate thyroid nodules. J Clin Endocrinol Metab，2020，105（3）：dgz099.

[75] Gopal RK，Kübler K，Calvo SE，et al. Widespread chromosomal losses and mitochondrial DNA alterations as genetic drivers in Hürthle cell carcinoma. Cancer Cell，2018，34（2）：242-255.

[76] Ganly I，Makarov V，Deraje S，et al. Integrated genomic analysis of Hürthle cell cancer reveals oncogenic drivers，recurrent mitochondrial mutations，and unique chromosomal landscapes. Cancer Cell，2018，34（2）：256-270.

[77] Doerfer WR，Nikitski AV，Morariu EM，et al. Molecular alterations in Hürthle cell nodules and preoperative cancer risk. Endocr Relat Cancer，2021，28（5）：301-309.

[78] Harrell RM，Eyerly-Webb SA，Golding AC，et al. Statistical comparison of Afirma Gsc and Afirma Gec outcomes in a community endocrine surgical practice：early findings. Endocr Pract，2019，25（2）：161-164.

[79] Endo M，Nabhan F，Angell TE，et al. Letter to the Editor：Use of molecular diagnostic tests in thyroid nodules with Hürthle cell-dominant cytology. Thyroid，2020，30（9）：1390-1392.

[80] Abi-Raad R，Prasad ML，Adeniran AJ，et al. Copy number variations identified in thyroid FNA specimens are associated with Hürthle cell cytomorphology. Cancer Cytopathol，2022，130（6）：415-422.

[81] Francis GL，Waguespack SG，Bauer AJ，et al. American thyroid association guidelines task force. Management guidelines for children with thyroid nodules and differentiated thyroid cancer. Thyroid，2015，25（7）：716-759.

[82] Rossi ED，Straccia P，Martini M，et al. The role of thyroid fine-needle aspiration cytology in the pediatric population：an institutional experience. Cancer Cytopathol，2014，122（5）：359-367.

[83] Rossi ED，Martini M，Cenci T，et al. The role of thyroid FNA cytology in pediatric malignant lesions：an overview of the literature. Cancer Cytopathol，2017，125（8）：594-603.

[84] Heider A，Arnold S，Jing X. Bethesda System for reporting thyroid cytopathology in pediatric thyroid nodules：experience of a tertiary care referral center. Arch Pathol Lab Med，2020，144（4）：473-477.

[85] Lale SA，Morgenstern NN，Chiara S，et al. Fine-needle aspiration of thyroid nodules in the pediatric population：a 12-year cyto-histological correlation experience at North ShoreLong Island Jewish Health System. Diagn Cytopathol，2015，43（8）：598-604.

[86] Monaco SE，Pantanowitz L，Khalbuss WE，et al. Cytomorphological and molecular genetic findings in pediatric thyroid fine-needle aspiration. Cancer Cytopathol，2012，120（5）：342-350.

［87］Cherella CE，Angell TE，Richman DM，et al. Differences in thyroid nodule cytology and malignancy risk between children and adults. Thyroid，2019，29（8）：1097-1104.

［88］Canberk S，Barroca H，Girão I，et al. Performance of the Bethesda System for reporting thyroid cytology in multi-institutional large cohort of pediatric thyroid nodules: a detailed analysis. Diagnostics（Basel），2022，12（1）：179.

［89］Wang H，Mehrad M，Ely KA，et al. Incidence and malignancy rates of indeterminate pediatric thyroid nodules. Cancer Cytopathol，2019，127（4）：231-239.

［90］Rossi ED，Mehrotra S，Kilic AI，et al. Noninvasive follicular thyroid neoplasm with papillary-like nuclear features in the pediatric age group. Cancer Cytopathol，2018，126（1）：27-35.

［91］Gallant JN，Chen SC，Ortega CA，et al. Evaluation of the molecular landscape of pediatric thyroid nodules and use of a multigene genomic classifer in children. JAMA Oncol，2022，8（9）：1323-1327.

［92］Buryk MA，Simons JP，Picarsic J，et al. Can malignant thyroid nodules be distinguished from benign thyroid nodules in children and adolescents by clinical characteristics? A review of 89 pediatric patients with thyroid nodules. Thyroid，2015，25（4）：392-400.

［93］Mollen KP，Shaffer AD，Yip L，et al. Unique molecular signatures are associated with aggres sive histology in pediatric differentiated thyroid cancer. Thyroid，2022，32（3）：236-244.

［94］Krane JF. Improving risk assessment in indeterminate pediatric thyroid FNA biopsies. Cancer Cytopathol，2022，130（5）：326-327.

滤泡性肿瘤

5

Manon Auger, Fabiano Callegari, Guido Fadda, Mitsuyoshi
Hirokawa & Lisa Rooper

背景

　　第一版《甲状腺细胞病理学Bethesda报告系统（TBSRTC）》的问世，为甲状腺细针穿刺（fine-needle aspirates，FNA）建立了标准化的诊断术语，该术语阐释了被归类为滤泡性肿瘤（follicular neoplasm，FN）的那些可能性病变。而2008年发表的一篇综述表明，曾经报告的这一诊断类别具有很大的不确定性[1]。根据逐步简化诊断分类以保证清晰沟通的总体原则，对之前版本中"可疑滤泡性肿瘤（suspicious for FN，SFN）"的诊断类别，在第三版TBSRTC中仅认可"滤泡性肿瘤"这一诊断术语。

　　尽管人们承认，各种滤泡型病变的细胞学特征之间存在重叠，包括滤泡结节性病变、滤泡性腺瘤（follicular adenoma，FA）、侵袭性滤泡型甲状腺乳头状癌（invasive follicular variants of PTC，FVPTC）、甲状腺滤泡癌（follicular thyroid carcinoma，FTC），以及最近提出的具有乳头状核特征的非侵袭性甲状腺滤泡性肿瘤（noninvasive follicular thyroid neoplasm with papillary-like nuclear features，NIFTP），然而，某些细胞学特征在预示肿瘤方面非常有用，尤其是对那些具有恶性潜能的肿瘤。在这方面，FNA可以作为筛查手段，筛选出很可能是恶性的结节进行手术切除。FNA的目的不是鉴别所有FN，因为FA在临床上预后很好；换言之，FN分类的目标是筛出所有潜在的FVPTC、FTC和NIFTP，之后将其转入相应的管理路径[2]。由于确诊FTC和FVPTC的必要条件是包膜和（或）血管侵犯，所以最终诊断将取决于手术切除样本的组织学检查，而这点无法通过细胞学来评估。在组织学随访中，大多数诊断为FN的病例将被证实为FA或是滤泡结节性病变（详见下文"细胞-组织学一致性"）。

　　尽管在细胞-组织学一致性研究中，有相当比例（高达30%）的病例符合此诊断标准，但最后证实不是肿瘤，而是非肿瘤性的增生性病变，我们仍然推荐使用"FN"这一诊断术语；鉴于该诊断类别的局限性，如果实验室愿意，可以对这种不确定性添加注释（参见"报告范例"中的例3）[3-5]。同样值得强调的是，滤泡型甲状腺结节的组织学诊断分类重复性也较差，这在某种程度上影响了细胞-组织学一致性[6-8]。

FN的细胞学诊断并不常见，在大多数细胞实验室中，仅占整个甲状腺FNA的7%左右[9]。

定义

"FN"这一总体诊断分类是指细针穿刺样本由中等及以上细胞量的滤泡细胞组成，其间大部分细胞排列方式发生改变，其特征性改变是微滤泡形成和（或）细胞明显拥挤、呈梁状或单个细胞。

大多数FN类病例中，内含的滤泡细胞核无异型性：核大小正常，呈圆形，染色质块状或稍深染，核仁缺失或不明显。无核沟、核内假包涵体及苍白核。

然而，少数FN类病例穿刺出的滤泡细胞核具有轻度非典型改变，包括核增大、核型不规则（即核沟）和（或）核染色质苍白；只要缺乏真性乳头，并且无或罕见核内假包涵体，则这类病例仍然可归入FN[10-13]。而对于某些病例，虽然表现出典型FN的排列方式，但核的细节或局部特征让人能联想到PTC，就增加了NIFTP或FVPTC的可能性；而后两者无法通过细胞学进行可靠的预判，因此在报告中可以附加注释，提醒主管医师注意这种诊断的可能性（参见"报告范例"中的例4）[14]。

FN类例外情况1

FNA样本中具有上述典型FN的滤泡细胞排列方式，如果细胞量稀疏，则不归入FN类别；这类病例最好归为"意义不明确的非典型性病变（atypia of undetermined significance，AUS）"。

FN类例外情况2

具有明显的或明确的核非典型性（核苍白且有多个核内假包涵体）和（或）存在真性乳头和（或）出现砂粒体的病例，不归入FN类别，应根据核改变的质或量归为"恶性"或"可疑恶性"类别（参见第7章和第8章）。

滤泡性肿瘤（FN）诊断标准

细胞量

样本内细胞量中等或丰富（图5.1a）。

排列结构

滤泡细胞排列结构发生明显改变，其特征是微滤泡和（或）细胞拥挤，少数情况下可呈梁状或分散的单个细胞（图5.1a-f）。

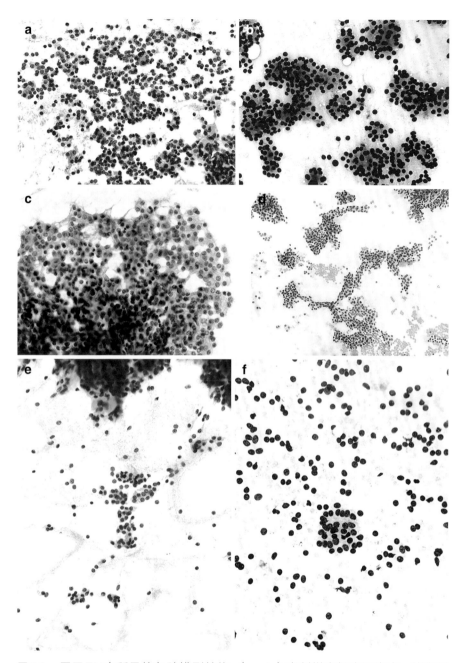

图5.1 展示FN中所见的各种排列结构。（a，b）穿刺样本细胞量丰富，滤泡细胞形态一致，以微滤泡形式排列（a：涂片、巴氏染色；b：涂片、Diff-Quik染色）；（c）滤泡细胞拥挤成簇（涂片、巴氏染色）；（d）滤泡细胞呈小梁状排列（涂片、巴氏染色）；（e，f）滤泡细胞呈单细胞样排列（e：涂片、巴氏染色；f：涂片、Diff-Quik染色）

细胞质

细胞质稀少或中等。

细胞质应无嗜酸性变或仅局部出现［如果有上述结构特征，并出现显著的胞质改变，则应考虑归入滤泡性肿瘤－嗜酸细胞性滤泡性肿瘤（follicular neoplasm-oncocytic follicular neoplasm，FN-OFN）；参见第6章］。

细胞核

最常见的情况（即"典型"FN的情况）

细胞核正常大小，呈圆形，染色质团块状/轻度深染，且核仁缺失或不明显（图5.2a-c）。

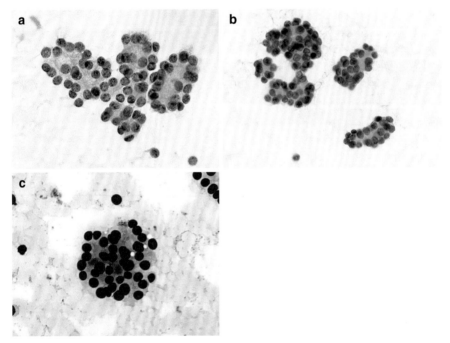

图5.2　滤泡性肿瘤（"典型"FN情况）。（a-c）"典型"的FN，核大小正常，呈圆形，染色质块状或稍深染，核仁缺失或不明显（本例组织学随访为滤泡性腺瘤）（a，b：涂片、巴氏染色；c：涂片、Diff-Quik染色）

罕见情况（即潜在的"NIFTP/FVPTC"情况）

可以见到轻度或局灶性核异型性（乳头状癌样核改变；图5.3），有如下任一表现：

● 细胞核大小和形状发生改变：核增大、重叠和（或）伸长。

- 核膜不规则：核型不规则、出现核沟和（或）罕见的核内假包涵体。
- 核染色质特征改变：染色质苍白、于核膜处边缘化和（或）呈磨玻璃样核。
- 局灶可见明显的核仁。

其他特征

胶质成分很少或缺乏。

可出现囊性变（即泡沫吞噬细胞），但并不常见；相比之下，该特征在FN-OFN中更常见。

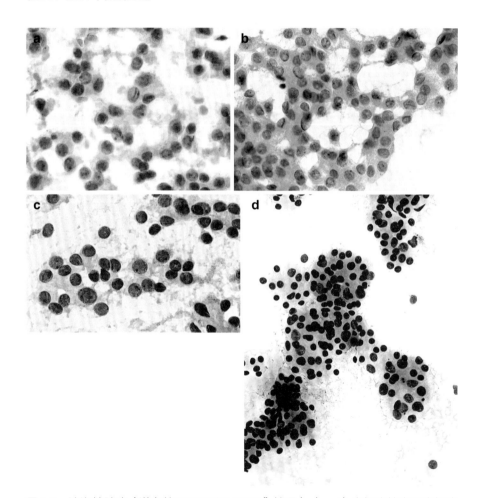

图 5.3 滤泡性肿瘤（潜在的NIFTP/FVPTC"情况）。（a-d）当细胞核表现出轻度或局灶异型性（即乳头状癌样核改变）时，应考虑有NIFTP/FVPTC可能（本例组织学随访为NIFTP）（a-c：涂片、巴氏染色；d：涂片、Diff-Quik染色）

注释

　　滤泡性肿瘤（FN）的典型特征是样本拥有中等及以上的细胞量，且大多数滤泡细胞以微滤泡或拥挤细胞簇的结构排列。通常核无异型性（无乳头状癌核特征），或者偶尔可见细胞核的轻度或局灶性非典型改变（潜在的NIFTP/FVPTC情况）。

　　拥挤重叠的滤泡细胞呈微滤泡结构排列（图5.1a和图5.2a-c）。为了提高可重复性，有学者建议将"微滤泡"限定为：由15个以内滤泡细胞围成，排列拥挤、平铺或呈三维立体的细胞环，该环至少围成2/3圆周[15]。微滤泡内可包裹少量浓缩胶质（图5.2c）。微滤泡结构大小趋于相对一致（"等尺寸"）。部分情况下，拥挤的滤泡细胞可形成重叠的缎带状（"小梁状"），或许这比微滤泡结构更明显（图5.1d）。尽管滤泡细胞也可呈单个散在模式出现，但这并不常见（图5.1e，f）；即使出现，单细胞模式通常也不占主导地位，而是与微滤泡及不太常见的小梁状结构混合存在。事实上，如果穿刺物以单细胞模式为主时，更应根据其他特征考虑另外的诊断（如FN-OFN、甲状腺髓样癌甚至滤泡结节性病变；分别见第6、第9和第3章）。

　　重要的是要意识到，FN的样本中偶尔可出现大滤泡，但是如果大滤泡易见，以至于与微滤泡以"混合"模式出现，则不应诊断为FN；相反，应根据其他特征考虑归入"良性"或"AUS"的诊断类别（分别见第3、第4章）。

　　尽管大多数FN富于细胞，但单凭细胞量丰富不足以做出诊断。如果大部分滤泡细胞以大滤泡碎片或蜂窝状片段（大小不等的碎片，无细胞核重叠或拥挤现象）方式排列，或者是两者明显是与微滤泡混合存在时，则应诊断为良性病变。值得注意的是，滤泡细胞小碎片不一定是微滤泡：微滤泡的一个重要的特征是滤泡细胞的拥挤和重叠。事实上，当蜂窝状片段（相当于塌陷的大滤泡）破碎时，看起来像一个小碎片；然而，相比于"真正的"微滤泡，当在同一焦距平面观察时，小碎片的细胞核没有拥挤重叠现象（图5.4a-c）。

　　面对以微滤泡结构为主的样本，当其细胞量稀少时，诊断经常陷入困境。由于细胞量少，更谨慎的做法是避免将此类样本诊断为FN，最好归为"AUS"（见第4章）。这种情况下，合理的处理方式是重复穿刺以改善采样和细胞数量，并可能由此消除诊断差异。

　　大多数FN类的病例，其组成的滤泡细胞都无核的异型性。细胞核大小正常，呈圆形，染色质团块状或稍深染，缺乏或仅有不明显的核仁。

没有核沟、核内假包涵体及苍白核。换句话说，就是不存在能让人联想到PTC的核的特征（图5.2a-c）。

然而，少数病例虽然有FN的细胞排列模式，但细胞核出现轻微的或局部的PTC样的核的特征；只要无真性乳头结构，并且无或罕见核内假包涵体，则此类病例也应被诊断为FN类（图5.3a-c）。这类病例增加了NIFTP或FVPTC的可能性（关于NIFTP，详见下文）。重要的是，如果滤泡细胞表现出明确的或可疑的PTC的核特征，包括容易见到核内假包涵体，并且至少局部出现典型的PTC相关的诊断要点［砂粒体和（或）真性乳头］，则该样本不应归为FN类，而应诊断为"恶性肿瘤，甲状腺乳头状癌"或"可疑恶性肿瘤，可疑甲状腺乳头状癌"，具体情况取决于细胞学变化的质和量（分别见第7、第8章）。而对被认为是介于FN和"可疑恶性"之间的病例，选择诊断为FN似乎更为谨慎，因为对于FN更倾向于采取局限性的手术（甲状腺腺叶切除）。

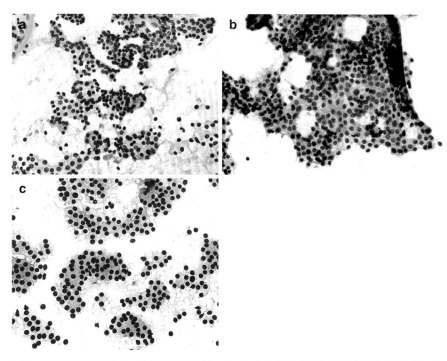

图5.4 "真"微滤泡与"假滤泡"对比。（a）来自滤泡性肿瘤的"真"滤泡（细胞核重叠）（涂片、巴氏染色）；（b，c）来自增生性结节的假滤泡（b：涂片、巴氏染色；c：涂片、Diff-Quik染色）

更多关于NIFTP（和FVPTC）

NIFTP最初是在2016年被描述的，因为人们越来越认识到这种界线清晰或包裹性的滤泡型肿瘤具有惰性的临床行为，不应再被视作恶性，也不应像之前那样用"包裹型FVPTC"术语标记为"癌"[7, 8]。由于NIFTP的确诊需要手术切除，并对肿瘤与周围甲状腺组织的分界面或包膜进行全面检查，以排除包膜和（或）血管侵犯，因此无法通过细胞学来区分NIFTP与FVPTC。

尽管现在认为NIFTP不是癌，但经过回顾性研究发现，在世界范围内，其患病率占所有之前归为PTC类的9%～10%；然而，这一百分比是有显著地域差异的，亚洲的患病率为0.5%～5%，而欧美为13%～20%[16, 17]。

期望通过细胞学诊断NIFTP是存在困难的。在大多数诊断谱系中，多数（75%～80%）NIFTP的FNA病例被归入TBSRTC的不确定诊断类别；其中，50%～75%被诊断为AUS，25%～30%被诊断为FN，而少数被归为可疑或更罕见的恶性肿瘤[7, 9, 13, 18]。第三版的目的就是提高对潜在的NIFTP诊断线索的认识。当怀疑为NIFTP时，应将其归入FN类别，并在报告中注释这种诊断的可能性（见"报告范例"中的例4）[14]。

一些研究报道了NIFTP的细胞学特征[11-14, 18-22]。尽管有罕见的研究表明，某些细胞学标准可以区分NIFTP和FVPTC，但总的共识是，这两者在细胞学、超声和分子学上有太多重叠，细胞学无法可靠地鉴别两者[11, 21]。尽管如此，人们普遍认为，可以根据细胞学特征，将大多数NIFTP/FVPTC与良性滤泡结节以及与普通PTC区分开来。NIFTP/FVPTC与滤泡型良性结节的区别在于细胞核，而不在于结构特征；NIFTP/FVPTC中可以出现轻微的PTC样核的特征，但良性结节中不应出现核的异型性（淋巴细胞甲状腺炎除外）[13, 23]。在诊断谱系另一端，试图区分NIFTP/FVPTC与普通的PTC，若出现明显且确切的核的异型性（苍白核和大量核内假包涵体）和（或）任何真性乳头和（或）砂粒体，可以排除NIFTP，并强烈支持PTC的诊断[11, 12, 23, 24]。

大多数NIFTP的超声（US）特征是"良性"，包括低纵横比、边界清晰的实性（低回声或等回声）结节，以及无微钙化灶；然而，总的来说，这些特征并不特异，并且与FA、FVPTC（更确切地说是侵袭性包裹亚型）和微浸润的FTC特征重叠。相反，甲状腺恶性肿瘤超声检查特征包括明显的低回声、高纵横比、微钙化灶和边界模糊不清或出现微小分叶，并以此与NIFTP鉴别[14, 18, 25]。

简述FN和NIFTP的分子特征

在此概述与FN类最相关的分子特征；更多细节见第14章。

滤泡型甲状腺肿瘤，包括FA、FTC、NIFTP和FVPTC，有很多共同的分子改变。已发现的最常见的体细胞突变是*RAS*家族的点突变和*PPARG*基因重排。经组织学证实，约10%的FA和30% ~ 50%的FTC分别携带*RAS*基因突变，而*PAX8*∷*PPARG*基因重排分别发生在约8%的FA和20% ~ 30%的FTC中[8, 21, 26, 27]。

对诊断为FN类的甲状腺FNA标本进行分子检测，结果显示，各研究之间突变病例的占比存在着差异，可能部分是由于FNA病例的FN归类存在机构间差异。例如，同样使用7基因组检测（*BRAF*、*RAS*、*RET*∷*PTC*和*PAX8*∷*PPARG*），各研究之间FN的突变率从8.8%到27.2%[26]。尽管如此，在大多数检测系列中，*BRAF V600E*突变和*RET*∷*PTC*重排（统称为*BRAF*样突变）表达稳定，其对恶性结果预测具有高度的特异性；同样，*TERT*启动子突变通常也与恶性相关。相反，*RAS*和*RAS*样的突变（没有*BRAF V600E*突变的*PAX8*∷*PPARG*）不具有恶性特异性，因为它们也可以在FA和低风险肿瘤（如NIFTP）中被检测到[21, 28]。

NIFTP的分子特征是*RAS*（多达60%的病例）、*PAX8*∷*PPARG*（多达30%的病例）和*THADA*（多达30%的病例）基因融合，或者更罕见（＜10%的病例）的有*BRAF K601E*、*EIFIAX*、*EZH1*、*DICER1*、*PTEN*或*TSHR*基因突变；然而，*BRAF V600E*基因突变和*RET*基因融合在NIFTP中应该不存在[17, 21, 27-29]。NIFTP的分子谱系与其他*RAS*样肿瘤的分子谱系重叠过多，以至于无法进行明确的术前鉴别。

FN类病例的分子检测有助于完善管理决策。与单纯细胞形态学相比，使用更广泛的基因组（如ThyroSeq® V3）可以提供更精准的风险分层，这是因为在不确定的结节中（包括FN类别），不同的分子特征预示着不同的恶性风险[30]。例如，某研究发现，FNA分类为AUS或FN类的病例，*PAX8*∷*PPARG*基因融合或*BRAF*、*TERT*和*PIK3CA*基因突变的恶性风险度（ROM）都是100%；相反，病理随访发现，*PTEN*、*DICER1*、*E1FIAX*、*TSHR*和*TP53*基因与良性相关，对FN类病例的阴性预测值（NPV）为95.5%[30]。某研究发现，使用ThyroSeq V3时，分子检测提示的FN的ROM为32.6%[31]。Afirma®基因测序分类器（GSC）也可用于FN的风险分层，Afirma GSC分类为"良性"的NPV为95.8%[32]。

恶性风险

将NIFTP重新归类为非恶性，这对不确定类诊断（包括FN类）的ROM产生了影响，但NIFTP对恶性率的影响程度因研究机构而异。FN类ROM报道的范围为20%～50%，平均30%，但如果在ROM计算中排除NIFTP，该范围可降低0.2%～30%（见第1章表1.2和表1.4）[3-5, 9, 33]。值得注意的是，这对欧美的影响比在亚洲更为显著，在亚洲，NIFTP的诊断要少得多；在一项荟萃分析中，亚洲和欧美研究FN类别的ROM平均相应下降分别为22%和32%[34]。

最后，尽管一些研究报告称，与成人相比，儿童FN类别的ROM更高，但荟萃分析数据显示，两组之间无显著的统计学差异（见第1章表1.3）[35]。

滤泡性肿瘤（FN）的鉴别诊断

各种相对罕见的病变（副神经节瘤、透明梁状肿瘤）和自其他原发部位转移的低级别癌都可以模拟FN；在此只讨论甲状旁腺病变。

细针穿刺样本内，甲状旁腺病变（腺瘤或增生）细胞形似拥挤和重叠的滤泡细胞，通常呈微滤泡样结构排列，因此与FN相仿（图5.5a）。即使在超声引导下进行FNA，操作医师也可能不清楚病变来自甲状旁腺还是甲状腺，特别是当甲状腺旁腺位于甲状腺实质或甲状腺包膜内时。当作为"甲状腺FNA"样本提交时，甲状旁腺样本经常被误诊为FN。如果临床上怀疑病变可能是甲状旁腺（例如在高钙血症的情况下），或者，如果有细胞特征提示存在这种可能性（例如，明显的椒盐样染色质，在缺乏胶质的吸出物中有拥挤的小梁或所谓的"楔形"的三角形细胞簇），那么报告中建议提示有甲状旁腺病变的可能性（见"报告范例"中的例5）[36, 37]。通过免疫细胞化学有助于做出正确的诊断，特别是GATA3和甲状旁腺激素（PTH）检测；甲状旁腺病变中嗜铬蛋白、突触素和CD56通常呈阳性，而甲状腺球蛋白、TTF-1和降钙素呈阴性[36, 37]。FNA的针头清洗液中PTH情况的评估也是排除甲状旁腺病变的有力工具。Afirma®基因表达分类器可作为细胞学诊断FN的辅助手段，包括识别甲状旁腺肿瘤基因表达谱的试剂盒。

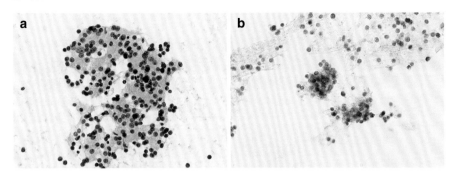

图5.5　甲状旁腺腺瘤的细针抽吸物，模拟滤泡性肿瘤（a：涂片、巴氏染色；b：GATA3免疫细胞化学染色）

细胞－组织学一致性

由于大部分被诊断为FN的患者随后都会接受手术，所以其预测值数据可靠。在大多数情况下，最常见的组织病理学类型是FA，其次是腺瘤性结节/增生（滤泡结节性病变），而FVPTC、NIFTP和FTC的诊断率要低得多。然而，根据TBSRTC第二版和第三版中修订的诊断标准，预计FN的病例中，FVPTC和NIFTP的比例会有所增加。FA和滤泡结节性病变分别占随访病例的40%～45%和30%～35%[3-5]。结节的肿瘤可能性（即肿瘤风险，RON）为65%～75%，而ROM明显较低（见上文"ROM"和第1章表1.2和表1.4）[3-5, 9, 33]。

临床管理

根据2015年美国甲状腺协会（ATA）甲状腺结节管理指南，外科切除术（甲状腺腺叶切除术）是该诊断一贯的处理标准[2]。然而，在考虑临床和超声特征后，分子检测可以用来补充恶性肿瘤风险评估，而非直接进行手术；在临床决策中应考虑患者意愿和可行性[2]。如果分子检测结果提示恶性风险程度高，手术的范围可能会扩大。相反，如果分子检测数据提示恶性风险较低，若患者不想手术则可以选择保守治疗。分子检测的使用率和偏好存在地域差异；例如，在日本，当各种分类标准或参数（包括超声检查结果、肿瘤大小、肿瘤体积翻倍率）表明FN为低风险时，一些FN病例优先选择随访而不是进行分子检测（见第13章和第14章）[38]。

报告范例

如果穿刺物被诊断为FN，则意味着样本足以进行评估（即样本满意度评估为可选项）。FN这一总体分类本身已经诊断到位，随后的描述性备注是可选项；然而，当存在对NIFTP/FVPTC的担忧时，应该给出备注。也可以根据实验室数据或文献报道，提供教学性注释以说明这一诊断的相应恶性风险。

例1
滤泡性肿瘤。

例2
滤泡性肿瘤。

穿刺抽吸的滤泡细胞主要呈微滤泡结构、分散的单个细胞以及缺乏胶质成分。无明确的甲状腺乳头状癌样的核特征。

例3
滤泡性肿瘤。

穿刺抽吸的滤泡细胞主要呈微滤泡结构、分散的单个细胞及缺乏胶质成分。

备注：尽管细胞学特征提示为滤泡性肿瘤，但在被诊断为滤泡性肿瘤（Bethesda IV）的穿刺病例中，约有30%在手术切除后证实为良性滤泡结节性病变。根据术后切除组织学随访，最常见的是滤泡性腺瘤，其次（按出现频率递减）有增生性结节、甲状腺滤泡癌以及更少见的NIFTP或侵袭性滤泡亚型乳头状癌。

例4
滤泡性肿瘤。

备注：尽管结构特征提示为滤泡性肿瘤，但一些核的特征增加了侵袭性滤泡亚型乳头状癌或其对应的惰性NIFTP的可能性；在细胞学上不能将其明确区分。

例5
滤泡性肿瘤。

穿刺抽吸的细胞排列拥挤，形态单一，不含胶质成分。

备注：这些特征提示滤泡性肿瘤，但不能排除甲状旁腺病变的可能，应结合临床、放射学、针头冲洗液PTH水平和分子检测结果（如有）综合考虑。

致谢：作者向Michael Henry、William Westra、Jeffery Krane、Fernando Schmitt、Richard DeMay和Katherine Berezowski博士在本章早期版本中所做的工作表示感谢。

（贾世军　王姝妹　林　静　陈志宁　译）

参考文献

［1］Baloch ZW，LiVolsi VA，Asa SL，et al. Diagnostic terminology and morphologic criteria for cytologic diagnosis of thyroid lesions：a synopsis of the national cancer institute thyroid fine-needle aspiration state of the science conference. Diagn Cytopathol，2008，36：425-437.

［2］Haugen BR，Alexander E，Bible KC，et al. American thyroid association（ATA）guidelines taskforce on thyroid nodules and differentiated thyroid cancer. 2015 american thyroid association management guidelines for adult patients with thyroid nodules and differentiated thyroid cancer. Thyroid，2016，26：1-133.

［3］Li W，Sciallis A，Lew M，et al. Implementing noninvasive follicular thyroid neoplasm with papillary-like nuclear features may potentially impact the risk of malignancy for thyroid nodules categorized as AUS/FLUS and FN/SFN. Diagn Cytopathol，2018，46：148-153.

［4］Chen YH，Partyka KL，Dougherty R，et al. The importance of risk of neoplasm as an outcome in cytologic-histologic correlation studies on thyroid fine-needle aspiration. Diagn Cytopathol，2020，48：1237-1243.

［5］Conzo G，Avenia N，Ansaldo GL，et al. Surgical treatment of thyroid follicular neoplasms：results of a retrospective analysis of a large clinical series. Endocrine，2017，55：530-538.

［6］Elsheikh TM，Asa SL，Chan JK，et al. Interobserver and intraobserver variation among experts in the diagnosis of thyroid follicular lesions with borderline nuclear features of papillary carcinoma. Am J Clin Pathol，2008，130：736-744.

［7］Baloch ZW，Seethala RR，Faquin WC，et al. Noninvasive follicular thyroid neoplasm with papillary-like nuclear features（NIFTP）：a changing paradigm in thyroid surgical pathology and implications for thyroid cytopathology. Cancer Cytopathol，2016，124：616-620.

［8］Nikiforov YE，Seethala RR，Tallini G，et al. Nomenclature revision for encapsulated follicular variant of papillary thyroid carcinoma：a paradigm shift to reduce overtreatment of indolent tumors. JAMA Oncol，2016，2：1023-1029.

［9］Faquin WC，Wong LQ，Afrogheh AH，et al. Impact of reclassifiying noninva-sive follicular variant of papillary thyroid carcinoma on the risk of malignancy in the Bethesda System for reporting thyroid cytopathology. Cancer Cytopathol，2016，124：181-187.

［10］Krane JF，Alexander EK，Cibas ES，et al. Coming to terms with NIFTP：a pro-visional approach for cytologists. Cancer Cytopathol，2016，124：767-772.

［11］Strickland KC，Vivero M，Jo VY，et al. Pre-operative cytologic diagnosis of noninvasive follicular thyroid neoplasm with papillary-like nuclear features（ NIFTP ）：a prospective analysis. Thyroid，2016，26：1466-1471.

［12］Maletta F，Massa F，Torregrossa L，et al. Cytological features of "non-invasive follicular thy-roid neoplasm with papillary-like nuclear features" and their correlation with tumor histology. Hum Pathol，2016，54：134-142.

［13］Brandler TC，Zhou F，Liu CZ，et al. Can noninvasive follicular thyroid neoplasm with papillary-like nuclear features be distinguished from classic papillary thyroid carcinoma and follicular adenomas by fine-needle aspiration? Cancer Cytopathol，2017，125：378-388.

［14］Mito JK，Alexander EK，Angell TE，et al. A modified reporting approach for thyroid FNA in the NIFTP era：a 1-year institutional experience. Cancer Cyto-pathol，2017，125：854-864.

［15］Renshaw AA，Wang E，Wilbur D，et al. Interobserver agreement on microfolli-cles in thyroid fine-needle aspirates. Arch Pathol Lab Med，2006，130：148-152.

［16］Bychkov A，Jung CK，Liu Z，et al. Noninvasive follicular thyroid neoplasm with papillary-like nuclear features in Asian practice：perspectives for surgical pathology and cyto-pathology. Endocr Pathol，2018，29：276-288.

［17］Baloch ZW，Asa SL，Barletta JA，et al. Overview of 2022 WHO classification of thyroid neoplasms. Endocr Pathol，2022，33：27-63.

［18］Geramizadeh B，Maleki Z. Non-invasive follicular thyroid neoplasm with papil-lary-like nuclear features（ NIFTP ）：a review and update. Endocrine，2019，64：433-440.

［19］Mahajan S，Agarwal S，Kocheri N，et al. Cytopathology of non-invasive follicu-lar thyroid neoplasm with papillary-like nuclear features：a comparative study with similar patterned papillary thyroid carcinoma variants. Cytopathology，2018，29：233-240.

［20］Rana JC，Manjunath S，Ramakant P，et al. Noninvasive follicular neo-plasm with papillary like nuclear features：a comprehensive analysis with a diagnostic al-go-rithm. Diagn Cytopathol，2020，48：330-341.

［21］Zhao DL，Dias-Santagata D，Sadow PM，et al. Cytological，molecular，and clinical features of noninvasive follicular thyroid neoplasm with papillary-like nucle-ar features ver-sus invasive forms of follicular variant of papillary thyroid carcinoma.

Cancer Cytopathol, 2017, 125: 323-331.

[22] Song SJ, LiVolsi VA, Montone K, et al. Pre-operative features of non-invasive follicular thyroid neoplasms with papillary-like nuclear features: an analysis of their cytological, Gene expression classifier and sonographic findings. Cytopathology, 2017, 28: 488-494.

[23] Strickland KC, Howitt BE, Barletta JA, et al. Suggesting the cytologic diagnosis of noninvasive follicular thyroid neoplasm with papillary-like nuclear features (NIFTP): a retrospective analysis of atypical and suspicious nodules. Cancer Cytopathol, 2018, 126: 86-93.

[24] Macerola E, Proietti A, Basolo F. Noninvasive follicular neoplasm with papillary-like nuclear features (NIFTP): a new entity. Gland Surg, 2020, 9 (Suppl 1): S47-53.

[25] Pusztaszeri M, Bongiovanni M. The impact of non-invasive follicular thyroid neoplasm with papillary-like nuclear features (NIFTP) on the diagnosis of thyroid nodules. Gland Surg, 2019, 8 (Suppl 2): S86-97.

[26] Bellevicine C, Migliatico I, Sgariglia R, et al. Evaluation of BRAF, RAS, RET/PTC, and PAX8/PPRAg alterations in different Bethesda diagnostic categories: a multicentric prospective study on the validity of the 7-gene panel in 1 172 thyroid FNAs deriving from different hospitals in South Italy. Cancer Cytopathol, 2020, 128: 107-118.

[27] Decaussin-Petrucci M, Descotes F, Depaepe L, et al. Molecular testing of BRAF, RAS and TERT on thyroid FNAs with indeterminate cytology improves diagnostic accuracy. Cytopathology, 2017, 28: 482-487.

[28] Vignali P, Proietti A, Macerola A, et al. Clinical-pathological and molecular evaluation of 451 NIFTP patients from a single referral center. Cancers, 2022, 14: 420.

[29] Onenerk AM, Pusztaszeri MP, Canberk S, et al. Triage of the indeterminate thyroid aspirate: what are the options for the practicing cytopathologist? Cancer Cytopathol, 2017, 125: 477-485.

[30] Desai D, Lepe M, Baloch ZW, et al. ThyroSeq v3 for Bethesda III and IV: an institutional experience. Cancer Cytopathol, 2021, 129: 164-170.

[31] Ohori NP, Landau MS, Manroa P, et al. Molecular-derived estimation of risk of malignancy for indeterminate thyroid cytology diagnoses. J Am Soc Cytopathol, 2020, 9: 213-220.

[32] San Martin VT, Lawrence L, Brena J, et al. Real-world comparison of Afirma GEC and GSC for the assessment of cytologically indeterminate thyroid nodules. J Clin Endocrinol Metab, 2020, 10S: e428-435.

[33] Layfield LJ, Baloch ZW, Esebua M, et al. Impact of the reclassification of the non-invasive follicular variant of papillary carcinoma as benign on the malignancy risk of the Bethesda System for reporting thyroid cytopathology: a meta-analysis

study. Acta Cytol, 2017, 61: 187-193.

[34] Vuong HG, Tran TTK, Bychkov A, et al. Clinical impact of non-invasive folli-cular thyroid neoplasm with papillary-like nuclear features on the risk of malignancy in the Bethesda System for reporting thyroid cytopathology: a meta-analysis of 14153 resected thyroid nodules. Endocr Pract, 2019, 25: 491-502.

[35] Vuong HG, Chung DGB, Ngo LM, et al. The use of the bethesda system for reporting thyroid cytopathology in pediatric thyroid nodules: a meta-analysis. Thy-roid, 2021, 31: 1203-1211.

[36] Takada N, Hirokawa M, Suzuki A, et al. Diagnostic value of GATA-3 in cyto-logical identification of parathyroid tissues. Endocr J, 2016, 63: 621-626.

[37] Suzuki A, Hirokawa M, Kanematsu R, et al. Fine-needle aspiration of parathy-roid adenomas: indications as a diagnostic approach. Diagn Cytopathol, 2021, 49: 70-76.

[38] Hirokawa M, Suzuki A, Kawakami M, et al. Criteria for follow-up of thyroid nodules diagnosed as follicular neoplasm without molecular testing-the experience of a high-volume thyroid center in Japan. Diagn Cytopathol, 2022, 50: 223-229.

滤泡性肿瘤（嗜酸细胞滤泡性肿瘤） 6

William Faquin, Claire Michael, Ilka Ruschenburg & Kristine Wong

背景

1894年，Hürthle描述过一种细胞，Ewing于1928年将该细胞命名为Hürthle细胞。但Hürthle最初描述的实际上是甲状腺滤泡旁细胞或C细胞[1]。1898年，Askanazy首次描述了滤泡起源的Hürthle细胞，即Hürthle细胞[2]。Hürthle细胞或嗜酸细胞（oncocyte），也称为Askanazy细胞和嗜酸性细胞（oxyphilic cell），在形态学上定义为一种胞质丰富并呈细颗粒状的甲状腺滤泡细胞，这种颗粒是由线粒体聚集所致。鉴于世界卫生组织（WHO）内分泌和神经内分泌肿瘤第五版分类的最新变化，将使用"嗜酸细胞"一词[3]。在嗜酸细胞肿瘤中，这种异常的细胞改变是线粒体和核DNA改变的结果，这些DNA编码蛋白参与了例如GRIM-19的氧化磷酸化[4-7]。大部分嗜酸细胞核大，呈圆形或椭圆形，并且常见明显核仁。

嗜酸细胞常见于反应性或增生性病变，如淋巴细胞甲状腺炎（LT）和多结节型甲状腺肿（MNG），属于化生性、非肿瘤性滤泡细胞。但它们也可见于肿瘤（嗜酸细胞腺瘤和嗜酸细胞癌）[3]。WHO将嗜酸细胞腺瘤和嗜酸细胞癌视为有包膜、滤泡型肿瘤，由 > 75%的嗜酸细胞组成，缺乏甲状腺乳头状癌的特征性核改变（如嗜酸细胞PTC）和高级别特征（坏死和每2 mm^2 ≥ 5个有丝分裂）[3]。在甲状腺细胞病理学Bethesda报告系统（TBSRTC）中，将FNA标本"可疑嗜酸细胞（Hürthle细胞）肿瘤"和"非嗜酸细胞（Hürthle细胞）滤泡性肿瘤"区分开有两方面的原因：①两种病变的细胞学模式有明显形态差别，属于不同的诊断类别；②已有文献报道，滤泡性癌与嗜酸细胞癌具有不同的遗传学改变[4, 6-10]。例如，滤泡性癌中26% ~ 53%出现PAX8∷PPARγ基因重排，而嗜酸细胞癌无此改变[11, 12]。

在TBSRTC报告系统中，"滤泡性肿瘤（嗜酸细胞滤泡性肿瘤）（FN-OFN）"的术语被采纳（见本章"报告范例"）。需要注意的是，这类病例中有一部分（16% ～ 25%）被证明不是肿瘤，而是MNG或LT中嗜酸细胞的增生[13, 14]。

　　嗜酸细胞癌并不多见，仅占所有滤泡性癌的15% ～ 20%[15]。就像非嗜酸性滤泡性腺瘤和癌一样，嗜酸细胞腺瘤和嗜酸细胞癌的区分基于是否穿透包膜和（或）有无脉管侵犯。因此，甲状腺细针穿刺（FNA）仅用于筛查那些可能的嗜酸细胞肿瘤，需要根据手术切除标本（腺叶切除术）才能明确组织学分类[16]。尽管细针穿刺对嗜酸细胞癌的筛查敏感性高，但特异性较低：很多细针穿刺诊断的滤泡性肿瘤（嗜酸细胞滤泡性肿瘤）的结节是良性的，恶性风险度为25% ～ 50%[14, 17-19]。分子检测的方法可用于帮助指导FNA的FN-OFN分类[20, 21]。

定义

　　"滤泡性肿瘤（嗜酸细胞肿瘤）"这一分类指的是涂片内的病变全部或几乎全部由嗜酸细胞构成，伴有乳头状癌核特征的嗜酸细胞不能归入此类，尽管在一些情况下两者区分起来很困难（见注释）。

标准

标本内细胞量中等到丰富。

标本全部（或几乎全部）由嗜酸细胞组成：

● 细胞质丰富，呈细颗粒状（Romanowsky染色呈蓝色或灰红色，巴氏染色呈绿色，HE染色呈粉红色）。

● 细胞核大，圆形，居中或偏位。

● 核仁明显。

● 细胞小，伴核/质比较高。

● 细胞大，核的大小至少相差2倍。

● 嗜酸细胞可以是分散的细胞，也可以排列成片状或拥挤的细胞团。

● 常可见双核细胞。

● 通常缺乏或仅有少量胶体。

● 背景几乎没有淋巴细胞或浆细胞（血液成分除外）。

● 有些病例中可见毛细血管在细胞间穿越现象（transgressing vessels）[22]。

注释

　　典型的滤泡性肿瘤（FN-OFN）标本中细胞丰富（图6.1），除了血液成分外全部由嗜酸细胞构成（图6.2）[8, 23-26]。细胞稀少的标本不应归入这一类型，可以考虑诊断为AUS。偶尔可出现少量良性滤泡上皮细胞，但并不常见，他们通常来自附近正常的甲状腺组织。同样，淋巴细胞罕见。大多数情况下，嗜酸细胞主要呈单个细胞散在分布（图6.3）或呈不规则的三维立体结构分布（图6.2）[25, 26]。嗜酸细胞常表现出非典型性，此非典型性分为两种：非典型性可以是富含颗粒状细胞质的大细胞，其核的大小至少相差2倍（图6.4和图6.5）；而相对较小的嗜酸细胞，含有较少的颗粒状细胞质却有更高的核/质比（图6.6和图6.7）[19, 27, 28]。在某些病例，小细胞和大细胞混合存在（图6.8和图6.9）。值得注意的是，细胞异型性其本身并非可靠的诊断特征。实际上，核显著深染、核异型性及核膜不规则的嗜酸细胞都可见于多结节性甲状腺肿和淋巴细胞甲状腺炎[8]。而缺乏异型性的细胞则往往提示其为良性结节。通常胶质成分稀少，尽管有报道称罕见的嗜酸细胞癌可以含有胶质成分[28, 29]。在一些病例可以看到血管在细胞之间的穿越现象，这些强烈支持肿瘤性诊断而不是非肿瘤性或化生性增生（图6.10和图6.11）[22]。

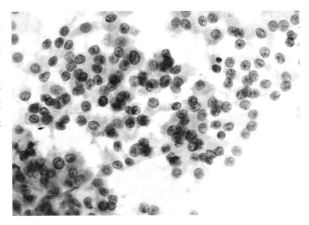

图6.1 滤泡性肿瘤（嗜酸细胞滤泡性肿瘤）。标本中细胞丰富，由大小不一的嗜酸细胞组成，细胞单个散在或拥挤成团；胶质成分缺乏（涂片、巴氏染色）

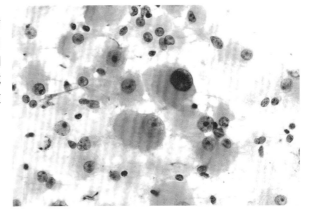

图6.2 滤泡性肿瘤（嗜酸细胞滤泡性肿瘤）。由单一的大小不一的嗜酸细胞组成。背景未见胶质成分及淋巴细胞（涂片、改良HE染色）

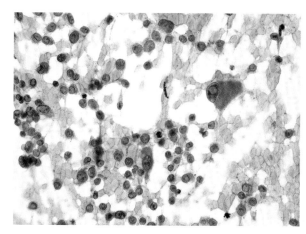

图6.3　滤泡性肿瘤（嗜酸细胞滤泡性肿瘤）。标本中细胞丰富，完全由嗜酸细胞组成，以类似甲状腺髓样癌的单个散在方式排列，可见核内假包涵体（涂片、巴氏染色）

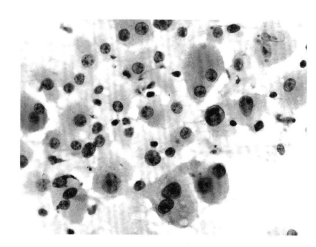

图6.4　滤泡性肿瘤（嗜酸细胞滤泡性肿瘤）。标本由许多分散的嗜酸细胞组成，核大小差异很大，表现出大细胞异型性（涂片、改良HE染色）

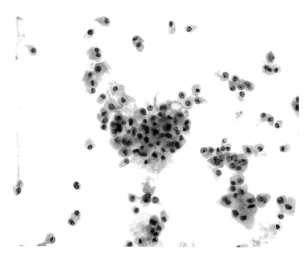

图6.5　滤泡性肿瘤（嗜酸细胞滤泡性肿瘤）。标本由嗜酸细胞组成，呈合体细胞样。背景中散在肿瘤细胞，未见胶质（液基细胞学制片、巴氏染色）

图6.6 滤泡性肿瘤（嗜酸细胞滤泡性肿瘤）。标本由大量排列紊乱的嗜酸细胞组成，呈合体细胞样，背景未见胶质成分（涂片、Diff-Quik染色）

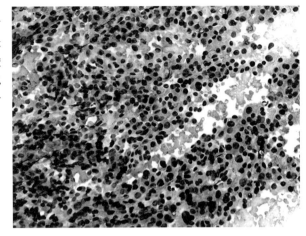

图6.7 滤泡性肿瘤（嗜酸细胞滤泡性肿瘤）。松散黏附的嗜酸细胞异型性明显，核大小差别很大（涂片、Diff-Quik染色）

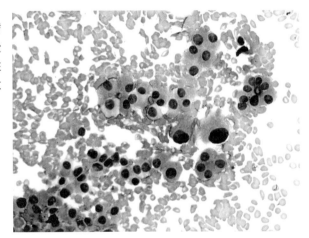

图6.8 滤泡性肿瘤（嗜酸细胞滤泡性肿瘤）。由大量嗜酸细胞组成，可见大核仁。细胞大小差异很大，部分聚集成簇，细胞质比"正常"细胞少（涂片、巴氏染色）

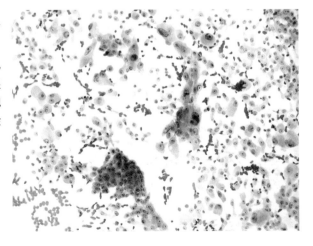

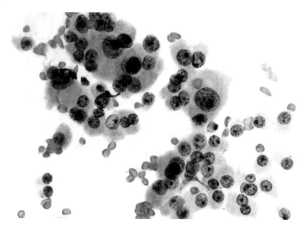

图6.9　滤泡性肿瘤（嗜酸细胞滤泡性肿瘤）。样本由松散的大小不一的嗜酸细胞组成。从胞质丰富、核仁较大的巨细胞逐渐过渡为核/质比高、均匀一致的小细胞（涂片、巴氏染色）

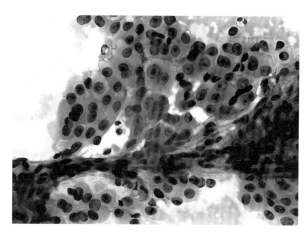

图6.10　滤泡性肿瘤（嗜酸细胞滤泡性肿瘤）。样本中可见由核仁较大的嗜酸细胞组成的拥挤的细胞簇。缺乏胶质成分，在细胞间可见毛细血管穿越现象（涂片、Diff-Quik染色）

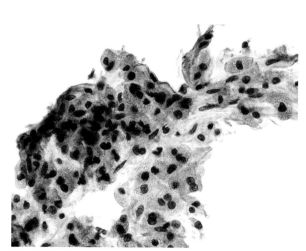

图6.11　滤泡性肿瘤（嗜酸细胞滤泡性肿瘤）。可以看到与嗜酸细胞肿瘤相关的毛细血管在细胞间穿越现象（液基细胞学制片、巴氏染色）

穿刺标本具备上述所有（或绝大部分）特征时，不难诊断"滤泡性肿瘤（嗜酸细胞肿瘤）（FN-OFN）"。但遗留以下问题：①满足诊断的最低标准；②多结节性甲状腺肿或淋巴细胞甲状腺炎患者出现嗜酸细胞增生时的最佳处理方法；③如何对滤泡癌、乳头状癌、髓样癌及甲状旁腺肿瘤进行鉴别。

最低诊断标准

关于滤泡性肿瘤（嗜酸细胞滤泡性肿瘤）或可疑滤泡性肿瘤的最低诊断标准，以下四种情况会出现诊断困难。

标本全部由嗜酸细胞构成，但细胞稀疏，背景中大量血细胞

样本中细胞稀疏并不能排除嗜酸细胞癌[27]。但大多数细胞病理学家都不愿在细胞稀疏的情况下诊断滤泡性肿瘤（嗜酸细胞滤泡性肿瘤）；这样的样本通常被诊断为意义不明确的细胞非典型病变（AUS）（见第4章）。重复穿刺通常可以明确诊断。

由完全没有异型性的嗜酸细胞组成的标本

1.全部由嗜酸细胞组成，但缺乏细胞异型性时，诊断更具有争议。如果嗜酸细胞均以扁平细胞的形式存在，并伴有大量胶质成分（特别是非水样胶质），通常诊断为"良性病变"[30]。值得注意的是其中的一些结节可能是PET-avid[31]。然而，一些细胞学医师可能更愿意将这些病例归类为AUS，因为罕见有具有丰富胶体的嗜酸细胞癌的病例报道[29]。

2.如果胶质稀少或缺失，则有两种不同的方法可用于诊断完全由无异型性嗜酸细胞组成的标本。一种方法是诊断FN-OFN。然而，一些学者已经表明缺乏异型性的标本几乎都不是恶性的[25, 27, 28]。一些细胞病理学家将没有异型性的纯嗜酸细胞病例诊断为良性或在某些情况下诊断为AUS，并注释："尽管嗜酸细胞的优势增加了嗜酸细胞肿瘤的可能性，但细胞缺乏特异性表明它是良性的。"通常这类患者在临床上要定期进行体格检查和超声检查；对于AUS的病例，可以考虑进行分子检测。

3.由极少量无异型性细胞和中等数量的细胞（即"嗜酸细胞样"特征）组成的病例不多见。这些细胞比典型的滤泡细胞具有更多的颗粒状细胞质，但比嗜酸细胞少。这些病例中的大多数可以通过类似的注释诊断为良性（"这种情况增加了嗜酸细胞癌的可能性，但缺乏异型性，表明它是良性的"）。

标本有明显异常，但仅有部分或极少伴嗜酸细胞分化

标本有明显异常（细胞量明显丰富，细胞拥挤、重叠），但仅有局限性而非弥漫的嗜酸细胞分化，或不如嗜酸细胞肿瘤中的分化明显。这种情况下，建议采用WHO的诊断标准：嗜酸细胞成分超过75%滤泡性细胞组才能诊断为嗜酸细胞肿瘤[3]。当细针穿刺可疑病例中有明显嗜酸细胞分化，但其含量少于75%时，应诊断为滤泡性肿瘤而不是FN-OFN。另外，当嗜酸细胞分化不明显（颗粒状胞质比典型滤泡性细胞多，但比常见嗜酸细胞少）时，通常不能明确区分滤泡性细胞和嗜酸细胞。由于以上两种临床处理通常相同，实际应用时将这类病变诊断为"滤泡性肿瘤"并注释："标本内出现部分嗜酸细胞分化，因此不能完全除外嗜酸细胞肿瘤"。

标本有明显异常，但富含胶质成分

某些有明显异常的标本（至少中等量细胞，完全由伴有异型性的嗜酸细胞构成）伴有胶质分泌，但都是水样胶质[18, 23, 29]。尽管为水样胶质，这些病例仍应诊断为滤泡性肿瘤。出现稠厚胶质的情况应除外，这样的病例诊断为意义不明确的细胞非典型病变（AUS）更合适。

多结节性甲状腺肿或淋巴细胞甲状腺炎患者出现嗜酸细胞增生

经典的FN-OFN的细胞学改变也可见于其他病变中，如多结节性甲状腺肿伴局灶嗜酸细胞改变、淋巴细胞甲状腺炎伴嗜酸细胞增生。多结节性甲状腺肿常伴有明显的嗜酸细胞化生。典型表现为多种成分混合：平铺、黏附成分的嗜酸细胞，混合有正常的滤泡上皮细胞和中等到大量的胶质（图6.12）。穿刺样本具备上述特征就不难诊断为良性病变，而非FN-OFN。因此大多数嗜酸细胞肿瘤的穿刺标本由纯粹的嗜酸细胞组成；当嗜酸细胞和非嗜酸滤泡细胞混合存在时，提示增生性结节的可能性更大。不过，有时会发生例外情况，使细针穿刺检查对这些病变分类的准确性受到限制。如对嗜酸细胞肿瘤进行细针穿刺检查，很可能从周围甲

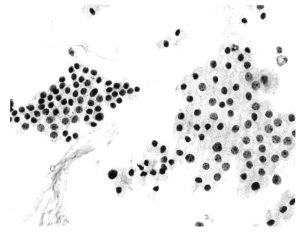

图6.12 良性结节（多结节增生伴明显的嗜酸细胞成分）。图左侧为良性滤泡，右侧为嗜酸细胞，细胞黏附呈扁平状排列，并可见中等量水样（薄纸样）胶质成分。这种病例不应该被诊断为FN-OFN（液基细胞学制片、巴氏染色）

状腺组织中吸取正常滤泡上皮细胞，尤其是在没有超声介导时。因此，出现少量的正常滤泡上皮细胞成分并不能排除嗜酸细胞肿瘤的可能。相反，多结节性甲状腺肿患者的一些结节完全由嗜酸细胞构成（伴或不伴细胞核的非典型性）；这样的良性增生结节与嗜酸细胞肿瘤表现相似。临床与细胞病理相结合是最好的解决办法，这种互动可由细胞病理学医师或临床医师启动。例如，如果已知患者有甲状腺多发结节的病史，并且穿刺标本全部由嗜酸细胞构成，此时诊断为FN-OFN或AUS都是可以接受的，尽管有些人发现在孤立结节和多发性结节的情况下恶性肿瘤发生率相似[32]。如果诊断AUS，并注释嗜酸细胞增生的可能性，将对临床有所帮助（参见第4章"报告范例"例4）。做注释的目的是给临床医师提供选择，避免部分患者遭受不必要的甲状腺腺叶切除。在这种情况下，对于诊断为"AUS"的患者，通常进行重复穿刺，但可能不会提供更多有用的诊断信息。

淋巴细胞甲状腺炎患者的大部分结节中，淋巴细胞明显多于嗜酸细胞，据此可以很容易鉴别良性病变和嗜酸细胞肿瘤。尽管如此，一些淋巴细胞甲状腺炎患者嗜酸细胞增生可以形成结节，直径超过1cm，穿刺标本几乎全部为嗜酸细胞，仅极少或没有淋巴细胞浸润（图6.13）[33]。因此，当淋巴细胞缺乏或不明显时，很难排除嗜酸细胞肿瘤。有用的诊断线索为：在淋巴细胞甲状腺炎的结节内，嗜酸细胞的非典型性形态有一定的规律和模式，它们常由3～10个细胞形成小细胞团，细胞核增大，有时染色质模糊或呈磨玻璃样，细胞核非典型特征类似乳头状癌的细胞核形态特征，但这种核改变在嗜酸细胞肿瘤中很少见。

淋巴细胞甲状腺炎病史对细胞学诊断有很大影响。对某个已知患有淋巴细胞甲状腺炎的患者，会将几乎全部或完全为嗜酸细胞成分的标本诊断为FN-OFN或AUS。有数据表明，当患者有淋巴细胞甲状腺炎时，FN-OFN的诊断规范具有较低的恶性预测值[34]。如果诊断为"AUS"，注释"倾向良性嗜酸细胞增生"，将对临床非常有帮助（见第4章"报告范例"例5）。对于有淋巴细胞甲状腺炎病史的患者（如多结节性甲状腺肿患者的情况一样），用"意义不明确的非典型病变或滤泡型病变"加注释的方式，能更准确反映潜在的恶性风险，尽管确切的恶性风险尚不确定，但总体恶性风险应该低于"FN-OFN"[32, 34]。其目的是给临床医师提供选择，避免对部分患者采取不必要的甲状腺腺叶切除。另外，在这种情况下，对于诊断为"AUS"的患者可采取重复穿刺，但通常也不会提供更多有用的诊断信息。因此，与其重复穿刺，不如结合临床情况与细胞病理学诊断，或许更能准确地预测其恶性风险度。

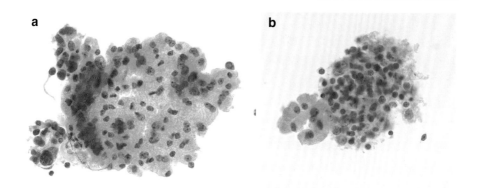

图6.13 慢性淋巴细胞甲状腺炎。（a）慢性淋巴细胞（桥本）甲状腺炎的结节以滤泡细胞为主；（b）局部有淋巴细胞聚集。当淋巴成分缺乏时，可诊断为AUS（液基细胞学制片、巴氏染色）

与其他肿瘤的鉴别

FN-OFN的鉴别诊断包括其他滤泡性肿瘤及非滤泡性肿瘤。嗜酸细胞肿瘤可呈现出某些乳头状癌的结构和核的特征，包括微乳头（图6.14）、显微血管轴心、染色质淡染、核沟和核内细胞质假包涵体，以及砂粒体样凝集物[35]（图6.15）。反之，典型乳头状癌的细胞也经常会出现不同程度的嗜酸细胞分化。这在分化的乳头状癌的嗜酸细胞亚型中尤为广泛（见第8章）。这些肿瘤内丰富的颗粒状胞质酷似嗜酸细胞肿瘤。尽管仔细观察细胞核的细微特征可以鉴别，但是某些病例可能无法明确区分乳头状癌和FN-OFN。这类穿刺标本可以诊断为"FN-OFN"或"可疑恶性"，并加注释，鉴别诊断

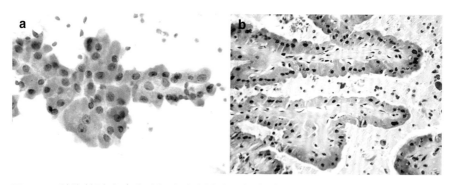

图6.14 滤泡性肿瘤（嗜酸细胞滤泡性肿瘤）。（a）标本完全由嗜酸细胞组成，但没有明显的甲状腺乳头状癌核的特征（涂片、巴氏染色）。（b）组织学检查证实是伴有乳头状结构的嗜酸细胞癌。一部分嗜酸细胞肿瘤具有乳头状结构，细胞核可以偶呈椭圆形、苍白、可见核沟，但缺乏核内细胞质假包涵体。这种病例不仅是细胞学检查，组织学检查也很难与甲状腺乳头状癌（嗜酸细胞亚型）相鉴别（HE染色）

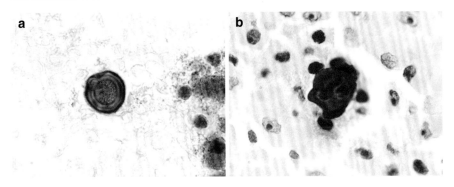

图6.15 滤泡性肿瘤（嗜酸细胞滤泡性肿瘤）。（a）少数嗜酸细胞肿瘤可见同心圆状、层状凝聚物，与砂粒体难以区分（涂片、巴氏染色）。准确诊断取决于伴随出现的细胞学特征。（b）组织学标本证实是嗜酸细胞腺瘤，可见相似的凝聚物（HE染色）

包括乳头状癌和嗜酸细胞肿瘤。这些"交界性"病变可以考虑进行分子检测（参见下文"临床管理"）。即使不能在术前进行区分，对于大多数低风险分化（非髓样）癌，全甲状腺切除术的阈值已经发生了变化，因此对于小于4cm的肿瘤，无论亚型如何，腺叶切除术通常是首选手术[36]。

有些嗜酸细胞肿瘤结构特征与甲状腺髓样癌重叠（图6.16）。许多髓样癌由孤立性细胞组成，细胞质丰富、颗粒状。大多数嗜酸细胞肿瘤有显著的核仁，可以与大多数髓样癌细胞相鉴别。Romanowsky染色可以将嗜酸细胞胞质内颗粒染成蓝色，而将髓样癌的颗粒染成红色。核内细胞质假包涵体在髓样癌细胞内可见，而在嗜酸细胞肿瘤内通常没有或罕见。免疫组化对嗜酸细胞和髓样癌的鉴别极为有用：嗜酸细胞肿瘤甲状腺球蛋白（TG）阳性，而降钙素（CT）阴性。而在髓样癌（源自滤泡旁C细胞）中相反，甲状腺球蛋白阴性，而降钙素和嗜铬颗粒蛋白a呈阳性。进行免疫组化染色时，应选一组免疫标识物用于鉴别诊断，包括阳性标志物TG和阴性标志物CT，以免使用单一抗体时出现非特异染色。由于髓样癌患者的手术方式不同于嗜酸细胞滤泡性肿瘤，病理学医师考虑诊断髓样癌时应尽量有辅助诊断的依据。

FN-OFN的标本与高级别嗜酸细胞分化的甲状腺癌具有相同的细胞学特征（见第10章）。通过FNA将FN-OFN与具有高级别特征的嗜酸细胞癌区分开来是困难的，在某些情况下是不可能的；然而，有丝分裂活性增加和（或）背景坏死的存在提高了后者的可能性[3, 37]。

甲状旁腺腺瘤（以及罕见的甲状旁腺癌）常类似于滤泡性肿瘤，但有些甲状旁腺肿瘤因有丰富的颗粒状胞质而类似于嗜酸细胞肿瘤（图6.17）。有时候影像学特征和血清学检测结果会提示该肿瘤的可能性。然而，依靠形态学评估只能检出20%～30%的甲状旁腺病变[38-40]。与嗜酸

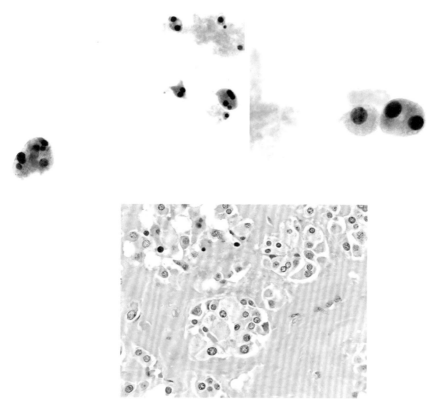

图6.16 甲状腺髓样癌。一些髓样癌可有丰富的颗粒状或嗜瘤细胞细胞质（液基细胞学制片、巴氏染色）。尽管随后的分子检测与髓样癌一致，这个病例仍诊断为滤泡性肿瘤（嗜酸细胞滤泡性肿瘤）。因为术后切除标本显示肿瘤内有大量颗粒状的嗜酸性细胞质（H&E染色）

细胞肿瘤相比，甲状旁腺腺瘤的细胞由细胞质丰富的主细胞构成，呈单细胞状，细胞核圆形，深染，核仁不明显。然而，偶尔甲状旁腺腺瘤可见广泛的嗜酸细胞改变（嗜酸性甲状旁腺腺瘤），其细胞在形态上与嗜酸

a   b

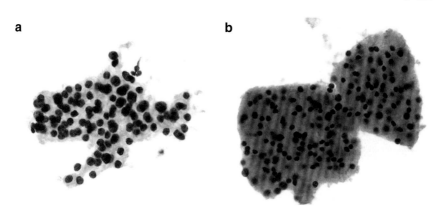

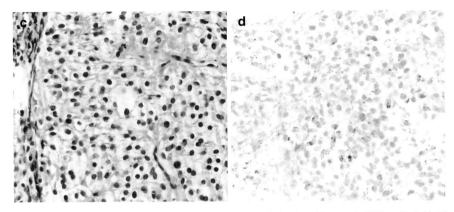

图6.17 甲状旁腺组织。（a，b）甲状旁腺病变中细胞质的量是多样的，从中等到丰富不等（液基细胞学制片、巴氏染色）。（c）当怀疑为甲状腺旁腺组织时，可以制成细胞块（H&E染色）。（d）PTH免疫组化检查证实了诊断

细胞性滤泡细胞难以区分。如果怀疑是甲状旁腺组织，可以用免疫组化来确认。免疫组化染色甲状旁腺肿瘤表达甲状旁腺素（PTH）、GATA3和CgA，但不表达TTF-1、TG[41]。如果是囊肿，抽取囊液进行化学分析，PTH表达水平高也有助于确诊甲状旁腺肿瘤[40]。如果甲状旁腺病变被误诊为FN-OFN，分子检测可以将其与甲状腺病变区分开来。例如，Afirma基因组测序分类器（GSC）（见下文"临床管理"）包括一个识别甲状旁腺细胞表达谱的"卡带"[20]。然而，并不是总能区分开，特别是当免疫组织化学或分子检测不可用或不确定时。在这种情况下，可以在注释中提出甲状旁腺瘤的可能性。

甲状腺中其他不太常见的实体，可以模拟癌细胞滤泡病变，包括转移瘤（如透明细胞肾细胞癌，见第12章）和罕见的间叶性肿瘤，特别是颗粒细胞瘤[42, 43]（图6.18）。如怀疑为颗粒细胞瘤，其免疫组化检测S-100蛋白呈阳性，角蛋白呈阴性。

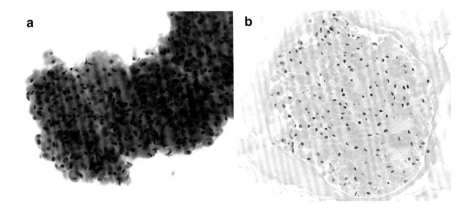

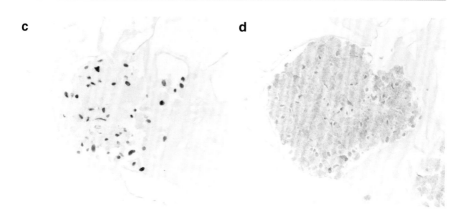

图6.18 颗粒细胞瘤。（a）颗粒细胞瘤具有丰富的颗粒状细胞质，类似于嗜酸细胞滤泡细胞源性肿瘤（液基细胞学制片、巴氏染色）；（b）在本例中，细胞块显示了大量嗜酸性细胞质的淡色肿瘤细胞群（H&E染色）；（c）肿瘤细胞SOX10和（d）CD68染色阳性，支持颗粒细胞瘤的诊断

临床管理

与所有甲状腺结节一样，尽管诊断性手术切除是惯用的临床处理标准，但在诊断为FN-OFN的结节时，应考虑患者的选择、临床和声像图特征。根据2015年美国甲状腺协会指南，分子检测可用于补充恶性肿瘤风险评估，而不是直接进行手术[36]，尽管癌细胞病变分子检测的局限性最初让人们谨慎使用[44]。然而，在嗜酸性滤泡细胞抽吸中，分子诊断性能的提高使得这种方法在这些病变的分诊中更加可行[20, 45, 46]。

随着对嗜酸细胞滤泡性肿瘤发病机制的进一步了解，分子检测在嗜酸细胞为主的标本中的表现得到了很大的改善。例如，与其他滤泡细胞来源的肿瘤不同，嗜酸细胞滤泡性肿瘤经常有线粒体DNA突变和拷贝数改变。它们也显示出RAS突变的频率较低，而*PAX8*∶∶*PPARγ*重排和*BRAF V600E*突变（分别与滤泡肿瘤和乳头状癌相关）基本不存在[9, 10, 47]。最新迭代的Afirma GSC将mRNA表达、测序和拷贝数分析纳入其更新的算法中，其中包括专用的肿瘤细胞（hürthle细胞）索引[20]。Thyroseq v3，包括测序和在较小程度上的基因表达和拷贝数分析，也显示出在嗜瘤性结节中的改善作用[48]。

报告范例

如果穿刺标本诊断为FN-OFN，则表明标本满意，适合评估。此时标本满意度评估为可选项。这一总体分类本身已经诊断到位，随后的描述性注释属于可选项。

例1

滤泡性肿瘤（嗜酸细胞滤泡性肿瘤）。

例2

滤泡性肿瘤（嗜酸细胞滤泡性肿瘤）。

标本内细胞丰富，主要由嗜酸细胞组成，排列成合体细胞样或拥挤的细胞簇。

例3

滤泡性肿瘤（嗜酸细胞滤泡性肿瘤）。

标本内细胞丰富，由大量单个散在的嗜酸细胞组成，无胶质成分。

例4

滤泡性肿瘤（嗜酸细胞滤泡性肿瘤）。

标本内细胞丰富，由滤泡细胞组成，伴嗜酸细胞特征，偶见核沟及局灶性乳头状结构。

备注：以上细胞学改变提示嗜酸细胞肿瘤伴乳头状特征，但甲状腺乳头状癌不能除外。

例5

滤泡性肿瘤（嗜酸细胞滤泡性肿瘤）。

标本内细胞丰富，富含颗粒状细胞质。尽管细胞学改变提示嗜酸细胞肿瘤，但甲状旁腺肿瘤不能除外。结合临床、影像学及血清学等检查将有助于诊断。

（郭丹阳　张　恒　刘艳洁　王利霞　译）

参考文献

［1］Hürthle K. A study of the secretory process of the thyroid gland. Arch F D Ges Physiol，1894，56：10-44.

［2］Askanazy M. Pathologisch-anatomische beitrage zure kenntnis des morbus basedow-ii，insbesondere uber die dabei auftretende muskelergrankung. Dtsch Arch Klin Med，1898，61：118.

［3］Baloch ZW，Asa SL，Barletta JA，et al. Overview of the 2022 WHO classification of thyroid neoplasms. Endocr Pathol，2022，33（1）：27-63.

［4］Máximo V，Lima J，Prazeres H，et al. The biology and the genetics of Hürthle cell tumors of the thyroid. Endocr Relat Cancer，2016，19（4）：R131-147.

［5］Máximo V，Rios E，Sobrinho-Simões M. Oncocytic lesions of the thyroid，kidney，salivary glands，adrenal cortex，and parathyroid glands. Int J Surg Pathol，2014，22（1）：33-36.

［6］Máximo V，Soares P，Lima J，et al. Mitochondrial DNA somatic mutations（point mutations and large deletions）and mitochondrial DNA variants in human thyroid pathology：a study with emphasis on Hürthle cell tumors. Am J Pathol，2002，160（5）：1857-1865.

［7］Máximo V，Botelho T，Capela J，et al. Somatic and germline mutation in GRIM-19，a dual function gene involved in mitochondrial metabolism and cell death，is linked to mitochondrion-rich（Hurthle cell）tumours of the thyroid. Br J Cancer，2005，92（10）：1892-1898.

［8］Baloch ZW，Livolsi VA，Asa SL，et al. Diagnostic terminology and morphologic criteria for cytologic diagnosis of thyroid lesions：a synopsis of the national cancer institute thyroid fine-needle aspiration state of the science conference. Diagn Cytopathol，2008，36（6）：425-437.

［9］Ganly I，Makarov V，Deraje S，et al. Integrated genomic analysis of Hürthle cell cancer reveals oncogenic drivers，recurrent mitochondrial mutations，and unique chromosomal landscapes. Cancer Cell，2018，34（2）：256-270.

［10］Gopal RK，Kübler K，Calvo SE，et al. Widespread chromosomal losses and mitochondrial DNA alterations as genetic drivers in Hürthle cell carcinoma. Cancer Cell，2018，34（2）：242-255.

［11］French CA，Alexander EK，Cibas ES，et al. Genetic and biological subgroups of low-stage follicular thyroid cancer. Am J Pathol，2003，162（4）：1053-1060.

［12］Nikiforova MN，Biddinger PW，Caudill CM，et al. PAX8-PPAR gamma rearrangement in thyroid tumors：RT-PCR and immunohistochemical analyses. Am J Surg Pathol，2002，26（8）：1016-1023.

［13］Giorgadze T，Rossi ED，Fadda G，et al. Does the fine-needle aspiration diagnosis of "Hürthle-cell neoplasm/follicular neoplasm with oncocytic features" denote increased risk of malignancy？Diagn Cytopathol，2004，31（5）：307-312.

［14］Pu RT，Yang J，Wasserman PG，et al. Does Hurthle cell lesion/neoplasm predict malignancy more than follicular lesion/neoplasm on thyroid fine-needle aspiration？Diagn Cytopathol，2006，34（5）：330-334.

［15］Rosai J，Delellis RA，Carcangiu ML，et al. Tumors of the thyroid gland and parathyroid gland. Atlas of tumor pathology. Washington，DC：Armed Forces Institute of Pathology，2014.

［16］Clark DP，Faquin WC. Thyroid cytopathology. New York，NY：Springer，2010：93-108.

［17］Auger M. Hürthle cells in fine-needle aspirates of the thyroid：a review of their diagnostic criteria and signifcance. Cancer Cytopathol，2014，122（4）：241-249.

［18］Renshaw AA. Accuracy of thyroid fine-needle aspiration using receiver operator characteristic curves. Am J Clin Pathol，2001，116（4）：477-482.

[19] Canberk S, Livolsi VA, Baloch Z. Oncocytic lesions of the neuroendocrine system. Adv Anat Pathol, 2014, 21（2）: 69-82.

[20] Patel KN, Angell TE, Babiarz J, et al. Performance of a genomic sequencing classifer for the preoperative diagnosis of cytologically indeterminate thyroid nodules. JAMA Surg, 2018, 153（9）: 817-824.

[21] Nikiforova MN, Mercurio SW, Abigail I, et al. Analytical performance of the ThyroSeq v3 genomic classifer for cancer diagnosis in thyroid nodules. Cancer, 2018, 124（8）: 1682-1890.

[22] Yang YJ, Khurana KK. Diagnostic utility of intracytoplasmic lumen and transgressing vessels in evaluation of Hürthle cell lesions by fine-needle aspiration. Arch Pathol Lab Med, 2001, 125（8）: 1031-1035.

[23] Kini SR, Miller JM, Hamburger JI. Cytopathology of Hürthle cell lesions of the thyroid gland by fine-needle aspiration. Acta Cytol, 1981, 25（6）: 647-652.

[24] Nguyen GK, Husain M, Akin MR. Cytodiagnosis of benign and malignant Hürthle cell lesions of the thyroid by fine-needle aspiration biopsy. Diagn Cytopathol, 1999, 20（5）: 261-265.

[25] Wu HH, Clouse J, Ren R. Fine-needle aspiration cytology of Hürthle cell carcinoma of the thyroid. Diagn Cytopathol, 2008, 36（3）: 149-154.

[26] Elliott DD, Pitman MB, Bloom L, et al. Fine-needle aspiration biopsy of Hurthle cell lesions of the thyroid gland: a cytomorphologic study of 139 cases with statistical analysis. Cancer, 2006, 108（2）: 102-109.

[27] Renshaw AA. Hürthle cell carcinoma is a better gold standard than Hürthle cell neoplasm for fine-needle aspiration of the thyroid: defining more consistent and specific cytologic criteria. Cancer, 2002, 96（5）: 261-266.

[28] Renshaw AA, Gould EW. Impact of specific patterns on the sensitivity for follicular and Hurthle cell carcinoma in thyroid fine-needle aspiration. Cancer Cytopathol, 2016, 124（10）: 729-736.

[29] Yang GC, Schreiner AM, Sun W. Can abundant colloid exclude oncocytic（Hürthle cell）carcinoma in thyroid fine-needle aspiration? Cytohistological correlation of 127 oncocytic（Hürthle cell）lesions. Cytopathology, 2013, 24（3）: 185-193.

[30] Ren Y, Kyriazidis N, Faquin WC, et al. The presence of Hürthle cells does not increase the risk of malignancy in most Bethesda Categories in thyroid fine-needle aspirates. Thyroid, 2020, 30（3）: 425-431.

[31] Poller DN, Megadmi H, Ward MJA, et al. Hürthle cells on fine-needle aspiration cytology are important for risk assessment of focally PET/CT FDG avid thyroid nodules. Cancers（Basel）, 2020, 12（12）: 3544.

[32] Wong KS, Jo VY, Lowe AC, et al. Malignancy risk for solitary and multiple nodules in Hürthle cell-predominant thyroid fine-needle aspirations: a multi-institutional study. Cancer Cytopathol, 2020, 128（1）: 68-75.

[33] Takashima S, Matsuzuka F, Nagareda T, et al. Thyroid nodules associated with

Hashimoto thyroiditis: assessment with US. Radiology, 1992, 185（1）: 125-130.

［34］Roh MH, Jo VY, Stelow EB, et al. The predictive value of the fine-needle aspiration diagnosis "suspicious for a follicular neoplasm, Hurthle cell type" in patients with Hashimoto thyroiditis. Am J Clin Pathol, 2011, 135（1）: 139 145.

［35］Lloyd RV, Osamura RY, Klöppel GRJ. World Health Organization classification of tumours of endocrine organs. Lyon: IARC Press, 2017.

［36］Haugen BR, Alexander EK, Bible KC, et al. 2015 American Thyroid Association Management guidelines for adult patients with thyroid nodules and differentiated thyroid cancer: the American Thyroid Association Guidelines Task Force on Thyroid Nodules and Differentiated Thyroid Cancer. Thyroid, 2016, 26（1）: 1-133.

［37］Saglietti C, Onenerk AM, Faquin WC, et al. FNA diagnosis of poorly differentiated thyroid carcinoma. A review of the recent literature. Cytopathology, 2017, 28（6）: 467-474.

［38］Layfeld LJ. Fine-needle aspiration cytology of cystic parathyroid lesions. A cytomorphologic overlap with cystic lesions of the thyroid. Acta Cytol, 1991, 35（4）: 447-450.

［39］Tseng FY, Hsiao YL, Chang TC. Ultrasound-guided fine-needle aspiration cytology of parathyroid lesions. A review of 72 cases. Acta Cytol, 2002, 46（6）: 1029-1036.

［40］Owens CL, Rekhtman N, Sokoll L, et al. Parathyroid hormone assay in fine-needle aspirate is useful in differentiating inadvertently sampled parathyroid tissue from thyroid lesions. Diagn Cytopathol, 2008, 36（4）: 227-231.

［41］Yu Q, Hardin H, Chu YH, et al. Parathyroid neoplasms: immunohistochemical characterization and long noncoding RNA（lncRNA）expression. Endocr Pathol, 2019, 30（2）: 96-105.

［42］Paproski SM, Owen DA. Granular cell tumor of the thyroid. Arch Pathol Lab Med, 2001, 125（4）: 544-546.

［43］Du ZH, Qiu HY, Wei T, et al. Granular cell tumor of the thyroid: clinical and pathological characteristics of a rare case in a 14-year-old girl. Oncol Lett, 2015, 9（2）: 777-779.

［44］Haddad RI, Nasr C, Bischoff L, et al. NCCN guidelines insights: thyroid carcinoma, Version 2. 2018. J Natl Compr Cancer Netw, 2018, 16（12）: 1429-1440.

［45］Angell TE, Heller HT, Cibas ES, et al. Independent comparison of the Afirma genomic sequencing classifer and gene expression classifer for cytologically indeterminate thyroid nodules. Thyroid, 2019, 29（5）: 650-656.

［46］Endo M, Nabhan F, Porter K, et al. Afirma gene sequencing classifer compared with gene expression classifer in indeterminate thyroid nodules. Thyroid, 2019, 29（8）: 1115-1124.

［47］Ganly I, Ricarte Filho J, Eng S, et al. Genomic dissection of Hurthle cell carcinoma reveals a unique class of thyroid malignancy. J Clin Endocrinol Metab, 2013, 98（5）: E962-972.

［48］Steward DL, Carty SE, Sippel RS, et al. Performance of a multigene genomic classifer in thyroid nodules with indeterminate cytology: a prospective blinded multicenter study. JAMA Oncol, 2019, 5（2）: 204-212.

可疑恶性肿瘤

Fernando Schmitt, Ashish Chandra, Armando Filie & Chiung-Ru Lai

背景

大多数原发性甲状腺恶性肿瘤具有独特的细胞学特征，经细针穿刺（fine needle aspiration，FNA）后容易识别。但滤泡细胞癌和嗜酸细胞癌例外（见第5章和第6章）。虽然甲状腺乳头状癌（papillary thyroid carcinoma，PTC）、甲状腺髓样癌（medullary thyroid carcinoma，MTC）和淋巴瘤的细胞学特征已经明确（见第8、第9和第12章），但有些病例因样本中细胞的数量和（或）质量不满足标准，因此可能无法做出明确的诊断。无法确诊的原因包括取样或细胞保存欠佳，PTC或MTC的少见亚型，与其他甲状腺病变存在细胞形态学（特别是核）特征的重叠，或无法对淋巴瘤进行免疫分型。在一些慢性淋巴细胞（桥本）甲状腺炎的病例中，良性滤泡细胞的反应性、退行性和化生性改变难以与PTC鉴别；甲状腺炎的淋巴细胞也很难与黏膜相关淋巴瘤（MALT淋巴瘤）的肿瘤细胞区分。

因此，有必要在甲状腺FNA中设立一个表示强烈怀疑恶性肿瘤的诊断分类，这一分类在甲状腺细胞病理学Bethesda报告系统（TBSRTC）中被称为"可疑恶性肿瘤（suspicious for malignancy，SFM）"。SFM是一个异质性的类别，包括各种不同的原发性和继发性恶性肿瘤。尽管在许多已发表的文献中并未明确可疑恶性肿瘤的类型，但大多数SFM病例怀疑为PTC。SFM诊断约占所有甲状腺FNA的3%（范围1.0%～6.3%）[1-4]。与其他任何不确定的诊断一样，应谨慎使用这一类别，以便患者尽可能得到适当的管理。

将"可疑恶性肿瘤"从"恶性肿瘤"类别中分离出来的最终目的，是在不降低FNA整体敏感性的情况下，保持恶性类别很高的阳性预测值（positive predictive value，PPV）。SFM向临床外科团队表明了诊断的不确定性，如有指征，允许采取更为保守的治疗方案（例如，甲状腺叶切除术）。

甲状腺穿刺的快速现场评估（rapid on-site evaluation，ROSE），最好由训练有素的超声检查操作者（放射科医师或病理医师）在细胞学技术员的协助下进行，通过减少由于低细胞含量或需要辅助检查确诊的可疑病例（髓样癌、间变性癌、淋巴瘤或转移性恶性肿瘤，如黑色素瘤）的数量，来增加FNA的临床价值。在ROSE的指导下，行特定的穿刺收集样本置入适当的转移介质，行细胞块免疫化学或流式细胞术，就可以通过细胞学样本做出明确诊断，避免了患者再次就诊行重复FNA或采用其他取样方法，如空心针活检。

恶性肿瘤与可疑恶性肿瘤（以及可疑恶性肿瘤与非典型病变）之间的区分无疑是具有主观性的。诊断为恶性肿瘤的病例应该是有足够的细胞量，并具有该病变全部或大部分诊断特征。某些诊断特征缺乏或不确定时，即诊断为SFM[5]。

相较于非恶性病变，SFM用于更可能是恶性的甲状腺FNA。其诊断恶性肿瘤的PPV约为74%（范围50% ~ 80%）[1, 2, 6-15]。由于没有考虑到鉴于其惰性行为已将"非浸润性滤泡亚型甲状腺乳头状癌"重新分类为"具有乳头状癌核特征的非浸润性甲状腺滤泡性肿瘤"（noninvasive follicular thyroid neoplasm with papillary-like nuclear features，NIFTP），这些统计数据高估了恶性风险度[16]。当NIFTP不被视为恶性肿瘤时，SFM类别的恶性风险度降至约65%（见第1章）[17, 18]。然而NIFTP是一种"外科疾病"（即这些结节是须行手术切除的），如果风险评估是针对外科疾病定义的，则可认为较高的风险评估依然适用于SFM。

定义

当某些细胞形态学特征（最常见为PTC的特征）强烈提示为恶性肿瘤，但又不足以明确诊断时，使用"可疑恶性肿瘤"（SFM）这一诊断类别。怀疑滤泡性肿瘤或嗜酸细胞肿瘤的样本不属于这一类别（见第5章和第6章）。对于SFM类别，形态学改变的程度足以被认为恶性肿瘤的可能性大于非恶性肿瘤。

标准

可疑甲状腺乳头状癌

斑驳状细胞核改变模式（图7.1和图7.2）
样本细胞量中等或丰富。
特征不明显的滤泡细胞［主要排列成片状和（或）巨滤泡片段］，与

图7.1 可疑甲状腺乳头状癌。局灶滤泡细胞显示乳头状癌的某些特征，包括核增大、粉尘状染色质、核膜不规则、核沟与核铸型，以及小核仁。然而这些形态改变呈斑驳状分布，团片中其他滤泡细胞表现为良性形态（液基细胞学制片、巴氏染色）

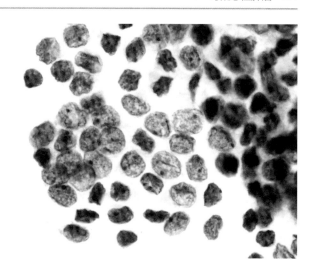

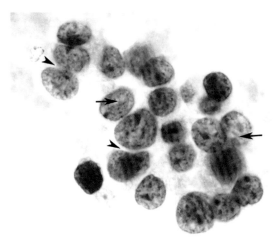

图7.2 可疑甲状腺乳头状癌。滤泡细胞排列呈松散薄片状，显示细胞核增大、粉尘状染色质、核仁和核沟。存在一些可疑的（即小的、不明确的）核内假包涵体（长箭头）和轻微的核铸型（短箭头）。然而这些形态改变呈斑驳状分布，其他滤泡细胞完全呈良性形态（液基细胞学制片、巴氏染色）

具有核增大、核淡染、有限的核沟、核膜不规则和（或）核铸型的细胞混合在一起。

很少或无核内假包涵体（Intranuclear pseudoinclusions，INPI），缺乏砂粒体和乳头状结构。

不完全细胞核改变模式（图7.3）

样本细胞量稀少、中等或丰富。

细胞普遍表现为轻-中度核增大，伴轻度核淡染。

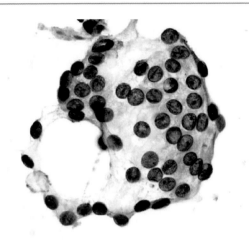

图7.3　可疑甲状腺乳头状癌。在本例样本中，细胞普遍但仅有轻微的核改变。松散片状排列的滤泡细胞核轻度增大，不同程度的染色质淡染，可见小但明显的核仁，核沟，轻微核铸型（液基细胞学制片、巴氏染色）

可有明显的核沟，但核膜不规则和核铸型少见。

很少或没有核内假包涵体（IPNI），缺乏砂粒体和乳头状结构。

稀疏细胞样本模式

存在PTC的许多特征（见第8章），但样本中细胞含量非常稀疏。

囊性变模式（图7.4）

具有囊性变的证据，即存在吞噬含铁血黄素的巨噬细胞。

滤泡细胞呈散在的团状和片状排列，具有增大淡染的细胞核，部分有核沟，很少或无核内假包涵体，并且缺乏砂粒体或乳头状结构。

偶见大的、非典型的"组织细胞样"细胞，具有增大的细胞核及丰富的空泡状胞质。

可疑甲状腺髓样癌（图7.5至图7.7）

样本细胞量稀疏或中等。

细胞形态单一、非黏附性、小或中等大小，具有相对高的核/质比。

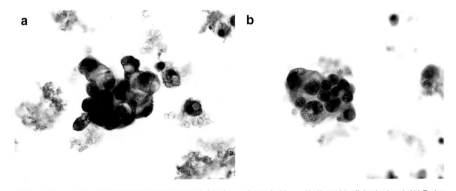

图7.4（a，b）　可疑囊性甲状腺乳头状癌。成团大的、非典型的"组织细胞样"细胞，具有增大的细胞核，丰富的空泡状胞质（液基细胞学制片、巴氏染色）

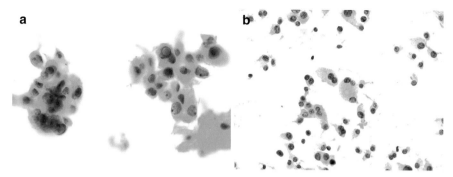

图7.5（a，b） 可疑甲状腺髓样癌。形态单一的、小或中等大小的细胞单个散在或排列成松散的细胞簇，细胞核/质比（N/C）增高，核偏位，罕见核内假包涵体，染色质污秽状（SurePath制片、巴氏染色）

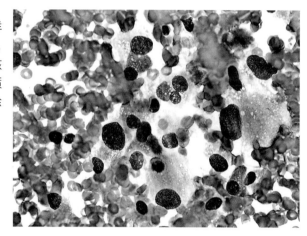

图7.6 可疑甲状腺髓样癌。松散排列的细胞簇，局灶细胞核大小不一，核偏位（浆细胞样），胞质丰富呈细空泡状（普通涂片、Diff-Quik染色）

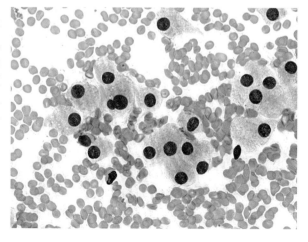

图7.7 可疑甲状腺髓样癌。穿刺细胞量少，仅显示少量松散黏附、大小相对一致的细胞，胞质呈颗粒状和细空泡状，细胞边界不清（普通涂片、Diff-Quik染色）

核偏位，由于保存不佳，染色质模糊呈污秽状；没有明显的胞质颗粒。

可能存在无定形物的小碎片——胶质或淀粉样物。

既无足够用于辅助免疫组织化学染色的细胞样本，也无FNA洗脱液用于测定降钙素以明确甲状腺髓样癌的诊断。

可疑淋巴瘤（图7.8）

穿刺样本由大量非典型的小到中等大小的淋巴样细胞，或大量非典型的大淋巴样细胞组成。

没有足够或无法获得用于确认淋巴瘤诊断的流式细胞术、分子和（或）免疫组织化学检测所需的额外样本。

或：样本中细胞量少，含有非典型淋巴样细胞。

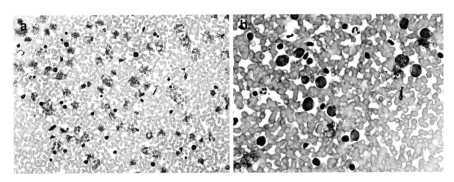

图7.8 可疑淋巴瘤。（a）在少量成熟淋巴细胞、保存不良的细胞和红细胞的背景中，可见散在的非典型大淋巴细胞；（b）较高的放大倍数下，细胞保存较好的区域示非典型淋巴样细胞核增大，核外形圆至不规则形，染色质开放，少量的嗜碱性胞质。在未进行免疫表型和克隆性表达等辅助检测的情况下，这些发现只能怀疑但不能确诊为恶性淋巴瘤（普通涂片、Diff-Quik染色）

注释

可疑甲状腺乳头状癌

前文概述了"SFM，可疑PTC"最常见模式的诊断标准。组织病理学中，肿瘤结节内呈灶状分布，是PTC具有诊断意义的形态学特征，所以这些结节的FNA也可表现为不均一的细胞学形态。不幸的是，在许多良性病变中也有这种类似模式的表现，如慢性淋巴细胞甲状腺炎、囊性变、放射性碘和卡比马唑治疗后[5]。慢性淋巴细胞甲状腺炎中滤泡细胞核的变化包括局灶性增大、核沟、突出的核仁和染色质淡染（图7.9）；大量淋巴细胞和浆细胞并不能排除并存PTC的可能性[19]。

与囊性变相关的囊壁衬覆细胞具有明显的特征，大多数病例可诊断为良性[20]。这些细胞通常呈细长形，染色质匀细，偶见核沟，具有相对较大的核仁，并且几乎总是伴有吞噬含铁血黄素的巨噬细胞和良性形态的巨滤泡片段。梭形的细胞和细胞核形态酷似子宫颈涂片中的修复上皮，这有助于与PTC细胞的鉴别。但在有些病例中，与PTC鉴别很困难。对于某些病例，宜诊断AUS（见第4章），但当其形态改变显著时，则诊断SFM或许更为合理（图7.10）。

在使用放射性碘、卡比马唑或其他药物治疗的患者中，细胞核非典

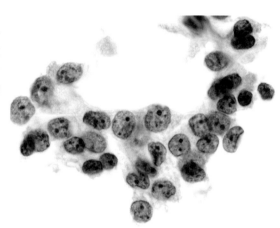

图7.9 可疑甲状腺乳头状癌（慢性淋巴细胞甲状腺炎患者）。滤泡细胞分布不均，细胞核增大，染色质淡染，核形不规则，核仁突出（液基细胞学制片、巴氏染色）

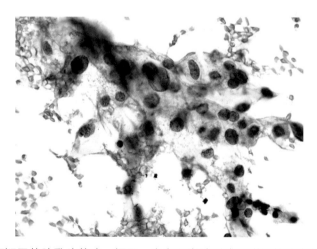

图7.10 可疑甲状腺乳头状癌。梗死、出血和囊肿形成区附近的滤泡细胞（"囊壁衬覆细胞"）可具有与甲状腺乳头状癌相似的核变化。当核增大、淡染和核沟在涂片中广泛分布时，应诊断为"可疑恶性肿瘤"（普通涂片、巴氏染色）

型性可能尤为突出[21-23]。在一些患者中，细胞核的变化极其显著，提示PTC或其他恶性肿瘤的可能性。与上述囊壁衬覆细胞一样，当形态改变明显时，更适宜诊断为SFM（图7.11）。

　　有时滤泡细胞的核形态改变是广泛而非斑驳状的，但其程度较轻而不完全。再次强调，这种相对轻微而广泛性的改变可见于部分PTC，特别是滤泡亚型PTC，但在良性病变如滤泡性腺瘤中也会出现。因此当核的改变广泛但轻微时，最好诊断为SFM、可疑PTC。

　　正如在第8章详细论述的那样，许多PTC的组织学亚型与经典型PTC定义的形态特征有所不同[24-31]。这些亚型包括常见的滤泡亚型（图7.12），以及其他相对少见的亚型，如嗜酸细胞亚型（图7.13）、柱状细胞

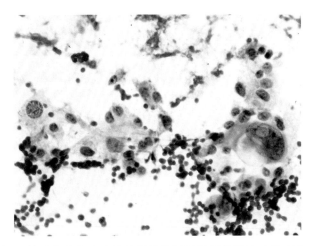

图7.11　可疑甲状腺乳头状癌（结节性甲状腺肿放射性碘治疗患者）。滤泡细胞呈现出明显的核大小不一、染色质淡染和突出的核内假包涵体。虽然这些改变可能为治疗后反应，但此例非典型性显著，不能排除甲状腺乳头状癌的可能性（普通涂片、巴氏染色）

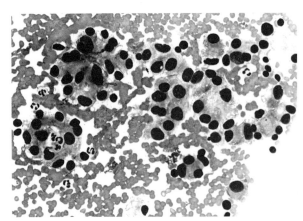

图7.12　可疑甲状腺乳头状癌。具有代表性的微滤泡细胞团，细胞核增大、不同程度的核淡染，罕见核沟。结节手术切除后组织学诊断为NIFTP（传统涂片、Diff-Quik染色）

亚型、NTRK重排亚型[32]及PTC伴囊性变亚型等。NTRK重排的PTC通常表现为中等程度的核改变，如不明显的核沟、少见的细长形核和罕见的核内假包涵体（图7.14）。这些亚型与经典型间的形态学差异会反映在FNA样本中，成为不确定性诊断的原因。由于典型的PTC特征表现得不完全或不广泛，此时应诊断为SFM而不是直接诊断为恶性肿瘤。

滤泡亚型PTC（follicular variant of PTC，FVPTC）和NIFTP对FNA的诊断提出了挑战。这些肿瘤具有滤泡状结构，但同时又呈现PTC核的改变，从NIFTP的惰性到浸润性滤泡亚型PTC的侵袭性，具有不同的临床生物学行为。正如滤泡性腺瘤和滤泡癌之间的鉴别一样，对于FNA无法识别的恶性肿瘤特征（如浸润），必须由组织病理学来评估。大多数

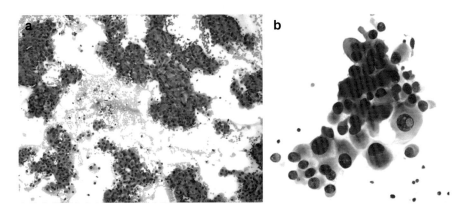

图7.13　可疑甲状腺乳头状癌，嗜酸细胞亚型。（a）低倍镜图像显示样本细胞量丰富，有大量含有丰富胞质的滤泡细胞团（传统涂片、Diff-Quik染色）；（b）高倍镜证实滤泡细胞胞质丰富，可见一核内假包涵体。虽然这些发现令人怀疑病变为乳头状癌，但也不能完全排除嗜酸细胞肿瘤（传统涂片、Diff-Quik染色）

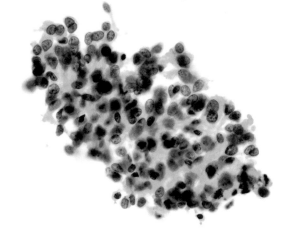

图7.14　NTRK重排的PTC，有细微的核沟，少见的细长形核和罕见的核内假包涵体（SurePath制片、巴氏染色）

FVPTC和NIFTP在细胞学上被诊断为可疑恶性肿瘤（SFM）、可疑滤泡性肿瘤（SFN）、意义不明的非典型病变（AUS）；少数被诊断为恶性肿瘤[9, 18, 33]。NIFTP和FVPTC的细胞形态学特征在诊断类别上有重叠：在SFM和AUS类别中，都有显著的微滤泡结构和轻微的PTC核特征（细腻的染色质、淡染的核与核沟）[33-35]。尚未确定是否有可靠的细胞学特征组合，可以用来前瞻性地诊断NIFTP，并且仅通过FNA即可与浸润性FVPTC进行鉴别。对于FNA中因具有微滤泡结构，伴有部分PTC核特征，但又缺乏核内假包涵体、乳头或砂粒体而诊断为SFM的病例，做好注释可能会有所帮助（见"报告范例"中的例2）[36]。

透明变梁状肿瘤（HTT）与PTC具有许多共同的形态学特征，包括核沟和多量核内假包涵体（图7.15）。虽然它可能与PTC有关，但因在组织学上具有边界清楚、小梁生长方式及小梁内玻璃样透明物质的特征而有别于PTC[37]。这些鉴别特征在FNA中难以把握，许多HTT被诊断为恶性肿瘤或SFM。MIB-1的细胞质着色（与其他情况下用于显示增殖指数的核染色模式不同）是HTT的一个独有特征，可作为细胞形态学的辅助诊断方法[38]。

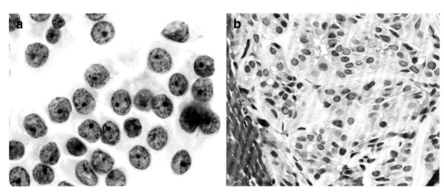

图7.15　可疑甲状腺乳头状癌。（a）滤泡细胞呈松散片状排列，细胞核增大，染色质淡染呈粉尘状，可见核沟和明显的核仁（液基细胞学制片、巴氏染色）；（b）FNA制备的细胞块，显示了非典型细胞呈巢状排列，染色质淡染，可见明显的核内假包涵体。随后的甲状腺切除标本诊断为透明变梁状肿瘤（细胞块、HE染色）

与其他PTC亚型一样，囊性型PTC也具有不同于经典型PTC的细胞学特征，但有时被血液和巨噬细胞掩盖。有些病例可见具有丰富致密或空泡状胞质和多形性核的大细胞（"组织细胞样细胞"）（图7.4）。这种PTC很难明确诊断为恶性[30, 31]。

可疑髓样癌

由于细胞数量少和细胞形态保存欠佳等技术问题（图7.6），或细胞形态学表现罕见[39]，FNA样本可能难以明确诊断MTC。在这种情况下，如果有足够的样本用于免疫细胞化学染色（见第9章），有FNA洗脱液进行降钙素检测[40]，或者在适当的临床背景下（如血清降钙素水平明显升高）可以解释细胞学所见，则可以明确诊断为MTC。

可疑淋巴瘤

最常见的甲状腺原发性（primary thyroid，PT）淋巴瘤通常表现为单一形态的、具有轻度非典型的、小到中等大小的淋巴样细胞（MALT淋巴瘤），或非典型的大淋巴样细胞（弥漫性大B细胞淋巴瘤）。甲状腺原发性MALT淋巴瘤可能难以与慢性淋巴细胞甲状腺炎鉴别[41]。甲状腺原发性（PT）和继发性（secondary thyroid，ST）淋巴瘤的细胞形态学和免疫表型特征非常相似，上述细胞形态学特征也可能出现在其他不常见的原发/继发B细胞淋巴瘤和T细胞淋巴瘤中[42]。淋巴瘤的明确诊断，须要将细胞形态学特征与流式细胞术、免疫组织化学和（或）分子检测获得的克隆性和免疫表型结果相结合才能做出[41-44]。缺乏可用于辅助诊断的材料，细胞数量不足，或细胞形态保存不理想都可导致诊断不明确，做出"SFM，可疑淋巴瘤"诊断（图7.8）。

可疑恶性肿瘤，非特殊型

其他恶性肿瘤虽然不常见，但在甲状腺肿也可出现。如未分化（间变性）甲状腺癌、低分化甲状腺癌和转移性恶性肿瘤，主要是来自肾脏、乳腺、肺和结肠的腺癌及来自头颈部的鳞状细胞癌[45]（图7.16）。明确诊断往往需要结合临床病史、复阅既往肿瘤的组织切片（已知的原发性恶性肿瘤）和（或）辅助检查结果[46]。缺少上述这些要素中的一个或多

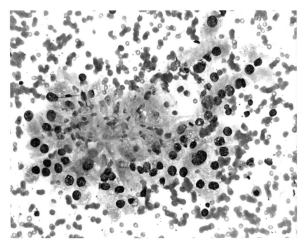

图7.16 可疑恶性肿瘤，非特殊型。非典型细胞团，细胞核增大，中等至丰富的胞质，胞质淡染或嗜酸性，部分呈空泡状。虽然提供了肾细胞癌的病史，但由于缺乏辅助检查和（或）对原发肾细胞癌切片的复阅，这些发现也仅是怀疑，而不能明确诊断为转移性肾细胞癌（传统涂片、Diff-Quik染色）

个、细胞数量不足或细胞形态保存不理想都可能导致诊断不明确，从而做出"SFM，NOS"的诊断。

临床管理

一般而言，由于"SFM，可疑PTC"这一类别的FNA诊断结果有相对较高的恶性率，与之相关的临床外科建议是采用针对恶性肿瘤的手术治疗，最常见的是腺叶切除或全甲状腺切除，这一治疗方式在专家看来是可以接受的。应该重视术前经临床和影像学风险评估获得的重要的非细胞学数据，因为它与手术建议及切除范围有关（见第13章）。以下因素可以提高对恶性肿瘤患病率的估计，包括关键的病史特征如家族史或放射线接触史，体检特征如肿块固定于颈部邻近脏器，喉部检查包括肿块同侧的声带有无麻痹[47]，以及结节的超声表现。正如最近《美国甲状腺协会（ATA）甲状腺结节管理指南》中所强调的那样，术前超声检查在甲状腺结节风险分层管理中越来越重要，在对一个确定的结节进行恶性度评估时，它是细胞学评估的有效补充[14]。理想状态下，甲状腺穿刺的现场评估应由训练有素的超声检查操作者（放射科医师或病理医师）在细胞技术员的协助下进行。通过减少由于低细胞含量或需要辅助检查确诊的可疑病例（髓样癌、间变性癌、淋巴瘤或转移性恶性肿瘤，如黑色素瘤）的数量，来增加FNA的临床价值。在ROSE的指导下，行特定的穿刺收集样本置入适当的转移介质，行细胞块免疫化学或流式细胞术，就可以通过细胞学样本做出明确诊断，避免了患者再次就诊行重复FNA或采用其他取样方法，如空心针活检。

ATA倡议减少许多低风险甲状腺癌（直径≤4cm，无甲状腺外侵犯和无区域淋巴结转移）的手术范围，并减少术后常规放射性碘治疗的使用，提高将腺叶切除作为初级外科治疗的可能性[14]。此外，对NIFTP惰性生物学行为的认识，进一步支持对一些患者进行相对保守的初始手术治疗[16]。将一些结节重新分类为NIFTP改变了SFM的恶性率，最新文献表明总体降低了15%～20%[17, 18]。这种改变对临床和手术治疗的确切影响尚不明确，但显然将有助于推动临床医师在许多情况下考虑更为保守的初级外科手术。还有许多其他因素决定是进行单侧还是双侧手术，这些因素包括患者对更积极的初级手术治疗和甲状腺激素抑制治疗的接受度，是否接受可能的二次手术，以及手术可能会损害声音及对其职业造成影响。术中冷冻对SFM结节的诊断作用有限[48]。

辅助检查的作用

辅助检查对诊断为"SFM，可疑MTC"或"SFM，可疑淋巴瘤"的患者是非常有帮助的。血清降钙素水平升高和（或）非典型细胞降钙素或突触素及嗜铬粒蛋白呈免疫组化阳性表达，有助于明确诊断甲状腺髓样癌。重复FNA以获取细胞用于流式细胞术、分子和（或）免疫组织化学染色，可以更好地显示非典型淋巴细胞的免疫表型及特征，从而有助于为最初考虑为"SFM，可疑淋巴瘤"的患者做出明确的淋巴瘤诊断。

辅助分子检查更容易开展，主要应用于FNA中TBSRTC的不确定诊断。鉴于FNA诊断"SFM，可疑PTC"时已具有相对较高的恶性肿瘤风险，辅助分子检查对其作用有限。最近ATA关于外科针对细胞学诊断SFM的样本进行分子检测的建议中，提到了一个七基因（包括 *BRAF*，*RAS*，*RET∷PTC*，*PAX8∷PPARγ*）的分子检测组合（seven-gene molecular panel，7-基因MP），可用于指导外科治疗。7-基因MP阳性的患者应行肿瘤性甲状腺切除术，而7基因MP阴性的患者至少要行诊断性腺叶切除术。ATA指南还指出，对Afirma®基因组检测不做常规推荐，但如果有临床指征，可以对细胞学诊断SFM的样本进行该检测[15]。值得注意的是，对NIFTP穿刺样本进行现有的商业分子测试往往将这些病变归类为"可疑"，这可能导致过度的手术治疗[49]。大多数NIFTP携带*RAS*突变，少数显示非V600E的*BRAF*基因突变；大多数NIFTP穿刺被诊断为AUS，只有一小部分被诊断为SFM[50]。如果进行ROSE，就可以预估是否需要辅助检测，以便现场收集额外的样本，而无须召回患者进行重复穿刺。

报告范例

如果穿刺样本被诊断为SFM，则表明样本满意，足够用于评估。样本量充足的明确声明为可选项。随后的描述性注释用于说明可疑恶性肿瘤的类型。显微镜下的描述也为可选项。

例1
可疑恶性肿瘤。
可疑甲状腺乳头状癌。

例2

可疑恶性肿瘤。

可疑甲状腺乳头状癌。

备注：整体细胞形态学特征提示滤泡亚型乳头状癌或其对应的惰性肿瘤，即具有乳头状核特征的非浸润性甲状腺滤泡肿瘤（NIFTP）。在细胞学样本上，二者不能明确区分。

例3

可疑恶性肿瘤。

可疑甲状腺髓样癌。

备注：如果有临床指征，检测血清降钙素水平，或重新穿刺行免疫组织化学染色，或穿刺针洗脱液的降钙素检测可能有助于明确诊断。

例4

可疑恶性肿瘤。

可疑淋巴瘤。

备注：如果有临床指征，重复穿刺获取细胞用于流式细胞术、分子和（或）免疫组织化学染色，如此，可以更好地显示非典型淋巴细胞的免疫表型及特征。

例5

可疑恶性肿瘤，非特殊型。

备注：无法复阅患者已知原发肿瘤的切片（针对已知恶性肿瘤的患者）。整体细胞形态学特征可能为转移性癌。如果有临床指征，重复穿刺行免疫组织化学检查可有助于明确诊断。

致谢：作者要感谢Paul VanderLaan，Gregory Randolph，Celeste Powers，Helen Wang和Douglas Clark医师在本章早期版本中所做的工作。

（何淑蓉　译）

参考文献

［1］ Bongiovanni M，Spitale A，Faquin WC，et al. The Bethesda system for reporting thyroid cytopathology：a meta-analysis. Acta Cytol，2012，56（4）：333-339.

［2］ Harvey AM，Mody DR，Amrikachi M. Thyroid fine-needle aspiration reporting rates and outcomes before and after Bethesda implementation within a combined academic and community hospital system. Arch Pathol Lab Med, 2013, 137（11）: 1664-1668.

[3] Olson MT, Boonyaarunnate T, Altinboga AA, et al. "Suspicious for papillary thyroid carcinoma" before and after The Bethesda System for reporting thyroid cytopathology: impact of standardized terminology. Acta Cytol, 2014, 58（1）: 15-22.

[4] Krane JF, Vanderlaan PA, Faquin WC, et al. The atypia of undetermined significance/follicular lesion of undetermined signifcance: malignant ratio: a proposed performance measure for reporting in The Bethesda System for thyroid cytopathology. Cancer Cytopathol, 2012, 120（2）: 111-116.

[5] Jing X, Michael CW. Potential pitfalls for false suspicion of papillary thyroid carcinoma: a cytohistologic review of 22 cases. Diagn Cytopathol, 2012, 40（Suppl 1）: E74-79.

[6] Krauss EA, Mahon M, Fede JM, et al. Application of the Bethesda classification for thyroid fine-needle aspiration: institutional experience and meta-analysis. Arch Pathol Lab Med, 2016, 140（10）: 1121-1131.

[7] Jo VY, Stelow EB, Dustin SM, et al. Malignancy risk for fine-needle aspiration of thyroid lesions according to the Bethesda System for reporting thyroid cytopathology. Am J Clin Pathol, 2010, 134（3）: 450-456.

[8] Renshaw AA. Subclassification of atypical cells of undetermined signifcance in direct smears of fine-needle aspirations of the thyroid: distinct patterns and associated risk of malignancy. Cancer Cytopathol, 2011, 119（5）: 322-327.

[9] VanderLaan PA, Marqusee E, Krane JF. Features associated with locoregional spread of papillary carcinoma correlate with diagnostic category in the Bethesda system for reporting thyroid cytopathology. Cancer Cytopathol, 2012, 120（4）: 245-253.

[10] Mastorakis E, Meristoudis C, Margari N, et al. Fine needle aspiration cytology of nodular thyroid lesions: a 2-year experience of the Bethesda system for reporting thyroid cytopathology in a large regional and a university hospital, with histological correlation. Cytopathology, 2014, 25（2）: 120-128.

[11] Deniwar A, Hambleton C, Thethi T, et al. Examining the Bethesda criteria risk stratification of thyroid nodules. Pathol Res Pract, 2015, 211（5）: 345-348.

[12] Sarkis LM, Norlen O, Aniss A, et al. The Australian experience with the Bethesda classification system for thyroid fne needle aspiration biopsies. Pathology, 2014, 46（7）: 592-595.

[13] Theoharis C, Adeniran AJ, Roman S, et al. The impact of implementing The Bethesda System for reporting of thyroid FNA at an academic center. Diagn Cytopathol, 2013, 41（10）: 858-863.

[14] Haugen BR, Alexander EK, Bible KC, et al. 2015 American thyroid association management guidelines for adult patients with thyroid nodules and differentiated thyroid cancer: The american thyroid association guidelines task force on thyroid

nodules and differentiated thyroid cancer. Thyroid, 2016, 26（1）: 1-133.

[15] Ferris RL, Baloch Z, Bernet V, et al. American thyroid association statement on surgical application of molecular profiling for thyroid nodules: current impact on perioperative decision making. Thyroid, 2015, 25（7）: 760-768.

[16] Nikiforov YE, Seethala RR, Tallini G, et al. Nomenclature revision for encapsulated follicular variant of papillary thyroid carcinoma: a paradigm shift to reduce overtreatment of indolent tumors. JAMA Oncol, 2016, 2（8）: 1023-1029.

[17] Strickland KC, Howitt BE, Marqusee E, et al. The impact of noninvasive follicular variant of papillary thyroid carcinoma on rates of malignancy for fine-needle aspiration diagnostic categories. Thyroid, 2015, 25（9）: 987-992.

[18] Faquin WC, Wong LQ, Afrogheh AH, et al. Impact of reclassifiying noninvasive follicular variant of papillary thyroid carcinoma on the risk of malignancy in The bethesda system for reporting thyroid cytopathology. Cancer Cytopathol, 2016, 124（3）: 181-187.

[19] Malheiros DC, Canberk S, Poller DN, et al. Thyroid FNAC: causes of false-positive results. Cytopathology, 2018, 29: 407-417.

[20] Faquin WC, Cibas ES, Renshaw AA. "Atypical" cells in fine-needle aspiration biopsy specimens of benign thyroid cysts. Cancer, 2005, 105（2）: 71-79.

[21] Smejkal V, Smejkalova E, Rosa M, et al. Cytologic changes simulating malignancy in thyrotoxic goiters treated with carbimazole. Acta Cytol, 1985, 29（2）: 173-178.

[22] Granter SR, Cibas ES. Cytologic findings in thyroid nodules after 131iodine treatment of hyperthyroidism. Am J Clin Pathol, 1997, 107（1）: 20-25.

[23] Kapur U, Katz RL. Radioactive iodine-associated changes in thyroid on fine-needle aspiration. Diagn Cytopathol, 2010, 38（2）: 119-120.

[24] Guan H, Vandenbussche CJ, Erozan YS, et al. Can the tall cell variant of papillary thyroid carcinoma be distinguished from the conventional type in fine-needle aspirates? A cytomorphologic study with assessment of diagnostic accuracy. Acta Cytol, 2013, 57（5）: 534-542.

[25] Takagi N, Hirokawa M, Nobuoka Y, et al. Diffuse sclerosing variant of papillary thyroid carcinoma: a study of fine-needle aspiration cytology in 20 patients. Cytopathology, 2014, 25（3）: 199-204.

[26] Liu J, Singh B, Tallini G, et al. Follicular variant of papillary thyroid carcinoma: a clinicopathologic study of a problematic entity. Cancer, 2006, 107（6）: 1255-1264.

[27] Canberk S, Montezuma D, Ince U, et al. Variants of papillary thyroid carcinoma: an algorithm cytomorphology-based approach to cytology specimens. Acta Cytol, 2020, 64（4）: 288-298.

[28] Gupta S, Sodhani P, Jain S, et al. Morphologic spectrum of papillary carcinoma of the thyroid: role of cytology in identifying the variants. Acta Cytol, 2004, 48

（6）：795-800.

［29］Ylagan LR，Dehner LP，Huettner PC，et al. Columnar cell variant of papillary thyroid carcinoma report of a case with cytologic fndings. Acta Cytol，2004，48（1）：73-77.

［30］Castro-Gómez L，Córdova-Ramírez S，Duarte-Torres R，et al. Cytologic criteria of cystic papillary carcinoma of the thyroid. Acta Cytol，2003，47（4）：590-594.

［31］Renshaw AA. "Histiocytoid" cells in fine-needle aspirations of papillary carcinoma of the thyroid：frequency and signifcance of an under-recognized cytologic pattern. Cancer，2002，96（4）：240-243.

［32］Lee YC，Hsu CY，Lai CR，et al. NTRK-rearranged papillary thyroid carcinoma demonstrates intermediate nuclear features and frequent indeterminate cytologic diagnoses. Cancer Cytopathol，2022，130（2）：136-143.

［33］Haaga E，Kalfert D，Ludvíková M，et al. Non-invasive follicular thyroid neoplasm with papillary-like nuclear features is not a cytological diagnosis，but it influences cytological diagnosis outcomes：a systematic review and meta-analysis. Acta Cytol，2022，66（2）：85-105.

［34］Strickland KC，Vivero M，Jo VY，et al. Preoperative cytologic diagnosis of non-invasive follicular thyroid neoplasm with papillary-like nuclear features：a prospective analysis. Thyroid，2016，26（10）：1466-1471.

［35］Bizzarro T，Martini M，Capodimonti S，et al. The morphologic analysis of noninvasive follicular thyroid neoplasm with papillary-like nuclear features on liquid-based cytology：some insights into their identification. Cancer Cytopathol，2016，124（10）：699-710.

［36］Krane JF，Alexander EK，Cibas ES，et al. Coming to terms with NIFTP：a provisional approach for cytologists. Cancer Cytopathol，2016，124（11）：767-772.

［37］Casey MB，Sebo TJ，Carney JA. Hyalinizing trabecular adenoma of the thyroid gland：cytologic features in 29 cases. Am J Surg Pathol，2004，28（7）：859-867.

［38］Casey MB，Sebo TJ，Carney JA. Hyalinizing trabecular adenoma of the thyroid gland identification through MIB-1 staining of fine-needle aspiration biopsy smears. Am J Clin Pathol，2004，122（4）：506-510.

［39］Kaushal S，Iyer VK，Mathur SR，et al. Fine-needle aspiration cytology of medullary carcinoma of the thyroid with a focus on rare variants：a review of 78 cases. Cytopathology，2011，22（2）：95-105.

［40］Liu CY，Bychkov A，Agarwal S，et al. Cytologic diagnosis of medullary thyroid carcinoma in the Asia-Pacific region. Diagn Cytopathol，2021，49（1）：60-69.

［41］Huang C，Li M，Wang S，Zhou T，et al. The diagnosis of primary thyroid lymphoma by fine-needle aspiration，cell block，and immunohistochemistry technique. Diagn Cytopathol，2020，48（11）：1041-1047.

［42］Czader M，Filie A．Chapter 2 - Fine-needle aspiration of lymph nodes．In：Jaffe E，ArberDA，Campo E，et al（eds）Hematopathology，2nd edn．Elsevier，2017．

［43］Adhikari L，Reynolds J，Wakely P Jr．Multi-institutional study of fine-needle aspiration for thyroid lymphoma．J Am Soc Cytopathol，2016，5（3）：170-176．

［44］Suzuki A，Hirokawa M，Higashiyama T，et al．Flow cytometric，gene rearrangement，and karyotypic analyses of 110 cases of primary thyroid lymphoma：a single-institutional experience in Japan．Endocr J，2019，66（12）：1083-1091．

［45］Pusztaszeri M，Wang H，Cibas E，et al．Fine-needle aspiration biopsy of secondary neoplasms of the thyroid gland：a multi-institutional study of 62 cases．Cancer Cytopathol，2015，123（1）：19-29．

［46］Dušková J，Rosa P，Přeučil P，et al．Secondary or second primary malignancy in the thyroid? Metastatic tumors suggested clinically：a differential diagnostic task．Acta Cytol，2014，58（3）：262-268．

［47］Randolph GW，Kamani D．The importance of preoperative laryngoscopy in patients undergoing thyroidectomy：voice，vocal cord function，and the preoperative detection of invasive thyroid malignancy．Surgery，2006，139（3）：357-362．

［48］Lee TI，Yang HJ，Lin SY，et al．The accuracy of fine-needle aspiration biopsy and frozen section in patients with thyroid cancer．Thyroid，2002，12（7）：619-626．

［49］Khan T，Zeiger M．Thyroid nodule molecular testing：is it ready for prime time? Front Endocrinol（Lausanne），2020，11：590128．

［50］Vignali P，Proietti A，Macerola E，et al．Clinical-pathological and molecular evaluation of 451 NIFTP patients from a Single Referral Center．Cancers（Basel），2022，14（2）：420．

甲状腺乳头状癌、亚型及其相关肿瘤　8

Marc Pusztaszeri, Edward Stelow, William Westra, Maureen
Zakowski & Emmanuel Mastorakis

背景

　　甲状腺乳头状癌（papillary thyroid carcinoma，PTC）是成人和儿童甲状腺最常见的恶性肿瘤，占成人甲状腺癌的80%～85%和儿童甲状腺癌的90%[1]。它发生在所有年龄组，发病率在第四个10年达到峰值，男女发病比率为1∶3。自从将高分辨率成像技术（如甲状腺超声）引入临床实践以来，从1975年到2009年，全球甲状腺癌发病率增加了近2倍，PTC占了激增的大部分[1-4]。然而，在此期间死亡率保持稳定，这表明越来越多惰性形式的PTC被诊断出来，并可能发生过度治疗。这是种被过度诊断的流行病，普遍为低风险、非致命性肿瘤，通常从大型亚临床疾病库中偶然发现[4]。

　　最近的流行病学数据表明，在过去10年中关于低风险甲状腺癌的诊断、分类和管理的建议取得了一些重要进展后，其发病率和过度诊断的上升趋势开始放缓。2016年提出将PTC的非浸润性包裹性滤泡亚型乳头状癌（FVPTC）重新分类为"具有乳头状核特征的非浸润性甲状腺滤泡性肿瘤"（NIFTP）[5]，并在2017年世界卫生组织分类中得到认可，这可能有助于减少未来过度诊断的趋势，尤其是在这种肿瘤常见的地区。

　　PTC的危险因素包括儿童时期颈部的外部辐射、电离辐射暴露和遗传易感性[1, 2]。PTC通常表现为甲状腺结节，常在常规体检中偶然发现，但少数患者以颈部淋巴结转移为最初临床表现。PTC通过淋巴管扩散到区域淋巴结，而较少扩散到肺部。它通常预后良好；继发于PTC的死亡是罕见的[1]。

　　甲状腺恶性肿瘤的诊断率约占所有甲状腺FNA的5%（2%～16%）[2,6]，其中大多数是PTC。当FNA诊断为PTC时，考虑到一些FVPTC被重新分类为NIFTP（见第1章和第5章）[2, 6-8]，94%～96%的患者在组织学随访中被证实是PTC。传统（经典）PTC的组织学特征为大量呈乳头状排列的立方或低柱状滤泡细胞，具有特征性细胞核改变。相当一部分PTC表现出与传统PTC不同的结构和（或）细胞学特征，对应于不同的PTC亚型。此外，与传统PTC相比，一些PTC亚型具有不同的基因组改变和生物学行为。了解PTC亚型和相关肿瘤的细胞形态学特征有助于防止误诊，但FNA标本不需要明确PTC亚型。在接下来的章节中，我们分别描述了传统的PTC和其他PTC亚型，以强调该肿瘤家族的一些形态学异质性。一些过去与PTC相关的罕见甲状腺肿瘤，包括透明变梁状肿瘤（HTT）和筛状桑葚样甲状腺癌（CMTC），也在本章中进行讨论，因为它们与PTC有一些共同的细胞形态学特征。在第5版WHO与甲状腺相关的内分泌和神经内分泌肿瘤分类中，CMTC不再被归类为PTC的亚型，而是一种组织发生不确定的恶性甲状腺肿瘤，而NIFTP和HTT都被归类为低风险滤泡细胞肿瘤[1]。

考虑到一些FVPTC被重新分类为低风险肿瘤而不是明确的恶性肿瘤，并且普遍认为FVPTC在细胞学上不能可靠地与NIFTP区分开来[9-11]，因此，有必要从恶性和可疑恶性肿瘤类别中排除可能代表NIFTP的肿瘤，以避免可能的过度诊断和过度治疗，鉴于NIFTP的惰性行为，推荐的治疗方法为保守手术（如腺叶切除术；见第5章）。为了实现这一目标，具有核改变的滤泡型针吸物会增加FVPTC或NIFTP的可能性（例如：轻度核增大、核轮廓不规则和苍白核），只要真乳头和核内假包涵体（INPI）缺失或非常罕见（见第5章），最好分类为滤泡型肿瘤（FN），而不是恶性或可疑的恶性肿瘤。相反，如果滤泡细胞表现出明确的PTC核特征，包括频繁的INPI，并且至少存在与经典PTC相关的局灶性成分［砂粒体和（或）真乳头］，则根据细胞学改变的质量和数量，不应将其解释为FN，而应解释为"恶性：PTC"或"可疑PTC"。这种方法将其他PTC亚型留在恶性类别中，但将FVPTC和NIFTP的贡献降至最低。

传统（经典）甲状腺乳头状癌

定义

传统（经典）甲状腺乳头状癌（PTC）是一种起源于甲状腺滤泡上皮的恶性上皮性肿瘤，表现为乳头状结构和特征性核改变[1]。

标准

结构：
细胞排列为乳头状和（或）单层片状和（或）三维立体群。
有时可见细胞呈旋涡状排列（"洋葱皮"或"车轮"状）。

核特征：

细胞核增大、拥挤，常见核重叠。

核呈椭圆形或不规则形。

纵向核沟。

核内假包涵体。

细胞核苍白，粉尘状染色质。

核膜增厚。

大核仁或微核仁，位于细胞核中央或边缘。

其他特征：

砂粒体。

多核巨细胞。

胶质量多少不一；可能为丝带状、黏稠状或口香糖样。

鞋钉样细胞。

嗜酸细胞（Hürthle 细胞）化生。

鳞状化生。

组织细胞样细胞。

液基制片

在过去的 30 年中，液基制片（LBP）被广泛用于细胞病理标本的处理。与传统涂片相比，LBP 提供了最佳的细胞保存方法，风干伪影更少，片量更少，筛选时间更短，技术准备更容易；因为遮蔽物质减少，所以背景更清洁。此外，从保存完好的 LBP 标本的细胞残余物制备的细胞块切片可用于进一步的形态学检查、免疫组织化学（IHC）和分子检测。涂片与 LBP 对常规 PTC 的诊断有一定细微差异；根据 LBP 方法和它们的固定方式会有所不同[12-15]。了解使用 LBP 方法观察到的细胞形态学特征是有帮助的，因为 PTC 的一些经典特征，例如背景和单层片状，可能在 LBP 中看不到，并且可能使某些病例的准确解释更加困难。

与涂片相比，以下细胞学特征在 LBP 更为常见：

清洁背景。

细胞量丰富。

核卷曲。

嗜酸性核仁。

核周空晕。

小梁状和鞋钉样细胞。

高细胞。

胶原基质。

裸毛细血管。

细胞间隙。

与涂片相比，以下细胞学特征LBP较少见：

苍白/磨玻璃核和核拥挤/重叠。

核内假包涵体在LBP中较小且不明显。

乳头状结构和组织碎片。

注释

虽然多个核形态改变是特征性的，但当其中一种核形态改变单独或少量出现时，均不足以明确诊断PTC。无论是直接涂片还是LBP，只有在核形态改变相对广泛且组合出现时，才能诊断PTC。无论是细胞学还是组织病理学，明确诊断所需的最低标准和肿瘤细胞数量是不确定的，可能无法定义。换句话说，细胞学或组织学标本中诊断PTC的最小定量阈值［例如：具有核沟和（或）核内假包涵体的细胞数量］仍未确定。如果细胞学专家发现某个病例中具有PTC的一些特征，但不足以明确诊断，可根据细胞形态学改变的程度和数量及观察者对PTC的怀疑程度，将其判读为"可疑PTC""滤泡性肿瘤"或"意义不明确的的细胞非典型病变（AUS）"（分别见第7、第5和第4章）。

传统PTC的细胞通常排列呈合胞体状或单层片状，细胞核拥挤、重叠（图8.1至图8.8）。后一种特征通常导致明显的核镶嵌（图8.3至图8.5）。细胞核拥挤、重叠和镶嵌是区分PTC细胞与良性滤泡细胞的重要诊断特征。单层片状是传统PTC的特征，但它与良性滤泡性结节中典型的大滤泡片段形成的片状结构相似，后者常见于结节状增生（图8.8）。这种区别需要特别注意细胞在片状结构中的分布方式，是否为均匀间隔或拥挤重叠，并对其核特征进行分析，以避免假阴性诊断。根据PTC亚型的不同，其结构模式也有所不同（见下文），但传统PTC的FNA中常见具有纤维血管轴心的真性乳头结构（图8.9和图8.10），具有光滑圆形边缘但缺乏纤维血管轴心的乳头状片段（图8.11）和细胞旋涡。细胞旋涡（图8.12）是由50～200个肿瘤细胞平铺排列组成的同心聚集体，其最外围的椭圆形细胞垂直排列于旋涡半径，呈"洋葱皮"结构[16]。细胞旋涡是传统PTC的一个显著特征，在约17%的病例（涂片和LBP）中可以见到，而在良性甲状腺结节中尚未见报道[13, 16]。尽管在PTC中可见个别散在的肿瘤细胞，但以单个细胞为主的形态非常罕见，与甲状腺髓样癌（MTC）相反。

图8.1 甲状腺乳头状癌。涂片中细胞量通常极为丰富，单层片状，偶见乳头状片段（涂片、Diff-Quik染色）

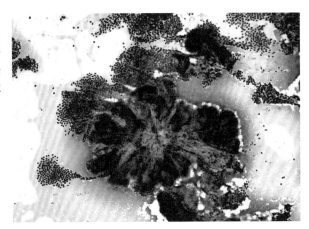

图8.2 甲状腺乳头状癌。细胞丰富，大部分为乳头状结构的完整组织片段（SurePath、巴氏染色）

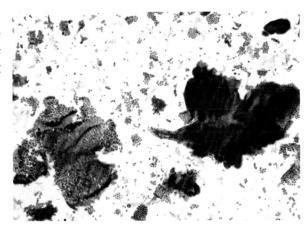

图8.3 甲状腺乳头状癌。细胞呈单层团片状排列，为甲状腺乳头状癌的特征。这种平铺团片形态酷似良性滤泡性结节，细胞核形态特征是鉴别的关键（涂片、巴氏染色）

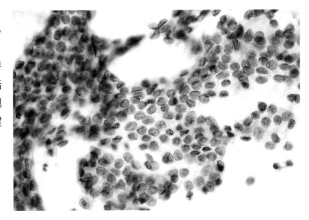

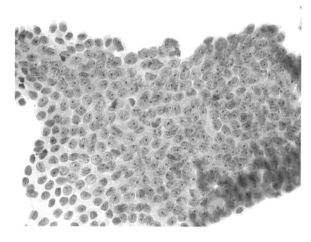

图8.4 甲状腺乳头状癌。单层片状排列的细胞片，细胞核不规则，重叠。可见小核仁（液基细胞学制片、巴氏染色）

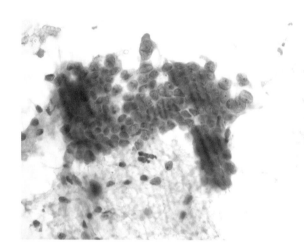

图8.5 甲状腺乳头状癌。单层片状排列的细胞片，细胞核不规则，重叠（Cytospin、巴氏染色）

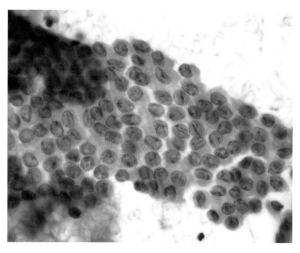

图8.6 甲状腺乳头状癌。单层片状排列的细胞片，细胞核不规则，可见明显的咖啡豆样核沟（Cytospin、巴氏染色）

图 8.7 甲状腺乳头状癌。单层片状排列的细胞片，细胞核不规则。核仁明显，可见核内假包涵体（Cytospin、巴氏染色）

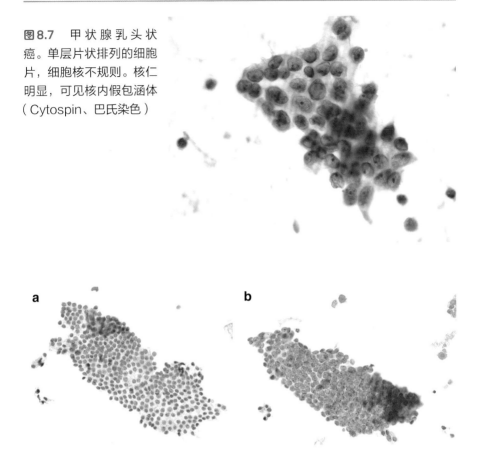

图 8.8 良性滤泡细胞与甲状腺乳头状癌细胞的比较。（a）良性滤泡细胞（结节性甲状腺肿）；（b）与良性滤泡细胞相比，乳头状癌的细胞核更大、更苍白、更拥挤，轮廓更不规则（a，b：液基细胞学制片、巴氏染色）

图 8.9 甲状腺乳头状癌。真性乳头状结构，由纤维血管轴心衬覆肿瘤细胞。见于传统类型的甲状腺乳头状癌（涂片、巴氏染色）

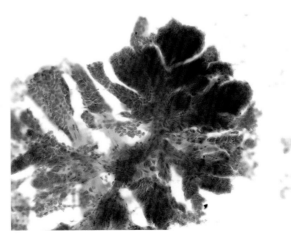

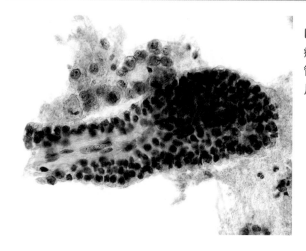

图8.10　甲状腺乳头状癌。肿瘤细胞围绕纤维血管核心（液基细胞学制片、巴氏染色）

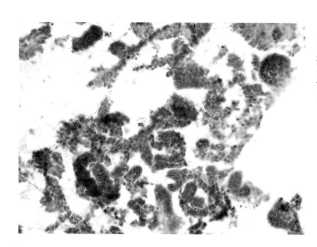

图8.11　甲状腺乳头状癌。可见乳头状片段，缺乏纤维血管轴心（涂片、巴氏染色）

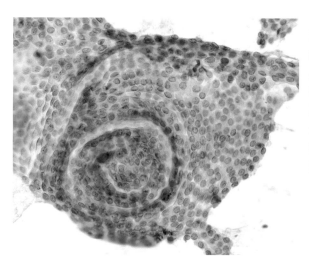

图8.12　甲状腺乳头状癌。细胞旋涡是传统（经典）甲状腺乳头状癌的显著特征。肿瘤细胞平铺排列组成的同心聚集体，其最外围的椭圆形细胞垂直排列于旋涡半径（涂片、巴氏染色）

　　PTC的细胞大小不一（从中型到大型），形状各异（立方体、柱状、多边形，有时呈梭形，甚至呈组织细胞样）。细胞边界通常很清楚。细胞质的量和质地可能会有较大差异。有些病例的癌细胞，细胞质稀少，但常见局灶性富含嗜酸性或颗粒状胞质的细胞。当后者广泛出现时，提示为嗜酸细胞型PTC。鞋钉型被认为是一个有用的诊断标准，尤其是对LBP的诊断[12, 13]，并且在PTC的几个亚型（鞋钉型、弥漫硬化型、囊性型）中也有报道。"鞋钉型"是一个术语，用来描述具有高核质比和细胞核聚集顶端/偏心位置的细胞，形成像鞋钉一样的表面突起[14, 17, 18]。作为传统PTC的局灶性病变，通常可见类似鳞状上皮化生的变化，如中等到丰富的致密细胞质和像铺路石一样聚集的细胞。然而，具有橙黄细胞质的角化过度鳞状细胞和角化珠在巴氏涂片细胞却很罕见。组织细胞样细胞以广泛的细胞质空泡化为特征，类似于良性组织细胞，通常出现在发生囊性改变的PTC中（图7.4和图8.24）。

　　PTC的诊断形态特征是细胞核的变化。细胞核通常稍增大，可呈圆形或椭圆形，但核轮廓常极不规则；核轮廓不规则通常成为最初的诊断线索之一（图8.6和图8.8b）。在LBP中，普遍可见大部分核膜皱褶形成卷曲的细胞核（97.3%）[12]，对PTC诊断具有特征性。传统的PTC核的染色质通常是苍白淡染的，质地均匀呈粉尘状，不同于良性滤泡细胞所具有的深染且质地粗糙的核染色质（图8.8）。与风干的Diff-Quik制剂或LBP相比，乙醇固定的巴氏染色涂片更能清楚表现这种染色质特征；而且在一些PTC亚型如柱状PTC细胞中，可能不存在这种染色质特征。这种苍白淡染核在甲醛固定的组织中最明显，细胞核几乎为空泡状，酷似卡通人物"孤儿安妮"空洞无神的眼睛。

　　PTC不同亚型核内假包涵体出现的比例为50%～100%（图8.7、图8.13和图8.14）。例如，INPI在高细胞亚型PTC中最常见，而在FVPTC中通常罕见或不存在。INPI其本身并不具有诊断PTC的特异性，因为它可以在MTC、间变性甲状腺癌、HTT、NIFTP中看到，极罕见情况下，可见于良性甲状腺结节（如结节性甲状腺肿、滤泡性腺瘤、淋巴细胞甲状腺炎）。因此，INPI用于诊断时必须结合其他结构和细胞核特征。在超微结构上，INPI是折入细胞核内、有膜包裹的球形胞质团块。因此，真性INPI显示出与细胞质相同的色泽和质地，外周围绕浓缩的染色质构成清楚的边界。这些特征有助于区分INPI和形态类似的退变空泡、人工气泡、固定伪影和叠加的红细胞等。

　　核沟是PTC的另一个形态学标志[19]。类似于INPI，在乙醇固定和巴氏染色（图8.6和图8.15）涂片中最为明显，而在风干标本和Romanowsky染色的涂片中不那么明显（如Diff-Quik染色）。核沟和INPI

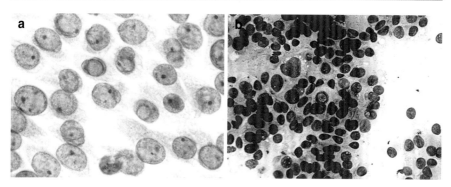

图8.13　甲状腺乳头状癌。（a）可见INPI和微小核仁，注意两个INPI与周围的细胞质具有相同的浅蓝色和颗粒状质地（涂片、巴氏染色）；（b）图片中央的细胞核内有一个较大的INPI，占据核大部分面积。其余细胞核的大小和形状存在差异（涂片、Diff-Quik染色）

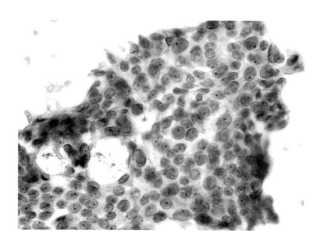

图8.14　甲状腺乳头状癌。两个在细胞核内的假夹杂物（涂片、巴氏染色）

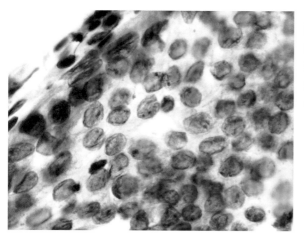

图8.15　甲状腺乳头状癌。高倍镜下仔细观察，可见频繁出现的核沟、染色质细腻（粉尘状）和微小核仁（涂片、巴氏染色）

是核变异程度增加的表现，如核沟是由细胞核膜内陷所致[20]。尽管核沟是PTC细胞学诊断的特征之一，但它并不具有特异性，可见于其他多种甲状腺肿瘤（如嗜酸细胞性肿瘤）和非肿瘤性病变（如淋巴细胞甲状腺炎）。大量研究表明，PTC往往比其他病变有更多的核沟，但并没有证据证明特定数量的核沟可以明确诊断PTC。因此，不应孤立地依靠核沟来诊断PTC。此外，核沟只有在滤泡上皮细胞中出现时才有意义；必须注意不要将组织细胞或朗格汉斯细胞误认为PTC的细胞，这类细胞的细胞核有核沟，核拉长呈椭圆形。

PTC的细胞核通常表现为1～3个小核仁，通常位于核膜下（核周）。在LBP中，它们通常是嗜酸性的（89%），并与核周空晕（裸核仁；63%）有关[12]。据报道，后者对PTC非常特异（96%）[12]。然而，嗜酸性核仁不仅见于PTC，也见于滤泡结节性病变或滤泡性肿瘤，尤其是嗜酸细胞型。

组织细胞系的多核巨细胞常见于PTC的穿刺标本中，甚至可见于不存在囊性变的病例（图8.16）。尽管如此，但它并非PTC特有，因为类似的细胞也可见于其他良恶性病变。这些细胞可以非常大，细胞核数量不一。它们与其他类型的免疫细胞（如朗格汉斯细胞、淋巴细胞和肥大细胞）一样，是宿主免疫系统对恶性肿瘤的一种反应。

砂粒体（PB）在PTC的FNA标本中的出现率（4%～20%）远远低于组织学标本（40%～60%）。PB可单个或多个存在，附着或不附着于细胞（图8.17）。PB本身（即不伴其他特征性细胞形态改变）是非特异性的，可见于MTC、淋巴细胞甲状腺炎、Graves病，甚至结节性甲状腺肿。类似于PB的钙化可见于嗜酸细胞肿瘤，代表胶质钙化。单用PB作为诊断指标，对PTC的阳性预测值（PPV）为50%；如果有PTC的其他细胞

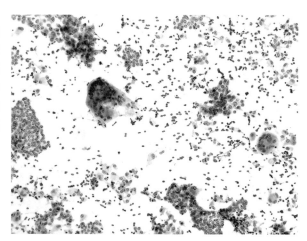

图8.16　甲状腺乳头状癌。平铺团片状排列的肿瘤细胞中可见多核巨细胞。尽管PTC中常见多核巨细胞，但其是一个非特异性改变（涂片、巴氏染色）

学特征共存，则PPV为100%[21]。

PTC标本的背景中胶质含量通常较少，但一些PTC亚型（见下文）可有丰富的胶质。胶质可为稀水样，也可为致密的，有黏稠的粉红色链，即所谓的"口香糖样"胶质（图8.18）。背景通常较干净，坏死碎片极为罕见。吞噬含铁血黄素的巨噬细胞代表出血和囊性改变，在PTC中常见，而且可以很显著。淋巴细胞数量不一，其出现可能是由于伴有潜在的淋

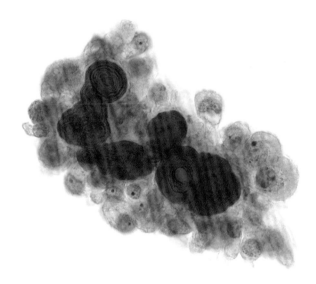

图8.17 甲状腺乳头状癌。砂粒体具有同心圆结构，外周可见异型细胞，核呈椭圆形，淡染。注意砂粒体周围的肿瘤细胞具有鞋钉样特征（液基细胞学制片、巴氏染色）

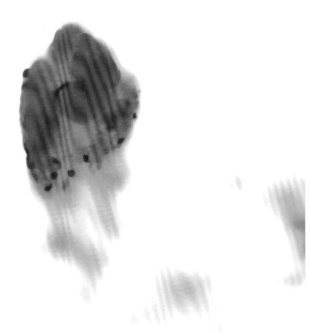

图8.18 甲状腺乳头状癌。PTC穿刺标本中的胶质通常是稠密的，即所谓"口香糖样"胶质（Cytospin、巴氏染色）

巴细胞甲状腺炎。若出现大量淋巴细胞，需考虑Warthin样亚型PTC或弥漫硬化型PTC。如果滤泡细胞簇内见到核异型并与淋巴细胞密切混杂，则诊断需谨慎，因为这些核改变可能为反应性而非恶性。

如果有足够的样本，大多数PTC都可以通过FNA直接诊断，因为上面描述的广泛存在的大部分或全部的核和结构变化显然是可以清楚识别的。此类病例可以被可靠地判读为恶性病例。然而，在一些PTC中，核的变化是微小而集中的。一些PTC可能采样不充分，只有少量的异常细胞。如果只有一两个PTC细胞形态学特征，仅有局灶性改变，而不是广泛存在于整个滤泡上皮细胞群中，或者样本细胞稀少，则不能明确地诊断为恶性，这些病例最好被归类为"可疑恶性"（见第7章）。

甲状腺乳头状癌（PTC）的亚型（变异）

备注：在最新的世卫组织的甲状腺肿瘤分类中[1]，术语"变异"已被"亚型"取代，以与其他世卫组织的肿瘤分类方案保持一致，并避免与分子诊断术语"遗传变异（S）"相混淆。

然而，术语"变体"仍然被广泛使用，特别是对FVPTC。

相当比例的PTC表现出不同于传统PTC的变异的结构和（或）细胞学特征。根据肿瘤的大小和范围（包裹性、侵袭性和弥漫性），结构（滤泡状、大滤泡状、实性/小梁状和微乳头状），细胞类型和形状（高、梭形、柱状、嗜酸细胞性、透明和鞋钉状），以及相关的间质成分（Warthin样和纤维瘤病样/筋膜炎样间质）[1, 2, 22]，PTC已被确认有10多种亚型。与传统的PTC相比，一些PTC亚型更具侵袭性，而其他亚型则表现出更惰性的生物学行为[1, 2, 22-24]。柱状细胞、鞋钉细胞和高细胞亚型被美国甲状腺协会（ATA）和世卫组织认定为侵袭性PTC亚型，这些亚型的诊断影响着风险分层和临床管理[2]。实性/小梁状亚型和弥漫性硬化亚型可能与较差的预后有关，但数据仍然存在争议[1, 2]。与此相反，非侵袭性的FVPTC是惰性的，在完全切除后几乎没有转移或复发潜能，因此被重新归类为NIFTP，一种非常低风险的肿瘤（见下文"滤泡亚型PTC和NIFTP"和第5章）[1, 5]。

在FNA时区分PTC的惰性亚型和侵袭性亚型有助于风险分层，是便于病变管理的依据，这也要借助于患者的影像学特征[2]。然而，精确的分型几乎很难或不可靠，因为：①穿刺时未必能获取病变的主要结构［许多PTC是异质性的，显示一种以上的生长方式和（或）细胞类型］。②与滤泡性甲状腺腺瘤/癌类似，其中一些亚型的包膜/血管浸润的结构特征细胞学无法评估。③其中一些亚型非常罕见，要求细胞病理学专家熟悉其形态学特点不太现实，且常具有显著重叠的形态特征。④任何"特定"细胞形态-逻辑特征的PPV（大多在回顾性研究中描述）很难预测，因为它受到特定人群中相应亚型发病率的影响[22, 23]。尽管如此，细胞学表现反映了这些亚型与传统PTC的结构和细胞形态特征的一些组织学上的区别，了解PTC各种亚型的表型特征可以减少误诊的风险。在FNA时通常不需要识别PTC亚型；然而，一些更常见的亚型，如高细胞PTC，可能至少受到青睐或建议（见"报告范例"）[22-24]。

滤泡亚型PTC和NIFTP（参见第5章）

定义

滤泡亚型PTC（FVPTC）完全或几乎完全由小到中等大的滤泡组成，衬覆细胞具有PTC核特征。

具有乳头状核特征的非浸润性甲状腺滤泡性肿瘤（NIFTP），是一种非侵袭性的肿瘤，具有滤泡生长模式和多少不等的PTC的核特征。该术语于2016年引入，旨在识别以前归类为非侵袭性FVPTC的甲状腺肿瘤的惰性行为，并作为2017年世界卫生组织分类的一个新实体。这种诊断采用严格的组织学标准：肿瘤必须与周围正常甲状腺（带或不带包膜）区分清楚，并且必须具有PTC的核特征，尽管它们通常比经典的PTC更微小[1, 5]。细胞核的核特征可为局灶性、斑片状、弥漫性或多灶性。需要全面完整地检查肿瘤包膜/界线，以排除包膜或血管侵犯。还有一些排除标准，包括：＞1%的真乳头、PB、高细胞或柱状细胞特征、＞30%的实性/小梁状/岛状结构、坏死或有丝分裂增加（≥3个/10HPF）[1, 5]。

背景

FVPTC可分为两组，它们在形态学、遗传学和临床上都有所不同。

1.具有浸润性生长模式的FVPTC，与频繁的淋巴结转移、复发风险和*BRAF V600E*突变相关，类似于传统的PTC（BRAF样PTC）[1, 2, 25]。弥漫性FVPTC是一种罕见且具有侵袭性的膨胀性FVPTC，好发于年轻女性，以多结节形式广泛累及单叶或双叶，常发生肺和（或）骨远处转移，伴或不伴区域淋巴结转移。

2.包裹型FVPTC的特征是滤泡生长模式，无乳头形成，肿瘤部分或全部被包裹，诊断依赖于PTC核特征。历史上，包裹型FVPTC一直是一个有争议的实体，其诊断（细胞学和组织学）的可重复性差。大多数包裹型FVPTC无侵袭性生长，但在约1/3的病例中发现肿瘤包膜和（或）血管的侵犯[2]。这些肿瘤经常携带*RAS*突变，在生物学、遗传学和临床上都比PTC组更接近滤泡腺瘤/癌组（*RAS*样PTC）[1, 25]。与甲状腺滤泡癌相似，具有浸润性的包裹型FVPTC可伴有远处肺和骨转移，但罕见淋巴结转移[1]。在没有包膜或血管侵犯的情况下，即使是单纯的腺叶切除术，只要肿瘤完全切除，包裹型FVPTC复发或甲状腺外扩散的风险非常低[1, 2, 5]。因此，将包裹型FVPTC中的这个亚类重新归类为NIFTP，其诊断使用严格的组织学纳入和排除标准（见上文）[1, 5]。

NIFTP是一种风险非常低的肿瘤，可能代表了侵袭性包裹型FVPTC的侵袭前阶段[1, 5]。该术语的变更具有重要的临床意义，并影响甲状腺结节的细胞学诊断[7-11]。在欧洲一些国家和北美，NIFTP约占以前归类为甲状腺恶性肿瘤的10%～20%，亚洲的患病率明显较低[1, 7-11]。因此，采用这一术语就可降低其在甲状腺癌组织病理学中的诊断概率。它还导致了与甲状腺细针穿刺细胞学诊断相关的恶性肿瘤的风险度的总体下降，特别是在不确定的诊断类别及恶性类别，因为NIFTP包括了很小一部分（约3%）目前甲状腺FNA被分类为恶性肿瘤的病例（参见第1章和第5章）[7-11]。

NIFTP不能确切地被FNA识别出来，因为它的某些特定特征（如边界边缘）不能通过细胞学方法进行评估。然而，滤泡结构和相关的核改变（尽管轻微）使大多数NIFTP被判读为异常，约50%的NIFTP诊断为FN，其余大多数病例诊断为可疑恶性肿瘤或AUS[7-11]。因为细胞核的变化是微小的（与许多侵袭性FVPTC一样），很少有NIFTP被FNA解读为恶性。为了避免过度治疗，我们非常希望将潜在的NIFTP病例排除在恶性肿瘤类别之外，并将这一分类限制在常规和其他PTC亚型中。然而，考虑到NIFTP的组织学标准[1, 5]，即使使用更严格的标准，也可能无法将NIFTP从恶性分类中完全消除。因此，一些病理学家可能更愿意包含一个教育说明来加强这一限制（见第1章表1.4，以及下文的"报告范例"）。

如何在细胞学上区分NIFTP和PTC？

FVPTC和NIFTP中PTC核特征的表现程度因病例而异，具有较宽的质和量的谱系（图8.19和图8.20）[9-11、26-29]。一些FVPTC通常是浸润性的，具有显著的PTC经典核特征，但对于其他的特别是包裹型FVPTC（包括NIFTP），只能部分和局部显示这些核特征。由于FVPTC和NIFTP在细胞学特征上存在明显的重叠，因此无法通过FNA对这些实体进行明确区分。FVPTC中的FNA标本可以分为两组。第一组（30%～40%的病例）FVPTC表现出广泛的PTC核特征，可能与传统的PTC难以区分，特别是与那些表现出主要以滤泡生长模式的PTC区分。第二组占FVPTC和NIFTP中的大部分，肿瘤细胞仅表现为轻度核增大和拉长，染色质淡染，核膜增厚，INPI和核沟罕见或缺失。这些细胞学样本通常归类于

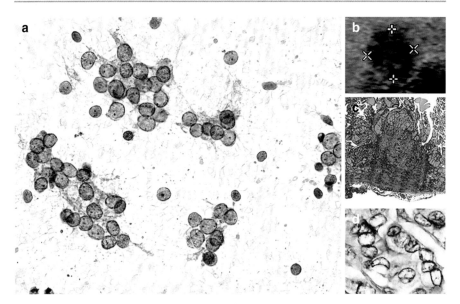

图8.19 甲状腺乳头状癌，滤泡亚型。（a）针吸标本显示微滤泡内可见密集、增大的椭圆形细胞核（涂片、巴氏染色）；（b）超声显示实性结节，边界模糊；（c）组织学上与浸润性边界相关；（d）织学上，肿瘤由微滤泡组成，这些微滤泡的细胞核酷似"孤儿安妮的眼睛"（HE染色）

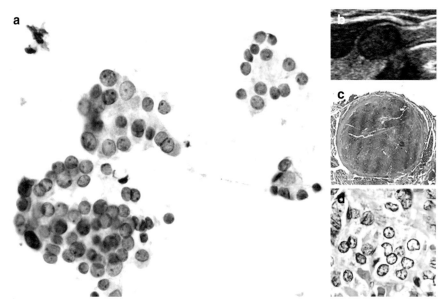

图8.20 具有乳头状核特征的非浸润性甲状腺滤泡性肿瘤（以前称为甲状腺乳头状癌包裹型滤泡亚型）。（a）镜下可见微滤泡，细胞核密集、增大淡染、椭圆形，间杂具有小而深染细胞核的微滤泡（涂片，巴氏染色）；（b）超声示边界清楚的实性结节，具有包裹性的边界；（c，d）组织学上，肿瘤由微滤泡组成，这些微滤泡的细胞核酷似"孤儿安妮的眼睛"（HE染色）

不确定的类别：可疑PTC（25%～35%）、FN（25%～30%）或AUS（10%～20%）[1, 7-11]。NIFTP通常比经典的PTC具有更微小的核特征。与经典PTC相比，NIFTP通常与更微小的核特征有关。支持经典的PTC而不倾向NIFTP的诊断为细胞形态学特征是片状为主的结构模式，真乳头和PB的存在，以及容易识别的INPI。此外，NIFTP的细胞核比传统的PTC更小、更短、更圆。与PTC相比，NIFTP的细胞核也不那么拥挤，其核沟更细腻、更集中[9-11]。

总之，通过应用严格的形态学标准，可以实现PTC的明确细胞学诊断。这些标准包括细胞丰富，主要的肿瘤片段有乳头状或旋涡状，明显的核增大和核拉长，易见累及核长轴的核沟，均匀的染色质，核拥挤以及存在罕见的≥3个的INPI。相反，如果细胞学标本表现为低至中度细胞量、滤泡结构、轻度核增大和精细的核沟，但缺乏乳头、PB或不规则的INPI，则可提高NIFTP的鉴别诊断（见第5章）。

巨滤泡型PTC

定义

巨滤泡型PTC（macrofollicular variant of PTC，MFVPTC）是一种超过50%的滤泡排列为巨滤泡（直径大于200μm的滤泡）的FVPTC。

标准

标本由单层片状（二维）肿瘤性上皮和（或）大小不一的滤泡组成。

必须有令人信服的PTC核特征才能明确诊断为恶性肿瘤。

与传统的PTC相比，具有诊断意义的细胞核特征往往不明显，与FVPTC相似。

未见乳头状结构和砂粒体。

可能存在大量的稀薄胶质或稠厚胶质片段。

注释

MFVPTC是PTC最罕见的组织学亚型之一，报告的病例不足100例；由于呈不明显的PT核特征，在组织学和细胞学上，它通常被误诊为良性[30-32]。其特点是淋巴转移的发生率低，但当转移发生时，大滤泡结构通常保持不变。大多数MFVPTC具有惰性生物学行为，但可能会发生多发性骨和肺转移。MFVPTC的鉴别诊断包括良性滤泡结节伴滤泡结节性病变和大滤泡型滤泡腺瘤。MFVPTC很容易在低倍镜下被忽视，因为组织标本内有大量的稀薄胶质、呈低细胞性和细微的局灶性核异型性。因此，对于所有良性甲状腺穿刺标本，都需要仔细注意细胞核特征。细胞学上，肿瘤细胞通常具有圆形/卵圆形细胞核，小或明显偏位核仁，染色质淡染，核重叠及可见核沟（图8.21和图8.22）[30-32]。只有45%的病例出现INPI，从罕见到少数不等[31]。通常存在中等至丰富的稀薄胶质和局部稠厚胶质及巨噬细胞。相反，PB和乳头状结构尚未见报道。如果在胶质丰富的背景下存在细胞核圆形/卵圆形，小或明显偏位核仁，细胞核重叠和染色质淡染的滤泡细胞，应谨慎考虑MFVPTC的可能性，诊断至少为AUS，而不是良性胶质结节[31]。

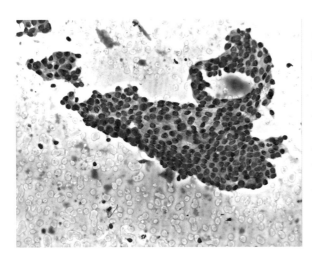

图8.21　甲状腺乳头状癌，巨滤泡型。低倍镜下肿瘤细胞与良性甲状腺结节相似。可有大量的稀薄胶质和相对较少的细胞片。区别在于细胞核特征，在高倍镜下观察更易识别（涂片、Diff-Quik染色）

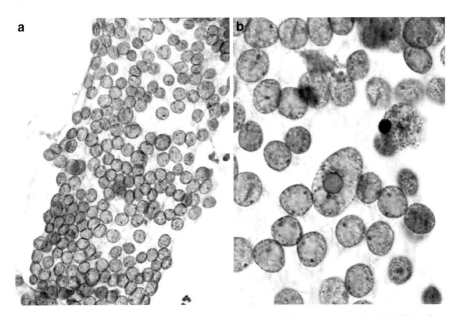

图8.22　甲状腺乳头状癌，巨滤泡型。（a）大片拥挤的肿瘤细胞，细胞核状如"孤儿安妮的眼睛"；（b）大的椭圆形核内出现一核内假包涵体。注意周边可见微小核仁（涂片、巴氏染色）

囊性型PTC

定义

顾名思义，囊性型PTC是一种以囊性为主的PTC。它是一种细胞学变异，而不是一种真正的组织学亚型，由稀薄的水样液体、丰富的组织细胞和高空泡化的肿瘤细胞组成。FNA上的囊性型PTC与囊性（经典）PTC有关，后者是WHO分类中公认的PTC亚型[1]，具有不同阶段的囊性变。

标准

肿瘤细胞通常呈小簇状排列，边界不规则；也可能存在片状、乳头状或滤泡状。

肿瘤细胞呈"组织细胞样"（即高空泡化）。

可见巨噬细胞，通常含有含铁血黄素。

有不等量的稀薄或水样胶质。

明确诊断PTC必须具有明确的PTC核特征。

与传统的PTC相比，细粉尘状染色质通常不太显著。

注释

甲状腺最常见的囊性病变是囊性滤泡性结节性病变。另一方面，PTC是甲状腺最常见的发生囊性改变的恶性肿瘤。囊性变的数量因病例而异；约10%的PTC几乎完全是囊性的[33, 34]。囊性PTC的FNA显示出不同比例的巨噬细胞、胶质和空泡化的"组织细胞样"肿瘤细胞（图7.4）[33, 34]。有时也有一些由活的肿瘤细胞组成的小乳头。囊性PTC的肿瘤细胞比常规PTC具有更丰富的颗粒状或空泡状的胞质。肿瘤细胞通常比正常滤泡细胞更坚硬，呈多边形，细胞核增大，椭圆形到不规则形，核沟明显，偶见INPI（图8.23）。然而，PTC的一些特征性核特征，如苍白的"粉尘状"染色质，往往不那么明显，甚至明显缺失（图8.24）。

值得注意的是，伴有囊性改变的良性滤泡状结节有时也可见类似的非典型细胞。这些反应性细胞可表现为"组织细胞样"，也可呈流水样片状排列或呈囊壁细胞样。囊壁细胞核增大，可见核仁，核苍白，偶尔有核沟。它们的良性本质表现为细长的形状和核拥挤的缺乏。然而，在某些病例中，囊壁细胞的核可显著改变，偶见INPI。因此，这些病例宜判读为"可疑PTC"或AUS（分别见第7章和第4章）。

尽管囊性PTC的部分针吸病例由丰富的肿瘤细胞组成，很容易被诊断为PTC，而那些完全没有肿瘤细胞的情况最好判读为"标本无法诊断，仅为囊液"（参见第1章）。事实上，囊性PTC长期以来一直被认为是甲状腺FNA假阴性的可能原因。这种情况在高分辨率超声引导下精确取样的囊内亚厘米级实性附壁结节中较少见到。

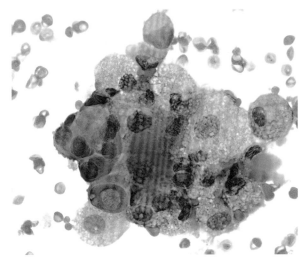

图8.23　甲状腺乳头状癌，囊性型。囊性变明显，伴有大量含铁血黄素的巨噬细胞。一小簇肿瘤细胞具有光滑、致密的胞质，其中一个细胞有一个大的核内假包涵体（涂片、Diff-Quik染色）

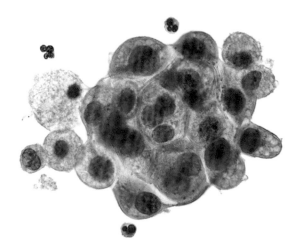

图8.24　甲状腺乳头状癌，囊性型。图中大多数细胞为肿瘤细胞。它们有丰富的颗粒状细胞质，为组织细胞样。可见甲状腺乳头状癌经典的核特征，但细胞核增大明显（液基细胞学制片、巴氏染色）

嗜酸细胞型PTC

定义

嗜酸细胞型PTC是一种具有PTC核改变特征的甲状腺肿瘤，但主要由结构多样（滤泡状、乳头状或实体状）的嗜酸细胞组成。

标准

标本主要由嗜酸细胞（具有丰富颗粒状细胞质的多边形细胞）组成，排列为乳头状、片状、微滤泡状或单个细胞散在分布。

确诊PTC必须具有明确的PTC核特征。

淋巴细胞缺乏或数量很少。

注释

在许多PTC中可见局灶性嗜酸细胞改变，包括传统的PTC。只有当肿瘤中嗜酸细胞广泛存在（＞75%的肿瘤细胞）时，才有必要将其与嗜酸细胞型PTC区别（图8.25和图8.26）[35, 36]。嗜酸细胞PTC的针吸物类似于其他滤泡细胞来源的嗜酸细胞增生、嗜酸细胞MTC和其他嗜酸细胞肿瘤（如转移性肾细胞癌）。因此，当针吸物主要由嗜酸细胞组成时，必须寻找典型的PTC核特征。非PTC嗜酸细胞性病变的细胞核通常比嗜酸细胞型PTC的细胞核更圆，核仁更明显。此外，非PTC滤泡细胞来源的嗜酸细胞性病变可有核沟和轻微的核苍白，但INPI非常罕见。当PTC的全部核特征明显时，嗜酸细胞PTC可通过FNA诊断。当PTC的核特征不广泛时，最好将其归类为"滤泡性肿瘤、嗜酸细胞滤泡性肿瘤"或"可

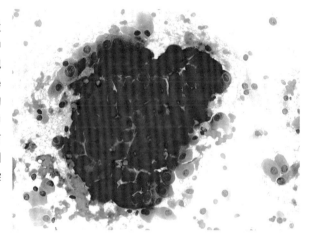

图8.25 甲状腺乳头状癌，嗜酸细胞型。整个肿瘤由具有丰富颗粒状细胞质的嗜酸细胞（Hürthle样）组成。乳头状癌的细胞核特征在此图片中不明显；这样的病例与Hürthle细胞肿瘤非常相似（涂片、Diff-Quik染色）

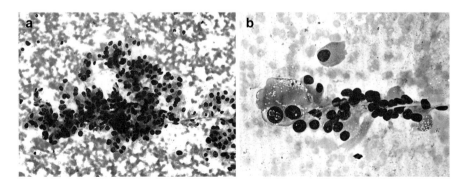

图8.26 甲状腺乳头状癌，嗜酸细胞型。（a）松散粘连的嗜酸细胞有非典型的卵圆形核和罕见的核内假包涵体，无核沟；这类病例类似于嗜酸细胞滤泡性肿瘤或甲状腺髓样癌；（b）具有丰富颗粒状细胞质的大嗜酸细胞内可见多个大小不一的核内假包涵体（涂片、Diff-Quik染色）

疑PTC、嗜酸细胞亚型"。嗜酸细胞型PTC的FNA通常缺乏淋巴细胞，如果淋巴细胞大量存在，应考虑Warthin样PTC。

Warthin样PTC

定义

Warthin样PTC（WL-PTC）是一种具有乳头状结构和淋巴样滤泡的局限性甲状腺肿瘤，类似于腮腺的Warthin瘤。它常与桥本甲状腺炎有关[1, 37-39]。肿瘤细胞具有丰富的颗粒状（嗜酸细胞）细胞质和PTC的核特征。

标准

嗜酸性肿瘤细胞呈乳头状、单层片状排列或散在分布。

可见淋巴细胞、浆细胞性背景；淋巴细胞和浆细胞浸润纤维血管轴心，与肿瘤细胞混杂。

明确诊断PTC必须具有明确的PTC核特征。

注释

WL-PTC是一种罕见的亚型，发病率占所有PTC的0.2% ～ 1.9%，具有独特的组织学形态，类似于腮腺Warthin肿瘤。对28例具有WL-PTC细胞学特征的患者分析显示，虽然大部分病例（64.4%）被正确诊断为恶性PTC，但有10.7%的患者被错误归类为良性甲状腺针吸物（甲状腺炎）[39]；其余的则被判读为AUS或可疑的PTC。尽管大多数病例被诊断为PTC，但在细胞学上并不能明确其亚型为WL-PTC。由于肿瘤细胞和淋巴细胞的混杂，WL-PTC的FNA与桥本甲状腺炎相似（图8.27）[37]。此外，肿瘤本身与桥本甲状腺炎的相关性比经典PTC更常见（93%和36%）。然而桥本甲状腺炎的嗜酸细胞其细胞核通常为圆形，有明显的单个核仁；相比之下，PTC（包括WL-PTC）的核轮廓更不规则，核仁不明显。桥本甲状腺炎的嗜酸细胞可显示清楚的细胞核和核沟，但通常看不到乳头状片段和INPI。采用LBP技术处理样本能富集肿瘤细胞；但丰富的反应性淋巴细胞背景会丧失。几乎不可能将WL-PTC与桥本甲状腺炎相关的嗜酸性PTC区分。然而，WL-PTC和嗜酸细胞PTC之间的区分在管理和预后方面没有任何临床意义[38, 39]。

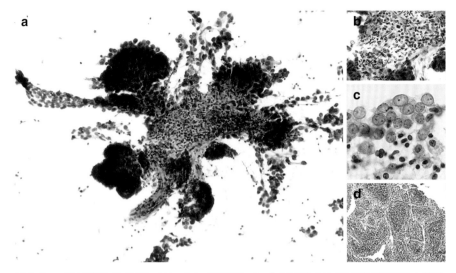

图8.27 甲状腺乳头状癌，Warthin样亚型。（a）针吸物显示淋巴细胞背景上的乳头状碎片（涂片、巴氏染色）；（b）纤维血管轴心充满淋巴细胞（涂片、巴氏染色）；（c）上皮细胞也与淋巴细胞紧密联系，细胞核增大，椭圆形，清晰（涂片、巴氏染色）；（d）组织学上，肿瘤类似于涎腺Warthin瘤，肿瘤上皮围绕在淋巴细胞聚集物周围。高倍镜下可见乳头状癌典型的核特征（未显示；HE染色）

高细胞型PTC

定义

高细胞型PTC（TC-PTC）是一种侵袭性PTC，由细长的"高"肿瘤细胞（在组织学样本上其高度至少是其宽度的3倍[1]）组成，具有丰富的致密颗粒状嗜酸性细胞质、显著的细胞膜和典型的PTC核变化。

标准

肿瘤细胞通常是细胞核居中的多边形细胞，但可被拉长成为细胞核偏心位的圆柱形细胞（尾状细胞或蝌蚪细胞）。肿瘤细胞具有颗粒状细胞质，并有明显的胞质边界。

可能存在一些淋巴细胞。

明确诊断PTC必须具有明确的PTC核特征。

与传统的PTC相比：

- 细胞核往往更大，也更长。
- 核染色质的细粉尘状特征有时并不明显，而颗粒更多见。
- 核仁可突出、居中。
- 可见核分裂象。
- PB的数量较少。

- INPI更常见，且单个细胞核内多发，可见多个INPI，使细胞核呈"肥皂泡"样。

注释

TC-PTC是最常见的侵袭性变异，占所有PTC病例的4% ~ 16%。它往往发生在老年患者，在男性中比其他PTC更常见[2, 22, 24]。常表现为一个庞大的瘤体，常伴有甲状腺外浸润和血管侵犯[1, 2]。它比传统的PTC更具侵袭性，局部复发、中枢性颈部受累和远处转移的发生率更高[1, 2, 22, 24]。TC-PTC占放射性碘难治性甲状腺癌的很大一部分[1]。根据WHO分类，诊断TC-PTC时[1]，高细胞必须占所有肿瘤细胞的30%。然而，如果10%或以上的PTC具有高细胞特征，则该肿瘤也与不良的临床预后相关[1, 40]。因此，识别少量高细胞成分在临床上具有重要意义。高达90%携带 *BRAF V600E* 突变。与传统PTC（ < 10% ）相比[25]，*TERT*启动子突变在TC-PTC（31% ）中也明显更为普遍[25]。TC-PTC很容易被识别为PTC，因为PTC的核特征，特别是核沟和INPI，经常且容易识别（图8.28至图8.30）[14、41-43]。与常规涂片相比，LBP更容易评估高细胞特征（图8.30）[12、14、44]。高细胞存在于大多数TC-PTC病例中，通常位于细胞簇的外围或单个细胞中[44]。沿细胞簇和肥皂泡核存在INPI时，高度提示TC-PTC[44]。TC-PTC病例更有可能表现出丰富的嗜酸细胞质和明显的细胞边界[44]。在细胞质尾部，TC-PTC可能存在更多[44]。虽然一般不需要通过FNA来明确PTC的变异，但FNA至少可以提示TC-PTC（或高细胞特征），结合临床及放射学表现，它可能会影响一部分病例的手术范围。

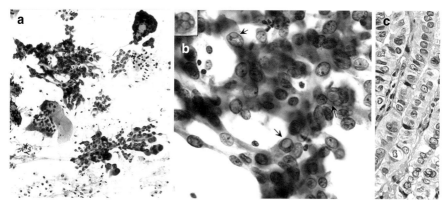

图8.28 甲状腺乳头状癌，高细胞型。（a）涂片显示松散黏附排列的细长细胞（涂片、巴氏染色）；（b）细胞质拉长，伴常见的核内假包涵体和罕见的肥皂泡核（插图）（涂片、巴氏染色）；（c）组织学上，该型由具有嗜酸性胞质的长方形高肿瘤细胞组成，瘤细胞平行排列（HE染色）

图8.29　甲状腺乳头状癌，高细胞型。"肥皂泡样"核内假包涵体经常出现于高细胞型PTC（涂片、Diff-Quik染色）

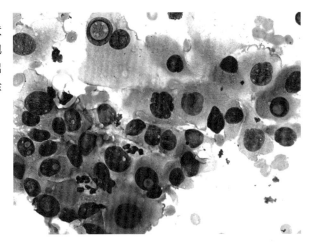

图8.30　甲状腺乳头状癌，高细胞型。这些细胞的"高度"很容易鉴别，当这种形态在涂片中随处可见时，应考虑到高细胞型的可能并记录入FNA报告（液基细胞学制片、巴氏染色）

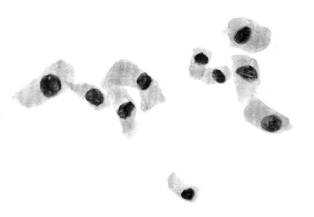

柱状细胞型PTC

定义

柱状细胞型PTC（CC-PTC）的特征是柱状细胞具有深染、椭圆形和假复层的细胞核，以及具有核上或核下胞质空泡，让人联想到结肠腺瘤或分泌型子宫内膜[1]。细胞通常排列呈乳头状，但也可见到小梁状和滤泡状排列。

标准

涂片细胞丰富，通常缺乏胶质。

肿瘤细胞排列呈乳头状、团簇状和扁平片状，有时伴有小管状结构。

细胞核被拉长，并呈假复层。

可见局灶性胞质空泡化。

明确诊断PTC必须具有明确的PTC核特征。

与传统的PTC相比：

- PTC的核特征（核沟、INPI）不够明显。
- 核染色质往往着色深，而不是淡染和粉尘状。
- 通常见不到胶质和囊性变（巨噬细胞）。

注释

CC-PTC是最不常见的PTC亚型之一（占所有PTC < 0.4%）。CC-PTC主要见于老年男性，是一种具有甲状腺外浸润的侵袭性肿瘤[1, 45]。边界清楚和包膜完整是较为罕见的。CC-PTC发生在年轻女性且局限于甲状腺内者，相对呈惰性生物学行为[1, 45]。因此，仅在细胞学上出现柱状细胞特征，可能并不预示着更差的预后。CC-PTC不表现出PTC典型的核特征[1, 45-47]。CC-PTC细胞通常较大，呈假复层、椭圆形或细长的细胞核和粉尘状染色质（图8.31）。高细胞几乎完全由乳头状结构组成，细胞核深染呈假复层，缺乏INPI和核沟，则高度提示CC-PTC[47]。CC-PTC独特的形态使其通常在FNA上被识别为肿瘤；然而，由于缺乏PTC核特征，常诊断为FN或恶性，但未归类为PTC。CC-PTC的深染、复层的细胞核可模拟原发性结直肠或子宫内膜癌的转移[46]，但转移性肿瘤普遍存在的坏死背景在CC-PTC中不常见。除了包括甲状腺球蛋白和TTF-1在内的有限的免疫组化标志物组合外，临床影像学检查的相关结果也非常有用。重要的是，PAX8在CC-PTC和妇科癌组织中均表达，CDX-2在高达55%的CC-PTC中表达[1]，这在一定程度上限制了这两种标志物的诊断价

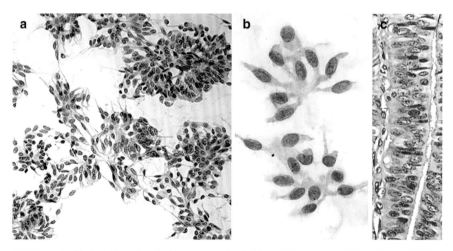

图8.31 甲状腺乳头状癌，柱状细胞型。（a）针吸物显示松散黏附的梭形细胞（涂片、巴氏染色）。（b）细胞质双极、纤细，雪茄状，乳头状癌典型的核特征轻微（涂片、巴氏染色）。（c）组织学检查显示成排的假复层柱状细胞，细胞核细长、深染，胞质稀少（HE染色）（图片由Wisconsin医学院的Tamar Giorgadze博士提供）

值。偶尔，CC-PTC的肿瘤细胞也可能被误认为是MTC，甚至是良性呼吸道上皮细胞。大多数CC-PTC表现出致癌驱动基因*BRAF*的激活，其中30%～44%的病例中有*BRAF V600E*突变；大多数病例还携带继发性致癌突变，包括*TERT*或*TP53*，以及多个染色体获得和缺失[45]。

实性/梁状型PTC

定义

实性/梁状型PTC（ST-PTC）在组织学上要求肿瘤细胞存在缺乏乳头、滤泡和胶质聚集的实性和（或）小梁状和（或）巢状（岛状）区域，且该区域至少占病变的50%[1]。肿瘤细胞具有PTC典型的核特征。

标准

涂片细胞多样，通常缺乏胶质。

肿瘤细胞可表现为黏附性合胞体性三维组织碎片、微滤泡/小梁或无黏附性的单细胞。

细胞核通常表现出PTC的典型核特征，但可能比经典型PTC的核更短（更圆）和更深染。

真正具有纤维血管轴心的乳头状结构很少或缺乏。

注释

ST-PTC是一种罕见的PTC亚型（占成人PTC的1%～3%），其特征尚未被充分认知。它在儿童中很常见，据报道，切尔诺贝利核事故后超过30%的儿童患有此病[1]。此型在没有辐射暴露的儿童中也更为常见。与传统的PTC相比，成人ST-PTC的预后似乎较差[1]。在一项对205例ST-PTC患者进行的荟萃分析中，与传统PTC相比，这些肿瘤的血管侵犯、肿瘤复发和癌症死亡率的风险显著更高[48]。ST-PTC的遗传图谱也与传统PTC不同。总的来说，ST-PTC中*BRAF*突变的发生率低于传统PTC。相反，*RET*或*NTRK1/3*等基因融合在ST-PTC中更为普遍[48]。ST-PTC中*TERT*启动子突变的发生率略高于传统PTC[48]。由于缺乏高特异性和敏感性的标准，SV-PTC的术前诊断很少通过细胞学进行和建议（图8.32）[49, 50]。大多数ST-PTC病例被诊断为恶性肿瘤或可疑的恶性肿瘤（PTC或FVPTC）[49, 50]。微滤泡性ST-PTC难以与其他滤泡性病变（包括FVPTC和滤泡性肿瘤）相区分，而且PTC典型的核特征在某些病例较局限。相比之下，黏附性、合胞体性的三维组织片段似乎是ST-PTC独有的，且可能与组织学上观察到的肿瘤细胞的巢状模式相关。这种模式不同于传统PTC典型的单层片状模式。在ST-PTC中也可以看到非特异性单细胞模式，可能与肿瘤的浸润性生长和更具侵袭性行为相关[49]。这种模式可类似MTC，但这两种肿瘤可以通过其核特征来区分。ST-PTC与低分化甲状腺癌（PDTC）在形

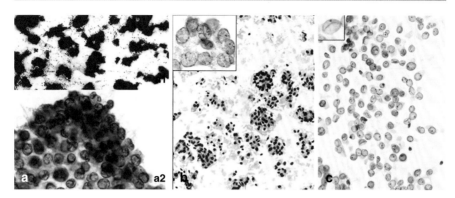

图8.32 甲状腺乳头状癌，实性/梁状型。该亚型可能表现出三种不同的细胞学模式：（a）有黏附性的合胞体性组织碎片模式；（b）微滤泡/小梁模式；（c）非黏附性单细胞模式。这三种模式都具有乳头状癌典型的核特征：a2显示扭曲、透明的细胞核；b插图显示细胞核的透明及扭曲，c显示细胞核的透明及核沟（a1，b：涂片、Diff-Quik染色；a2，b插图和c：涂片、巴氏染色）

态学也有明显的重叠。PDTC可能偶尔会有核沟和INPI，但细胞通常有更多的颗粒状染色质且缺乏胞质，核/质比例高。核分裂象和坏死的存在有助于提示PDTC或分化型高级别甲状腺癌，但这些特征在细胞学上并不总是存在（见第10章）。临床放射检查的相关性结果也很有帮助。虽然ST-PTC在儿童可有显著性坏死，但其生物学行为类似PTC，不具有PDTC的侵袭性。

弥漫性硬化型PTC

定义

弥漫性硬化型PTC（DS-PTC）的特征是弥漫累及一侧或双侧甲状腺腺叶，伴广泛的淋巴血管侵犯、大量PB、鳞状上皮化生、明显的淋巴细胞浸润和显著的纤维化（图8.33）[1]。

标准

涂片呈中度至高度细胞性，胶质稀少或缺失。

肿瘤细胞呈三维团样簇状及与炎性细胞混杂的黏附性簇状排列，但也可能存在传统单层合胞体性和乳头状细胞簇。

肿瘤细胞呈圆形、多角形或柱状，具有致密胞质及清楚的胞质边界；常存在从细胞簇中突出的鞋钉细胞。

与传统的PTC相比：

- 染色质苍白不明显。
- INPI和核沟更少（＜50%的病例）。
- 常见大的有分隔或单房的胞质空泡。

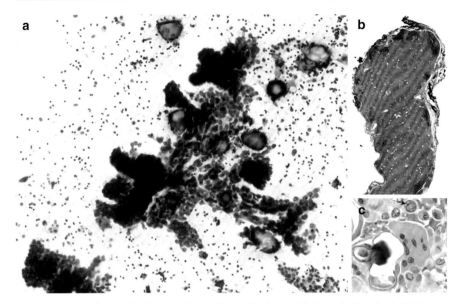

图8.33 甲状腺乳头状癌，弥漫性硬化型。（a）针吸物显示在淋巴细胞背景下可见乳头状结构与砂粒体相混合，核染色质比传统的甲状腺乳头状癌染色深（涂片、巴氏染色）；（b）组织学检查，显示甲状腺有大量淋巴滤泡和许多小的"空洞"；（c）小洞来自砂粒体的突起（b，c：HE染色）

- 常见鳞状上皮化生改变。
- 背景中存在大量的淋巴细胞和PB。

注释

DS-PTC是一种相对少见的PTC亚型（约占所有PTC的3%）[1]。这种肿瘤常见于儿童和年轻人，占切尔诺贝利事故后暴露于放射性碘的儿童中PTC的10%[1]。典型表现为无明显肿块的甲状腺肿，表明腺体弥漫性受累，类似桥本甲状腺炎和（或）淋巴瘤。由于大量和广泛的微钙化（PB），超声图像可能显示为典型的"暴风雪现象"。DS-PTC常伴有甲状腺外侵犯、广泛的颈部淋巴结累及和远处转移[1]。虽然DS-PTC的无病生存期低于传统PTC，但其死亡率与传统PTC相似[1]。DS-PTC的分子分析显示RET易位，特别是NCOA4∷RET易发生于辐射暴露后的病例。20%的病例报告了BRAFV600E突变，13%的病例报告了ALK重排[1]。在FNA，高度细胞性针吸物中可见大量形态单一的小淋巴细胞（图8.34），易被误诊为淋巴细胞甲状腺炎或恶性淋巴瘤[51]。值得注意的是，在淋巴细胞甲状腺炎中常见非典型滤泡细胞，有时会出现核沟和INPI此外，DS-PTC中PTC的典型核特征少见。伴有鞋钉特征和胞质空泡的三维簇状肿瘤细胞，丰富的PB和鳞状细胞分化（图8.34）都提示了DS-PTC的可能性[51]。

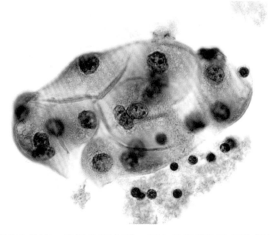

图8.34 甲状腺乳头状癌，弥漫性硬化型。图中的肿瘤细胞是为鳞状形态：呈扁平的多边形，细胞膜界限分明，似拼图拼合在一起（但无明显的角化现象）。有时会在经典型乳头状癌中发现灶状的鳞状表现，但在弥漫性硬化型中，这一特征通常广泛存在。注意这些细胞通常缺乏乳头状癌的核特征（液基细胞学制片、巴氏染色）

鞋钉型PTC

定义

鞋钉型PTC（H-PTC）是一种侵袭性PTC亚型，组织学上具有复杂的乳头状和微乳头状结构，覆盖细胞为顶端排列的细胞核，顶端细胞表面突起，细胞极性/黏附性丧失（鞋钉特征）[1]。鞋钉特征必须占肿瘤的30%以上才能诊断为鞋钉型PTC[1]。

标准

肿瘤细胞的极性和黏附性丧失。

存在细胞核偏位和细胞质逐渐变细的单细胞（彗星状或泪滴状细胞）。

乳头状或微乳头状细胞簇内可见细胞核位于顶端或呈偏心位的肿瘤细胞（鞋钉特征）。

存在多个肥皂泡样INPI和PTC典型的核特征。

细胞块可显示衬覆鞋钉细胞的乳头状或微乳头状碎片。

注释

H-PTC是一种罕见的PTC亚型（占所有PTC < 1%），由Asiolietal于2010年首次描述[18, 52]。大多数H-PTC患者病情进展迅速，许多患者在5年内死亡[1, 52]。因此，单纯的H-PTC极为罕见，通常与其他侵袭性PTC亚型（如TC-PTC、CC-PTC、ST-PTC相关）和（或）与显示进展为

低分化或间变性甲状腺癌的区域混合[1, 52]。相反，鞋钉细胞/特征在传统PTC中可见，其病程缓慢，有时在 > 30%的肿瘤中观察到，通常与囊性和（或）退行性改变相关[53]。与H-PTC相比，这些"鞋钉样"PTC发生在年轻患者中，核分裂象低，缺乏明显的甲状腺外侵犯和继发性致病突变[1, 53]。*BRAFV600E*突变在大多数（70% ~ 80%）病例中被发现，而*TP53*突变、*TERT*启动子突变和*PIK3CA*突变也很常见[1]。在FNA，大多数H-PTC病例可被诊断为恶性PTC。然而，在一些回顾性研究中描述的H-PTC的细胞学特征基本上是非特异性的，并且与其他侵袭性PTC亚型，如TC-PTC、CC-PTC和DS-PTC，在细胞形态学上有明显的重叠[17, 18]。鞋钉型细胞形态也可见于嗜酸细胞性、囊性/退行性和透明细胞改变的背景中。因此，术前仅基于细胞形态学来诊断H-PTC是不现实的。即使在组织学上，如果没有侵袭性的临床病理特征（如甲状腺外侵袭、血管侵犯、坏死和高核分裂象），诊断H-PTC也应谨慎[1]。H-PTC还需要与有鞋钉和（或）微乳头状生长方式的甲状腺（或淋巴结）转移癌（如乳腺、肺、卵巢）进行鉴别。

相关肿瘤

在第5版WHO内分泌和神经内分泌肿瘤与甲状腺有关的分类中，筛状桑葚样甲状腺癌（CMTC）不再归类为PTC的亚型/变异体，而被归类为一种组织发生不确定的恶性甲状腺肿瘤，而透明变梁状肿瘤（HTT）与NIFTP和恶性潜能未定的甲状腺肿瘤一起被归类为低风险甲状腺滤泡细胞起源的肿瘤[1]。

筛状桑葚样甲状腺癌

定义

筛状桑葚样甲状腺癌是一种罕见、独特的甲状腺恶性肿瘤，组织学上以缺乏胶质的筛状和实性结构为特征。细胞呈高柱状或梭形，存在鳞状细胞桑葚小体。虽然也发现了PTC的一些核特征，但肿瘤细胞核常深染，呈假复层状。有些桑葚小体内的细胞核有特殊的、因生物素积聚引起的核透明现象（图8.35）。

标准

涂片富于细胞。

缺乏胶质。

高柱状肿瘤细胞呈乳头状排列。

细胞簇内可见由梭形到椭圆形细胞形成的圆形至椭圆形的裂隙状空隙（筛状模式）。

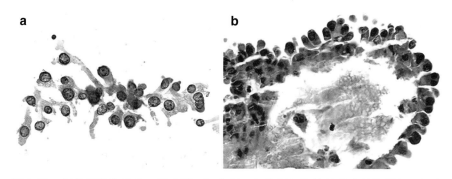

图8.35　甲状腺乳头状癌，鞋钉型。（a）肿瘤细胞以细胞核的偏心位为特征，细胞核位于细长的细胞质中（鞋钉样）（涂片、巴氏染色）；（b）对应组织学图像显示相似的特点（HE染色）

存在旋涡（桑葚体）状结构的细胞簇。

背景中可见梭形肿瘤细胞。

存在局灶状苍白、伴有核膜增厚的细胞核（特殊的核透明）。

存在核沟，但INPI比传统PTC少见（58%的病例）。

背景中常见泡沫状或吞噬含铁血黄素的组织细胞。

细胞簇内或背景中可见透明物质。

没有PB和多核巨细胞。

肿瘤细胞通常表达TTF-1；然而，PAX8的免疫反应性较弱，呈局灶性或阴性，且肿瘤通常缺乏对甲状腺球蛋白的反应性。

在遗传性和散发性肿瘤中，肿瘤细胞表现为β-catenin弥漫性胞核和胞质阳性（由于Wnt/β-catenin通路的种系或体细胞突变）。

注释

CMTC传统上被认为是PTC的一种变异体。然而，最近的研究表明，CMTC是一种临床病理学上不同的甲状腺癌，其组织发生不确定，由Wnt/β-catenin通路激活驱动[54,55]。CMTC几乎只发生在年轻女性中（97%的病例），并且常与家族性腺瘤性息肉病（FAP）或Gardner综合征相关（高达53%），通常先于大肠息肉病的发生数年[1,54-57]。散发形式发生在不携带APC基因种系突变的患者中。一般来说，FAP相关的CMTC发生在年轻患者，是多灶性的，而散发性CMTC表现为孤立的甲状腺结节。CMTC通常是一种惰性肿瘤，尤其是散发形式。CMTC表现为淋巴转移者占12%，远处转移者占3%，总死亡率为2%[1]。大多数（95%）CMTC针吸物表现为甲状腺癌诊断或可疑特征[54,57]。CMTC与一些PTC亚型（传统型、TC-PTC型、CC-PTC型）的结构和核特征存在明显的重叠（图

8.36）。在FAP相关或非FAP相关病例中，β-catenin的弥漫性胞核和胞质阳性是CMTC的标志，而其他肿瘤和正常甲状腺细胞则显示β-catenin弥漫性胞膜表达[1, 54, 55]。此外，肿瘤细胞通常表达TTF-1；然而，PAX8的免疫反应性较弱，局灶性或阴性，肿瘤通常缺乏甲状腺球蛋白反应性[1, 54, 55]。这些发现提出了关于肿瘤细胞起源的问题，并可能表明这些不是甲状腺滤泡上皮分化的结果[54, 55]。因此，在适当的情况下，如存在特征性细胞学改变、患者年龄相对较轻、临床怀疑或证实为FAP以及存在β-catenin IHC（细胞核和细胞质阳性）表达，可在术前做出或至少建议进行CMTC诊断[56, 57]。CMTC的诊断应提醒临床医师可能诊断FAP和启动基因筛查。

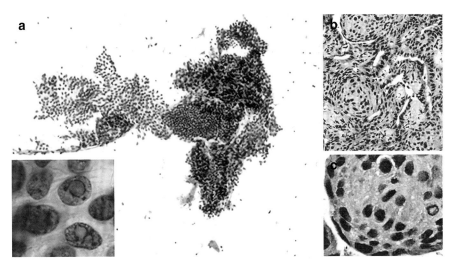

图8.36　筛状－桑葚状甲状腺癌。（a）针吸物显示大的、排列复杂、黏附性上皮碎片（涂片、巴氏染色），核染色质深，但存在核内假包涵体（左下图）；（b）组织学检查，肿瘤以筛状桑葚小体的形成为特征（HE染色）；（c）高倍镜显示特征性桑葚小体（HE染色）

透明变梁状肿瘤

定义

透明变梁状肿瘤（HTT）是一种滤泡细胞来源的肿瘤，由细长/多边形细胞组成大小梁，胞质透明，与小梁内透明物质混合，具有PTC的核特征，包括显著的核沟、INPI和膜不规则[1]。

标准

黏附性肿瘤细胞呈放射状围绕淀粉样、透明基质样物。

细胞可以是圆形或梭形。

大量的INPI和核沟。

偶尔会有PB。

可能存在胞质核旁黄色小体。

没有乳头状和片状碎片。

注释

HTT占甲状腺肿瘤＜1%，女性居多（＞80%），平均年龄为50岁（21～79岁）[1]。尽管在形态学上与PTC有明显的相似性，但当采用严格的诊断标准时，在几乎所有分析的病例中，HTT的特点是其独特的遗传谱存在*GLIS*重排（大多数病例为*PAX8∷GLIS3*，不太常见的为*PAX8∷GLIS1*），而在其他甲状腺肿瘤中不存在*GLIS*重排[1, 58, 59]。与PTC相反，在HTT中未发现*RAS*和*BRAFV600E*突变。HTT被认为是一种低风险肿瘤，类似于NIFTP，即使经过长时间随访，绝大多数HTT患者（＞99%）的临床病程也是良性的；完全切除通常可治愈[1, 58-63]。HTT通常不需要进行甲状腺全切除术和（或）放射性碘治疗[1]。由于HTT的形态学特征与PTC和MTC有显著的重叠（见第9章），因此在FNA标本中很难识别HTT（图8.37）[61-63]。大多数HTT被判读为PTC或可疑PTC。尽管存在与PTC相似的核沟、INPI和不规则核边界，但以下线索有利于HTT诊断：透明质或淀粉样物质的存在，具有梁状或合胞模式的松散内聚的肿瘤细胞群，肿瘤细胞围绕透明质核心呈放射状排列，大量嗜酸性或双嗜性细胞质，缺乏乳头和钙化[61-63]。透明物质的存在可能被误认为淀粉样物质，从而导致误诊为MTC，甚至可能被认为是胶质而导致假阴性诊断。重要的是要记住，在MTC中，肿瘤细胞具有偏位的细胞核和颗粒状的椒盐样染色质及不明显的核仁（见第9章）。IHC可能有助于鉴别

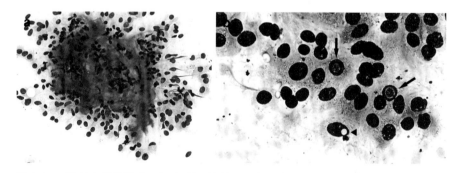

图8.37　透明变梁状肿瘤。（a）以异染的透明物质为核心穿插于细胞之间，细胞核呈椭圆形、大小不一、胞质丰富（涂片、Diff-Quik染色）；（b）椭圆形肿瘤细胞核偶见核内假包涵体（箭头）。注意相邻细胞核内可见一个空洞（三角），类似于核内假包涵体，但由于空洞是白色的，而非细胞质的颜色和质地，故实为人工假象（涂片、巴氏染色）

HTT和MTC。HTT细胞甲状腺球蛋白和TTF-1阳性，降钙素阴性。单克隆MIB-1的Ki-67呈特殊细胞膜表达而非核表达，可以进一步支持HTT的诊断。特异性 GLIS 融合产物可以通过分子技术和IHC进行鉴定。虽然这种生物标志物在大多数实验室中不可及，但 GLIS 重排或 GLIS 蛋白表达的检测可以在细胞学标本中进行HTT的术前诊断[1, 62, 63]。HTT的超声检查通常表现为轮廓清晰的等回声或低回声实性结节，无微钙化，更接近于滤泡性肿瘤或FVPTC，而不是典型的PTC[1, 62]。

临床管理

PTC倾向于为一组生物学行为惰性、预后良好的肿瘤；据报道，5年生存率为96%，10年生存率为93%，20年生存率＞90%[1]。对于FNA判读为PTC的患者，建议进行手术咨询；对PTC进行细胞学分型并不必要，通常不会影响临床管理[2]。是否进行手术和手术的范围（腺叶切除术还是全甲状腺切除术）取决于患者的年龄和整体健康状况以及肿瘤的大小和超声特征[2]。PTC的细胞学诊断几乎总是会导致甲状腺手术。部分患者积极监测可以替代即时手术，包括那些风险极低的肿瘤（如无临床转移或局部浸润证据的乳头状微小癌，没有明确的细胞学或分子证据表明疾病具有侵袭性）和因合并症而手术风险高的患者，预期剩余寿命短的患者，或同时伴有比甲状腺手术更紧迫的内科或外科问题的患者[2]。对于肿瘤直径在1～4cm且无甲状腺外侵犯及淋巴转移的临床证据（cN0）的甲状腺癌患者，初始手术可以是近全/全甲状腺切除术或腺叶切除术[2]。对于低风险PTC来说，单纯甲状腺叶切除术可能是充分的初始治疗方法，但治疗团队可能会选择全甲状腺切除术，以支持放射性碘治疗或加强基于疾病特征和（或）患者意愿的随访[2]。如果微小癌（直径＜1cm）且无甲状腺外侵犯及cN0的患者选择手术治疗，初次手术应该行甲状腺叶切除术，除非有明确切除对侧甲状腺叶的适应证[2]。治疗小的、单发的、既往无头颈部放疗史、无家族性甲状腺癌或临床未检出颈部转移结节的甲状腺内癌，单独甲状腺腺叶切除就足以治疗。

报告范例

当细胞形态学特征明确为恶性时，皆可使用"恶性肿瘤"这一总体分类。如果针吸物被诊断为恶性肿瘤，则表明该样本足以进行评估。此时标本满意度评估为可选项。随后使用描述性注释，用于对恶性肿瘤的进一步分类，并总结特殊检查的结果（如果有的话）。如果观察结果可疑但不能确定为恶性肿瘤，应使用"可疑恶性肿瘤"这一总体分类（见第7章）。

恶性肿瘤诊断为PTC的最终阳性预测值为97%～99%。如果将NIFTP排除在恶性肿瘤之外，这一比例略有下降，降至94%～96%。如果恶性分类仅限于具有典型或高细胞PTC特征的病例，则阳性预测值下降的大部分可以消除。

例1
恶性肿瘤。

甲状腺乳头状癌。

例2
恶性肿瘤。

甲状腺乳头状癌。

备注：随着惰性甲状腺恶性肿瘤亚群被重新分类为"具有乳头状样核特征的非侵袭性滤泡性甲状腺肿瘤（NIFTP）"，甲状腺FNA恶性分类的阳性预测价值预计将从97%～99%下降到94%～96%。因此，一小部分被FNA诊断为恶性肿瘤的病例可能被组织学证实为NIFTP。

例3
恶性肿瘤。

甲状腺乳头状癌，倾向高细胞型。

例4
恶性肿瘤。

甲状腺乳头状癌。

备注：一些细胞学特征增加了高细胞型的可能性。

例5
恶性肿瘤。

甲状腺癌，最符合筛状甲状腺癌。

备注：其细胞学特征和免疫特征（β-catenin的弥漫性胞核和胞质阳性，甲状腺球蛋白阴性）与筛状甲状腺癌一致。建议与临床放射学表现相联系。应考虑遗传咨询，以排除家族综合征的可能性。

（顾冬梅　译）

参考文献

［1］WHO Classification of Tumours Editorial Board. Endocrine and neuroendocrine tumours. Lyon: International Agency for Research on Cancer; 2022. (WHO classification of tumours series, 5th ed.; vol. 8). https: //publications. iarc. fr/610.

［2］Haugen BR, Alexander EK, Bible KC, et al. 2015 American Thyroid Association management guidelines for adult patients with thyroid nodules and differentiated thyroid cancer: The American Thyroid Association guidelines taskforce on thyroid nodules and differentiated thyroid cancer. Thyroid, 2016, 26: 1-133.

［3］Miranda-Filho A, Lortet-Tieulent J, Bray F, et al. Thyroid cancer incidence trends by histology in 25 countries: a population-based study. Lancet Diabetes Endocrinol. 2021, 9: 225-234.

［4］Roman BR, Morris LG, Davies L. The thyroid cancer epidemic, 2017 perspective. Curr Opin Endocrinol Diabetes Obes, 2017, 24: 332-336.

［5］Nikiforov YE, Seethala RR, Tallini G, et al. Nomenclature revision for encapsulated follicular variant of papillary thyroid carcinoma. A paradigm shift to reduce overtreatment of indolent tumors. JAMA Oncol, 2016, 2: 1023-1029.

［6］Bongiovanni M, Spitale A, Faquin WC, et al. The Bethesda System for reporting thyroid cytopathology: a meta-analysis. Acta Cytol, 2012, 56: 333-339.

［7］Strickland KC, Howitt BE, Marqusee E, et al. The impact of non-invasive follicular variant of papillary thyroid carcinoma on rates of malignancy for fine-needle aspiration diagnostic categories. Thyroid, 2015, 25: 987-992.

［8］Faquin WC, Wong LQ, Afrogheh AH, et al. Impact of reclassifying noninvasive follicular variant of papillary thyroid carcinoma on the risk of malignancy in The Bethesda System for reporting thyroid cytopathology. Cancer Cytopathol, 2016, 124: 181-187.

［9］Maletta F, Massa F, Torregrossa L, et al. Cytological features of "non-invasive follicular thyroid neoplasm with papillary-like nuclear features" and their correlation with tumor histology. Hum Pathol, 2016, 54: 134-142.

［10］Strickland K, Vivero M, Jo VY, et al. Pre-operative cytologic diagnosis of non-invasive follicular thyroid neoplasm with papillary-like nuclear features (NIFTP): a prospective analysis. Thyroid, 2016, 26: 1466-1471.

［11］Howitt BE, Chang S, EszlingerM, et al. Fine-needle aspiration diagnoses of non-invasive follicular variant of papillary thyroid carcinoma. Am J Clin Pathol, 2015, 144: 850-857.

［12］Suzuki A, Hirokawa M, Higuchi M, et al. Cytological characteristics of papillary thyroid carcinoma on LBC specimens, compared with conventional specimens. Diagn Cytopathol, 2015, 43: 108-113.

［13］Lee JS，Choi HS，Park IA，et al. Liquid-based fine-needle aspiration biopsy of papillary thyroid carcinoma：logistic regression analysis with conventional and new cytomorphologic features. Acta Cytol，2013，57：233-240.

［14］Lee SH，Jung CK，Bae JS，et al. Liquid-based cytology improves preoperative diagnostic accuracy of the tall cell variant of papillary thyroid carcinoma. Diagn Cytopathol，2014，42：11-17.

［15］Fischer AH，Clayton AC，Bentz JS，et al. Performance differences between conventional smears and liquid-based preparations of thyroid fine-needle aspiration samples：analysis of 47076 responses in the College of American Pathologists Interlaboratory Comparison Program in Non-Gynecologic Cytology. Arch Pathol Lab Med，2013，137：26-31.

［16］Szporn AH，Yuan S，Wu M，et al. Cellular swirls in fine-needle aspirates of papillary thyroid carcinoma：a new diagnostic criterion. Mod Pathol，2006，19：1470-1473.

［17］Lee YS，KimY，Jeon S，et al. Cytologic，clinicopathologic，and molecular features of papillary thyroid carcinoma with prominent hobnail features：10 case reports and systematic literature review. Int J Clin Exp Pathol，2015，8：7988-7997.

［18］Asioli S，Maletta F，Pagni F，et al. Cytomorphologic and molecular features of hobnail variant of papillary thyroid carcinoma：case series and literature review. Diagn Cytopathol，2014，42：78-84.

［19］Rupp M，Ehya H. Nuclear grooves in the aspiration cytology of papillary carcinoma of the thyroid. Acta Cytol，1989，33：21-26.

［20］PapottiM，ManazzaAD，Chiarle R，et al. Confocal microscope analysis and tridimensional reconstruction of papillary thyroid carcinoma nuclei. Virchows Arch，2004，444：350-355.

［21］Ellison E，Lapuerta P，Martin SE. Psammoma bodies in fine-needle aspirates of the thyroid：predictive value for papillary carcinoma. Cancer，1998，84：169-175.

［22］Pusztaszeri M，Auger M. Update on the cytologic features of papillary thyroid carcinoma variants. Diagn Cytopathol，2017，45：714-730.

［23］Canberk S，Montezuma D，Ince U，et al. Variants of papillary thyroid carcinoma：an algorithmic cytomorphology-based approach to cytology specimens. Acta Cytol，2020，64：288-298.

［24］Rossi ED，Faquin WC，Pantanowitz L. Cytologic features of aggressive variants of follicular- derived thyroid carcinoma. Cancer Cytopathol，2019，127：432-446.

［25］Cancer Genome Atlas Network. Integrated genomic characterization of papillary thyroid carcinoma. Cell，2014，159：676-690.

［26］Yang GC，Fried K，Yakoushina TV，et al. Encapsulated follicular variant of papillary thyroid carcinoma：fine-needle aspiration with ultrasound and histologic correlation of 41 cases. Acta Cytol, 2013, 57: 26-32.

[27] Gallagher J, Oertel YC, Oertel JE. Follicular variant of papillary carcinoma of the thyroid: fine- needle aspirates with histologic correlation. Diagn Cytopathol, 1997, 16: 207-213.

[28] Mesonero CE, Jugle JE, Wilbur DC, et al. Fine-needle aspiration of the macro-follicular and microfollicular subtypes of the follicular variant of papillary carcinoma of the thyroid. Cancer Cytopathol, 1998, 84: 235-244.

[29] Baloch ZW, Gupta PK, Yu GH, et al. Follicular variant of papillary carcinoma: cytologic and histologic correlation. Am J Clin Pathol, 1999, 111: 216-222.

[30] NgSC, Huang BY, Kuo SF, et al. Diagnostic pitfalls and therapeutic outcomes of the macrofollicular variant of papillary thyroid carcinoma. Biom J, 2019, 42: 59-65.

[31] Policarpio-Nicolas ML, Sirohi D. Macrofollicular variant of papillary carcinoma, a potential diagnostic pitfall: a report of two cases including a review of literature. Cytojournal, 2013, 30 (10): 16.

[32] Chung D, Ghossein RA, Lin O. Macrofollicular variant of papillary carcinoma - a potential thyroid FNA pitfall. Diagn Cytopathol, 2007, 35: 560-564.

[33] Goellner JR, Johnson DA. Cytology of cystic papillary carcinoma of the thyroid. Acta Cytol, 1982, 26: 797-808.

[34] Yang GC, Stern CM, Messina AV. Cystic papillary thyroid carcinoma in fine-needle aspiration may represent a subset of the encapsulated variant in WHO classification. Diagn Cytopathol, 2010, 38: 721-776.

[35] Moreira AL, Waisman J, Cangiarella JF. Aspiration cytology of the oncocytic variant of papillary adenocarcinoma of the thyroid gland. Acta Cytol, 2004, 48: 137-141.

[36] Doria MI Jr, Attal H, Wang HH, et al. Fine-needle aspiration cytology of the oxyphil variant of papillary carcinoma of the thyroid. A report of three cases. Acta Cytol, 1996, 40: 1007-1011.

[37] Baloch ZW, LiVolsi VA. Warthin-like papillary carcinoma of the thyroid. Arch Pathol Lab Med, 2000, 124: 1192-1195.

[38] Kim J, Lim BJ, Hong SW, et al. Preoperative cytologic diagnosis of Warthin-like variant of papillary thyroid carcinoma. J Pathol Transl Med, 2018, 52: 105-109.

[39] Vallonthaiel AG, Agarwal S, Jain D, et al. Cytological features of warthin- like papillary thyroid carcinoma: a case report with review of previous cytology cases. Diagn Cytopathol, 2017, 45: 837-841.

[40] DettmerMS, Schmitt A, SteinertH, et al. Tall cell papillary thyroid carcinoma: new diagnostic criteria and mutations in BRAF and TERT. Endocr Relat Cancer, 2015, 22: 419-429.

[41] Guan H, Vandenbussche CJ, Erozan YS, et al. Can the tall cell variant of pap-

illary thyroid carcinoma be distinguished from the conventional type in fine-needle aspirates? A cytomorphologic study with assessment of diagnostic accuracy. Acta Cytol，2013，57：534-542.

[42] Solomon A，Gupta PK，LiVolsi VA，et al. Distinguishing tall cell variant of papillary thyroid carcinoma from usual variant of papillary thyroid carcinoma in cytologic specimens. Diagn Cytopathol，2002，27：143-148.

[43] Tanaka A，Hirokawa M，Higuchi M，et al. Diagnostic clues indicating tall cell variants of papillary thyroid carcinoma in fine-needle aspiration. Diagn Cytopathol，2019，47：452-457.

[44] Baum JE，Soong L，Scognamiglio T，et al. Cytological diagnosis of papillary thyroid carcinoma with tall cells on ThinPrep liquid-based cytology. Diagn Cytopathol，2019，47：541-546.

[45] Janovitz T，Williamson DFK，Wong KS，et al. Genomic profile of columnar cell variant of papillary thyroid carcinoma. Histopathology，2021，79：491-498.

[46] 46. Jayaram G. Cytology of columnar-cell variant of papillary thyroid carcinoma. DiagnCytopathol，2000，22：227-229.

[47] Bongiovanni M，Mermod M，Canberk S，et al. Columnar cell variant of papillary thyroid carcinoma：cytomorphological characteristics of 11 cases with histological correlation and literature review. Cancer Cytopathol，2017，125：389-397.

[48] Vuong HG，Odate T，Duong UNP，et al. Prognostic importance of solid variant papillary thyroid carcinoma：a systematic review and meta-analysis. Head Neck. 2018，40：1588-1597.

[49] Giorgadze TA，Scognamiglio T，Yang GC. Fine-needle aspiration cytology of the solid variant of papillary thyroid carcinoma：a study of 13 cases with clinical，histologic，and ultrasound correlations. Cancer Cytopathol，2015，123：71-81.

[50] Higuchi M，Hirokawa M，Suzuki A，et al. Cytological features of solid variants of papillary thyroid carcinoma：a fine-needle aspiration cytology study of 18 cases. Cytopathology，2017，28：268-272.

[51] Takagi N，Hirokawa M，NobuokaY，et al. Diffuse sclerosing variant of papillary thyroid carcinoma：a study of fine-needle aspiration cytology in 20 patients. Cytopathology，2014，25：199-204.

[52] Spyroglou A，Kostopoulos G，Tseleni S，et al. Hobnail papillary thyroid carcinoma，a systematic review and meta-analysis. Cancers（Basel），2022，14：2785.

[53] Wong KS，Chen TY，Higgins SE，et al. A potential diagnostic pitfall for hobnail variant of papillary thyroid carcinoma. Histopathology，2020，76：707-713.

[54] Lam AK，Saremi N. Cribriform-morular variant of papillary thyroid carcinoma：a distinctive type of thyroid cancer. Endocr Relat Cancer，2017，24：R109-121.

[55] Boyraz B，Sadow PM，Asa SL，et al. Cribriform-morular thyroid carcinoma is a distinct thyroid malignancy of uncertain cytogenesis. Endocr Pathol，2021，32：327-335.

［56］Hirokawa M，Maekawa M，Kuma S，et al. Cribriform-morular variant of papil-lary thyroid carcinoma-cytological and immunocytochemical findings of 18 cases. Diagn Cytopathol，2010，38：890-896.

［57］Boonyaarunnate T，Olson MT，Bishop JA，et al. Cribriform morular variant of papillary thyroid carcinoma：clinical and cytomorphological features on fine-needle aspiration. Acta Cytol，2013，57：127-133.

［58］Nikiforova MN，NikitskiAV，Panebianco F，et al. GLIS rearrangement is a genomic Hallmark of hyalinizingtrabecular tumor of the thyroid gland. Thyroid，2019，29：161-173.

［59］Marchiò C，Da Cruz PA，Gularte-Merida R，et al. PAX8-GLIS3 gene fusion is a pathognomonic genetic alteration of hyalinizing trabecular tumors of the thyroid. Mod Pathol，2019，32：1734-1743.

［60］Carney JA，Hirokawa M，Lloyd RV，et al. Hyalinizingtrabecular tumors of the thyroid gland are almost all benign. Am J Surg Pathol，2008，32：1877-1789.

［61］Casey MB，Sebo TJ，Carney JA. Hyalinizing trabecular adenoma of the thyroid gland：cytologic features in 29 cases. Am J Surg Pathol，2004，28：859-867.

［62］Rossi ED，PapottiM，Faquin W，et al. The diagnosis of hyalinizing trabecular tumor：a difficult and controversial thyroid entity. Head Neck Pathol，2020，14：778-784.

［63］Dell'Aquila M，Gravina C，Cocomazzi A，et al. A large series of hyalinizing-trabecular tumors：cytomorphology and ancillary techniques on fine-needle aspira-tion. Cancer Cytopathol，2019，127：390-398.

甲状腺髓样癌

9

David Poller, Darcy Kerr, Maria Lozano & Philippe Vielh

背景

　　甲状腺髓样癌（MTC）很罕见，占首次诊断甲状腺癌的1%～2%[1,2]。MTC的发病可分为散发性和遗传性[1,2]。散发性MTC患者（占70%～80%的病例）的典型表现为成人孤立性甲状腺结节。相比之下，遗传性MTC患者表现为双侧多灶性甲状腺肿瘤，发病年龄随疾病的不同而不同。遗传性疾病包括多发性内分泌肿瘤（MEN）2A型和2B型。遗传性孤立性甲状腺髓样癌，以前称为家族性甲状腺髓样癌（FMTC），被认为是MEN2A的一个亚型。表9.1总结了散发性和遗传性MTC的临床和病理学特征。

表9.1　散发性和遗传性MTC的临床和病理学特征

	MEN2A	遗传性孤立性MTC	MEN2B	散发性MTC
比例	约20%的MTC（约80%的遗传性病例）	约4%的MTC（约15%的遗传性病例）	约1%的MTC（约5%的遗传性病例）	70%～80%的MTC
年龄	青年（30～40岁）	中年（50～60岁）	婴儿/儿童	中年（50～60岁）
遗传学	胚系*RET*突变（最常见的外显子10和外显子11）	胚系*RET*突变（最常见的外显子10和外显子11） 可能发生*MET*基因突变	胚系*RET*突变（外显子16密码子*M918*突变95%，外显子15密码子*A883*突变<5%）	体系*RET*突变（在25%～45%中通常编码*M918T*） 1%～7%的可能发生*MTC*散发性突变中见胚系*RET*突变 体系*MTC*突变在*RET*野生型病例中被识别
遗传	常染色体显性	常染色体显性	常染色体显性	不适用

续表

	MEN2A	遗传性孤立性MTC	MEN2B	散发性MTC
相关疾病	嗜铬细胞瘤（50%）；甲状旁腺功能亢进症（20%～35%）；皮肤淀粉样苔藓样变，先天性巨结肠	除嗜铬细胞瘤，甲状旁腺功能亢进或其他内分泌疾病	侵袭性MTC早期扩散至淋巴结；嗜铬细胞瘤（50%）；黏膜神经节泌尿系瘤；马方综合征，眼睑外翻、厚唇	不适用
甲状腺结节的数量	通常多发，双侧	通常多发，双侧	通常多发，双侧	通常为孤立的结节
C细胞增生	存在	存在	存在	缺乏

MEN2A，多发性内分泌肿瘤2A型；MTC，甲状腺髓样癌；MEN2B，多发性内分泌肿瘤2B型

　　多发性内分泌肿瘤2型（MEN2）综合征和遗传性孤立性甲状腺髓样癌为常染色体显性遗传模式，并与编码在10号染色体上的 *RET* 基因的致病性胚系突变相关，该突变导致RET受体酪氨酸激酶的结构性激活。RET胞外结构域的突变（如密码子609、611、618、620和634）通过配体非依赖性受体二聚体激活激酶，RET催化结构域的突变（如密码子918）导致激酶激活不依赖于配体或受体二聚化。RET特异的致病性突变与疾病表型、MEN2亚型、MTC侵袭性及是否合并其他症状如先天性巨结肠、苔藓样皮肤淀粉样变等其他表现有很强的相关性[2, 4]。散发性MTC中，RET体细胞的突变率可达56%[5-7]。在较大样本量的研究中，1%～7%的假定散发性MTC患者被发现患有遗传性疾病，这强调了在所有诊断为MTC的患者中进行RET胚系突变检测的重要性[4, 8, 9]。*MET* 基因胚系突变也与一些遗传性孤立性甲状腺髓样癌有关[10]。

　　大多数MTC病例表现出特征性的细胞形态学、独特的免疫表型和数量不等的间质淀粉样蛋白沉积（表9.2）。然而，MTC也可以表现出各种各样的生长模式、细胞形态和细胞质特征，从而出现MTC多种亚型的描述，包括乳头（或假乳头）型、滤泡型、巨细胞型、梭形细胞型、小细胞和神经母细胞样型、副神经节瘤样型、嗜酸细胞型、透明细胞型、血管肉瘤样型、鳞状细胞型、产黑色素型和双分泌（产生黏蛋白）型[11]。识别和报告特定的MTC亚型形态对临床管理并不重要。然而，这种形态学上的异质性给MTC的细胞形态学评估带来了巨大的挑战（表9.3）[12]。世界卫生组织内分泌和神经内分泌肿瘤分类第5版（2022年）基于有丝分

裂计数、Ki-67增殖指数和肿瘤坏死对MTC进行分级（低至高级别）[3]。目前不建议对FNA样本进行分级。

表9.2 甲状腺髓样癌的细胞学鉴别诊断

肿瘤	细胞结构和背景	细胞质	核	免疫组化染色	
				阳性	阴性
甲状腺髓样癌	孤立的，分散的细胞和（或）合胞体样细胞簇；淀粉样变	浆细胞样，上皮样大，梭形。Romanowsky染色呈紫红色	圆形，卵圆形，或拉长伴有颗粒状染色质 INPI和双核（某些情况下）	CT，CGRP，CEA，NE相关标志物，TTF-1，PAX-8（可变的，但单克隆PAX-8阴性），刚果红（淀粉样物）	TG
滤泡性肿瘤	微滤泡/拥挤细胞群	适当减少	圆形，深染，核多形，拉长	TTF-1，TG，PAX-8	CT，CEA，NE相关标志物
嗜酸细胞（原Hürthle细胞）肿瘤	孤立分散的细胞，合胞体样细胞簇	丰富，细颗粒状（Romanowsky染色呈灰蓝色）	圆形且增大，中度不典型性，核仁明显	TTF-1，TG，PAX-8	CT，CEA，NE相关标志物
乳头状癌	乳头状，片状，微囊状	根据不同亚型呈多样性	增大，卵圆形轮廓不规则，核沟，INPI，染色质苍白	TTF-1，TG，PAX-8	CT，CEA，NE相关标志物
透明梁状肿瘤	紧密的细胞簇，与透明基质相关	上皮样或梭形	增大，轮廓不规则，有核沟，INPI，染色质苍白	TTF-1，TG，Ki-67（MIB1膜染色法）	CT，CEA，NE相关标志物
低分化甲状腺癌	拥挤的，孤立散在的细胞	少，偶尔呈浆细胞样	圆形，不规则增大，可见双核，凋亡，有丝分裂	TTF-1，PAX-8,TG(可变的)	CT，CEA，NE相关标志物
间变性甲状腺癌	孤立散在的细胞，拥挤的细胞簇，多样性，坏死性炎症碎片	上皮样，梭形，大小不等	增大，多形性，核仁明显，可见多核，坏死凋亡，有丝分裂活跃	PAX-8（可变的）	CT，CEA，NE相关标志物

续表

肿瘤	细胞结构和背景	细胞质	核	免疫组化染色	
				阳性	阴性
黑色素瘤	孤立分散的细胞	上皮样，梭形，大小多样，黑色素沉着多样	增大，核仁明显	S-100，HMB-45，Melan-A，SOX-10	CK，CT，CEA，NE相关标志物
甲状旁腺	片状，条索状，腺泡样	中等量，常颗粒状	圆，细颗粒状染色质	NE相关标志物，PTH，GATA-3	CT，CEA，TTF-1
浆细胞瘤	孤立，分散的细胞	中等量伴有核偏位（浆细胞样）	圆，细颗粒状染色质	CD138，kappa或Lambda Ig轻链限制，刚果红（淀粉样变）	CT，TTF-1，NE相关标志物
副神经节瘤	孤立，分散的细胞，疏松的细胞簇	中等量至丰富，胞质细腻	圆，细颗粒状染色质，奇异核	NE相关标志物，S-100蛋白（支持细胞）	CK，CT

　　CEA，癌胚抗原；CGRP，降钙素基因相关肽；CK，细胞角蛋白；CT，降钙素；Ig，免疫球蛋白；INPI，核内假包涵体；NE，神经内分泌；TG，甲状腺球蛋白

表9.3　甲状腺髓样癌的生长模式及相关因素鉴别诊断

MTC生长模式	鉴别诊断
双分泌性（同时产生黏蛋白和降钙素的细胞）	转移性腺癌
血管肉瘤样	血管肉瘤
透明细胞	肾细胞癌，透明细胞样滤泡性肿瘤
囊性	囊性PTC，转移性
滤泡/管状	滤泡性肿瘤
巨细胞	间变性（未分化）甲状腺癌（ATC）
黑色素产生/着色	黑色素瘤
混合滤泡和髓质	滤泡性
嗜酸细胞	滤泡性肿瘤和PTC的嗜酸细胞亚型
乳头/假乳头	乳头状癌
副神经节瘤样	副神经节瘤，透明梁状肿瘤
小细胞/神经母细胞瘤样	肺小细胞癌，淋巴瘤
梭形细胞	肉瘤，ATC
鳞状分化	鳞状细胞癌，ATC，伴有鳞状分化/化生的PTC

定义

甲状腺髓样癌是一种起源于甲状腺滤泡旁细胞（C细胞）的恶性神经内分泌肿瘤。

标准

细胞量中等到丰富。

大量单个散在的细胞与合胞体样细胞簇以不同比例相间分布。

细胞呈浆细胞样、多角形、圆形和（或）梭形。有些病例可见到有长胞质突起的细胞。

肿瘤细胞通常仅有轻到中度的多形性。

可见少量怪异的大细胞；巨细胞亚型中可大量出现。

细胞核呈圆形、椭圆形或被拉长，常偏位，染色质呈细腻或粗糙的颗粒状（椒盐样）。

双核常见，多核相对少见。

核仁一般不明显，某些细胞中可以较突出。偶见核内假包涵体（INCI），核沟少见或无。

胞质多少不等，呈颗粒状。Romanowsky染色后某些病例可见小的紫红色胞质颗粒。胞质黑色素罕见。

淀粉样物常见，呈稠厚的无定形物质，类似稠厚胶质，Romanowsky染色呈淡红色，巴氏染色呈嗜酸样浅绿色。

对于液基制片，小的胞质空泡化可以更突出。

肿瘤细胞通常强阳性表达降钙素、CEA、神经内分泌标志物（CgA、Syn）和TTF-1。PAX8（多克隆抗体）的表达不恒定；PAX8单克隆抗体表达为阴性[13]。细胞中甲状腺球蛋白TG呈阴性（偶尔会出现异常表达）。

注释

甲状腺髓样癌涂片中的细胞量通常中等到丰富，由缺乏黏附性的细胞（图9.1）和拥挤的合胞体样细胞簇混合构成（图9.2）[11, 12, 14-16]。偶尔可见菊形团、滤泡和假乳头结构。大多数涂片中细胞形态多样，包括多角形、圆形和浆细胞样（细胞核呈圆形和椭圆形）（图9.3），以及细胞核拉长的梭形细胞（图9.4），还有一些细胞形态类似于滤泡性肿瘤（图

9.5）。肿瘤细胞胞质多少不等，风干涂片经Romanowsky染色后，可见胞质内充满紫红色颗粒（图9.6）。少数病例表现为胞质内空泡、黑色素样颗粒（图9.7）和胞质内空腔（图9.8）[11]。在液基制片中，小的胞质空泡

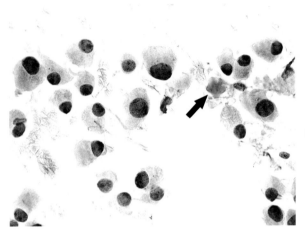

图9.1 甲状腺髓样癌。主要为分散的浆细胞样或多边形细胞，细颗粒状（椒盐样）染色质，小的或不清楚的核仁。有一小片淀粉样蛋白（箭头）（涂片、巴氏染色）

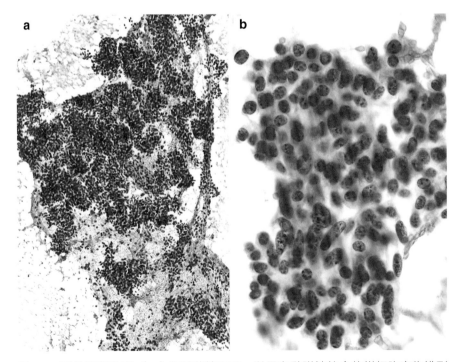

图9.2 甲状腺髓样癌。（a）在某些情况下，以具有黏附性的合体样细胞密集排列为主，很少有散在孤立的细胞；（b）在本例中，肿瘤细胞表现出较少的细胞质，核圆形到卵圆形，染色质粗。具有这种形态的甲状腺髓样癌类似于滤泡性肿瘤、低分化甲状腺癌和甲状旁腺肿瘤（涂片、巴氏染色）

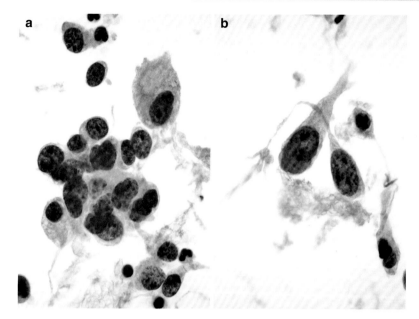

图9.3 甲状腺髓样癌。形态各异的肿瘤细胞［圆形、多边形、浆细胞样（a）或纺锤形（b）］（涂片、巴氏染色）

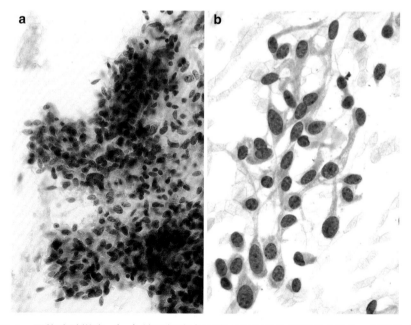

图9.4 甲状腺髓样癌。（a）梭形细胞变异体可以有合体样排列（涂片、Diff-Quik染色）；（b）梭形细胞变异具有明显的交错胞质突起，细胞核呈卵圆形。核膜光滑，颗粒状染色质和不明显的核仁（涂片、巴氏染色）

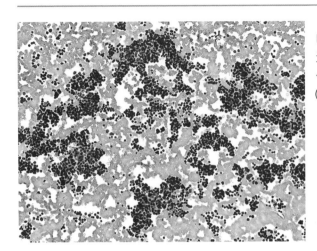

图9.5 甲状腺髓样癌。这样的病例形态学可能类似于甲状腺滤泡性肿瘤（涂片、Diff Quick染色）

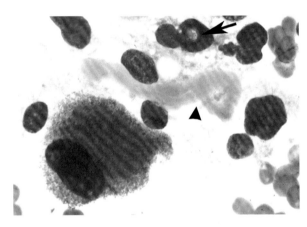

图9.6 甲状腺髓样癌。一个体积很大的肿瘤细胞，Romanowsky染色显示出丰富的细胞质及红染胞质颗粒。还要注意存在淀粉样蛋白（无尾箭头）和具有核内假包涵体的肿瘤细胞（箭头）（涂片、Diff-Quik染色）

更为明显（图9.7）。通常，大多数肿瘤细胞仅表现出轻到中度的细胞核多形性，偶尔会有明显增大或异型核[11, 14]。双核常见[11, 14]。

20%～50%的病例中，少部分细胞可见INCI（与甲状腺乳头状癌中的包涵体无法区分）（图9.9）[11, 14, 17]，核沟很少见[13]。罕见病例肿瘤细胞胞质稀少、镶嵌样排列，类似小细胞癌（图9.10）。1/3～1/2的甲状腺髓样癌涂片中可见淀粉样物质（图9.1、图9.6、图9.11和图9.12）[11, 14, 18]。在没有细胞背景下很难区分淀粉样物和胶质，由于极少数甲状腺乳头状癌和淀粉样甲状腺肿中都会出现淀粉样物，因此不能单凭淀粉样物诊断甲状腺髓样癌[19, 20]。在约30%的甲状腺髓样癌中可见胶质，并且在微小癌中更为常见，这些胶质可能来自周围的甲状腺滤泡[14, 21]。据报道，约3%的甲状腺髓样癌中存在钙化（包括砂粒体）[11, 14]。

由于甲状腺髓样癌形态多样，细胞形态学与其他肿瘤重叠，所以FNA诊断MTC具有一定的挑战性。尽管在一项单中心的研究中，FNA

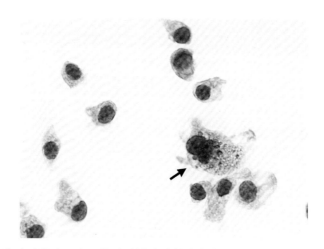

图 9.7　甲状腺髓样癌。在甲状腺髓样癌（箭头）中可以看到色素沉着和（或）黑色素细胞分化，这增加了转移性黑色素瘤的可能性。即使没有色素沉着，黑色素瘤也可能与甲状腺髓样癌类似，因为两者都经常表现为孤立散在的细胞，上皮样或纺锤形形态，以及双核。本病例中细胞蜡块免疫细胞化学结果证实了甲状腺髓样癌的诊断（液基细胞学制片，巴氏染色）

图 9.8　甲状腺髓样癌。甲状腺髓样癌偶见细胞质空泡或腔隙样结构（涂片、巴氏染色）

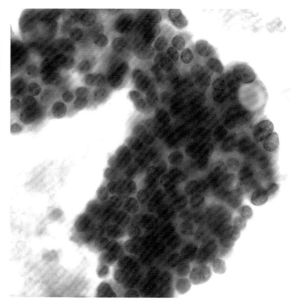

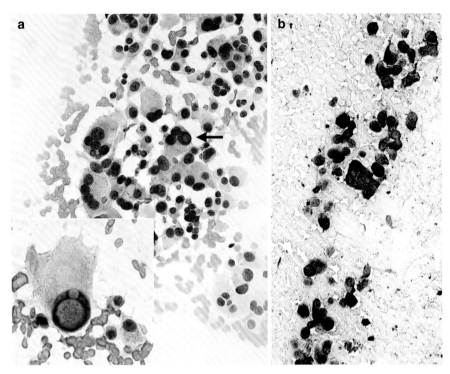

图9.9 甲状腺髓样癌。（a）可见核内假包涵体，类似于甲状腺乳头状癌（液基细胞学制片、巴氏染色）；（b）可以通过降钙素免疫细胞化学染色证实其诊断

明确诊断MTC的比例高达89%，然而荟萃分析的数据显示，FNA对甲状腺髓样癌诊断的敏感性仅为56%（范围12% ~ 88%），这凸显了MTC给细胞病理学家带来的挑战[14, 22]。诊断中的问题包括类似滤泡性肿瘤的细胞形态，例如，染色质不深染、黏附性细胞团、缺乏浆细胞样形态和缺乏多核[23]。一个亚洲工作团队提出了一套用于MTC细胞学诊断的7个参数：高细胞性、细胞多形性、浆细胞样细胞、圆形细胞、黏附性差的细胞、椒盐样染色质、双核或多核，目前这些尚未被前瞻性研究验证[24]。免疫细胞化学（ICC）对区分MTC和其他具有相似细胞形态特征的病变非常有帮助（表9.2）。大多数MTC阳性表达"C细胞标志物"（降钙素、CEA）、神经内分泌标志物（Syn、CgA），而甲状腺球蛋白（图9.13）[25] 阴性表达。胰岛素瘤相关蛋白（INSM1）也有助于确认神经内分泌表型，尽管对MTC[26] 没有特异性表达。在不同的研究中，PAX8的染色差异很大（0 ~ 75%），阳性病例通常仅显示局灶表达，且为多克隆抗体[13, 27-30]。因此，TTF-1和PAX8并不能帮助区分MTC和滤泡来源的甲状腺肿瘤。刚果红染色可以鉴别淀粉样物，这有助于在特征性恶性细

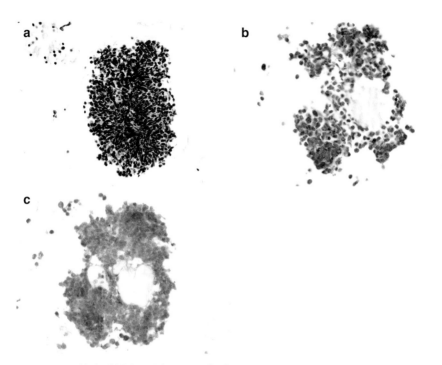

图 9.10 甲状腺髓样癌，小细胞样。（a）罕见的甲状腺髓样癌表现为细胞质和核成型不足，类似于肺和其他部位的小细胞癌（细胞块、HE 染色）；（b）降钙素和（c）突触素免疫细胞化学结果支持甲状腺髓样癌的诊断。然而，由于它们的免疫图谱可能重叠，而且两种肿瘤类型都可以包含淀粉样蛋白，因此二者的鉴别需要与临床诊断结合

图 9.11 甲状腺髓样癌。淀粉样蛋白含量丰富，很容易被认为是一种浅绿色/蓝色的无定形沉积物（涂片、巴氏染色）

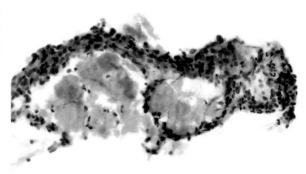

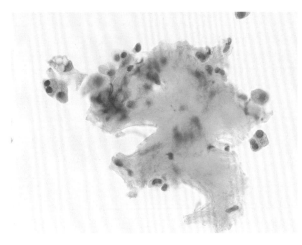

图9.12 甲状腺髓样癌。淀粉样蛋白在液体基制剂上具有与涂片上相同的致密、无定形和蜡状外观（液基细胞学制片、巴氏染色）

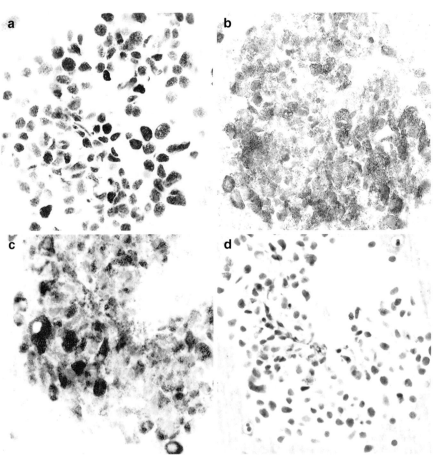

图9.13 甲状腺髓样癌。肿瘤细胞（细胞蜡块）对（a）TTF-1（核）、（b）降钙素（细胞质）和（c）嗜铬粒蛋白（细胞质）有免疫反应性；（d）肿瘤细胞中甲状腺球蛋白呈阴性

胞背景下协助MTC的诊断。测量甲状腺结节、甲状腺切除术区和（或）淋巴结的FNA穿刺物涮洗液（洗脱液）中的降钙素水平是有帮助的。对于有血清降钙素水平升高的患者和（或）FNA细胞学怀疑为甲状腺髓样癌却因细胞样本量少无法做ICC或ICC染色结果不确定的患者，此种检测尤其有意义[4, 31]。总之，这种检测是可靠、经济、快速的。最近的一篇文献综述表明，在大多数病例中，这种方法的诊断敏感性超过95%[32]。为了避免因需要行穿刺物洗脱液降钙素检测而重复进行FNA检查，所有临床怀疑MTC和MEN2的患者在做FNA时都应同时行穿刺物涮洗液降钙素的检测。Afirma®基因表达分类器通常用于细胞学诊断为"意义不明确的细胞非典型病变（AUS）"和"滤泡性肿瘤（FN）"病例的辅助诊断，它还包含一个可以有效地识别隐藏在细胞学诊断不明确病例中的MTC基因分类器[33, 34]。一种基于二代测序技术的多基因分类器Thyroseq 3对MTC诊断具有临床效应[35, 36]。

MTC的鉴别诊断包括所有滤泡细胞起源的甲状腺肿瘤（表9.2）。嗜酸细胞（Hürthle细胞）肿瘤的抽吸物通常富集了具有丰富颗粒状胞质的缺乏黏附的细胞，类似于一些MTC（图9.14）。甲状腺乳头状癌（PTC）和透明变梁状肿瘤（HTT）也可以因为INCI而貌似MTC[37]。HTT可产

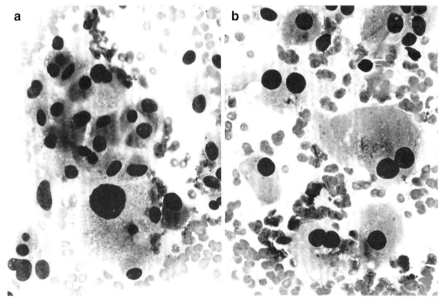

图9.14 甲状腺髓样癌（a）与嗜酸细胞癌（Hürthle细胞）肿瘤（b）。（a）Romanowsky染色时，一些（但不是所有）甲状腺髓样癌的细胞有丰富的红色细胞质颗粒（涂片、Diff-Quik染色）；（b）相比之下，Romanowsky染色时，嗜酸性滤泡细胞有蓝灰色的胞质颗粒（涂片、Diff-Quik染色）

生透明物质，呈现糖原染色（PAS）阳性，淀粉样蛋白染色阴性。HTT 具有特异性的免疫组化指标Ki-67/MIB-1（克隆）胞质着色和分子学特征 PAX8∷GLIS异位[38]。特别是某些PTC亚型（高细胞型，嗜酸细胞型）的细胞质可以拉长或丰富，类似于某些MTC的细胞质[39]。低分化甲状腺乳头状癌（PDTC）可能与MTC相似；两者都具有相似的细胞结构［拥挤呈岛状/巢状细胞群和（或）非黏附性细胞］，多少不等的双核和染色质粗糙程度，以及偶见的浆细胞样形态（图9.15）[40]。与MTC一样，间变性癌（未分化癌）（ATC）的细胞可以有多种表现形式，包括上皮样细胞，浆细胞样细胞、梭形细胞和巨细胞（图9.16）[41]。核分裂、凋亡和坏死的增加应高度怀疑是PDTC或是分化型高级别甲状腺癌（DHGTC）或者是ATC，而不是MTC。对于上述每一种可能性，用一组免疫染色（CT、CEA、Syn、CgA）有助于区分MTC和滤泡细胞起源性甲状腺肿瘤。

　　MTC的其他相似病变包括头颈部的其他神经内分泌肿瘤，如副神经节瘤和甲状旁腺腺瘤，两者的形态学特点均类似MTC，都表达Syn和 CgA。加做免疫染色有助于区分MTC（CEA＋、CT＋、CK＋）与副神经节瘤（CEA-、CT-、CK-、支持细胞S100＋）和甲状旁腺肿瘤/增生（CEA-、CT-、PTH＋、GATA3＋）[42,43]。转移到甲状腺或颈部淋巴结

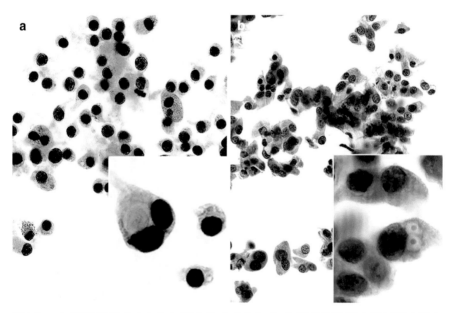

图9.15 甲状腺髓样癌（左）与低分化癌（右）。（a）甲状腺髓样癌常呈孤立散在分布，浆细胞样细胞形态，偶尔有细胞质腔隙（液基细胞学制片、巴氏染色）；（b）低分化甲状腺癌也有类似的特征，有时可见胞质内腔隙（液基细胞学制片、巴氏染色）

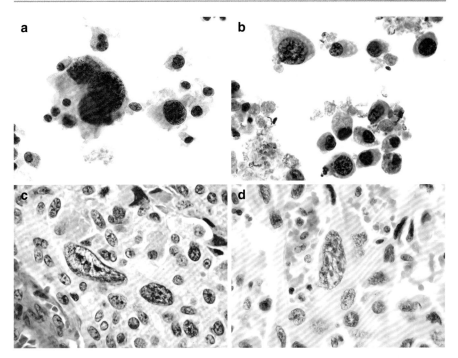

图9.16 甲状腺髓样癌（左）与未分化/间变性甲状腺癌（右）。（a）甲状腺髓样癌的巨细胞变异表现为明显增大的上皮样肿瘤细胞，细胞核具有多形性，常与典型肿瘤细胞混合（液基细胞学制片、巴氏染色）。可以看到多核，如本例所见。（b）注意到与未分化（间变性）甲状腺癌的相似性，它也可表现出上皮样细胞形态学和核多形性（液基细胞学制片、巴氏染色）。这种快速生长的原发性甲状腺肿瘤呈PAX8阳性，TTF-1、降钙素、突触素和嗜铬粒蛋白阴性。甲状腺髓样癌（c）和未分化甲状腺癌（d）的组织学图像显示相似的细胞核和胞质特征（HE染色）

的神经内分泌肿瘤类似于MTC，同时伴有血清CT的升高[44]。特别是，发生于喉部的中分化神经内分泌癌（非典型类癌）常表达CT和（或）CEA。然而，与MTC相比，大多数喉部的非典型类癌不表达TTF-1[45]。临床资料和影像学检查在区分MTC和甲状腺外神经内分泌肿瘤中起着关键作用。在转移到甲状腺的其他肿瘤中，黑色素瘤是值得重视的与MTC形态相似的病变：许多黑色素瘤细胞散在分布、形态多变、多见双核、INCI，这也是许多MTC的共同特征。在有黑色素瘤病史的患者中，MTC可通过其表达CK和C细胞标志物、不表达黑色素细胞标志物（HMB45、S-100、Melan-A、SOX10）及缺乏大核仁来识别。具有显著梭形细胞模式的MTC类似间叶源性病变；表达CK、CT和神经内分泌标志物有助于诊断[46]。最后，浆细胞样肿瘤与MTC肿瘤细胞都散在分布，呈浆细胞样形态和淀粉样物沉积。甲状腺浆细胞瘤极罕见，但已有报道[47]。表达

CD138和免疫球蛋白轻链有助于诊断浆细胞瘤，而表达C细胞和神经内分泌标志物则支持MTC的诊断。

临床管理

　　细胞学诊断MTC后，术前检查应包括颈部超声检查、血清CT和CEA检测。临床资料或实验室检查提示转移的患者，需要进行全身影像学检查。在甲状腺手术前，还需基因检测胚系RET是否突变，对遗传性MTC患者进行嗜铬细胞瘤和甲状旁腺功能是否亢进的评估。对于嗜铬细胞瘤患者，应在甲状腺切除术之前进行α/β肾上腺素阻断和肾上腺肿瘤切除术。MTC的外科治疗通常是全甲状腺切除术和中央淋巴结清扫术，根据影像学资料和血清CT水平考虑侧颈淋巴结清扫。对于晚期、进展性MTC患者，可用酪氨酸激酶抑制剂作为单药一线化疗药物，如凡德他尼（靶向RET、EGFR、VEGR）和卡博替尼（靶向RET、c-MET、VEGR）等。

报告范例

　　细胞形态学特征为明确的恶性肿瘤时，皆可使用"恶性肿瘤"这一总体分类。如果抽吸物诊断为恶性肿瘤，表示标本满意，适合评估（此时标本满意度描述为可选项）。随后使用描述性报告将恶性肿瘤进一步分类为MTC，并总结特殊检查结果（如果有）。如果形态学表现怀疑但不能明确诊断为恶性肿瘤，应当使用"可疑恶性肿瘤"这一总体分类（见第7章）。

例1
恶性肿瘤。
甲状腺髓样癌。
备注：淀粉样物呈刚果红染色阳性。细胞块/细胞离心涂片/液基标本（任一）免疫染色检测显示：恶性肿瘤细胞CT、CEA、CgA和TTF-1阳性，TG阴性。

例2
恶性肿瘤。
符合甲状腺髓样癌。
备注：细胞具有甲状腺髓样癌的形态学特点，但因样本量不足以免疫染色检测。临床可考虑辅助检测血清CT和CEA水平，和（或）重复

FNA获取冲洗液检测其CT水平。

（许晶晶 译）

参考文献

[1] Barletta JA, Nose V, Sadow PM. Genomics and epigenomics of medullary thyroid carcinoma: from sporadic disease to familial manifestations. Endocr Pathol, 2021, 32: 35-43.

[2] Chernock RD, Hagemann IS. Molecular pathology of hereditary and sporadic medullary thyroid carcinomas. Am J Clin Pathol, 2015, 143: 768-777.

[3] WHO Classification of Tumours Editorial Board. Endocrine and neuroendocrine tumours. Lyon: International Agency for Research on Cancer, 2022.

[4] Wells SA Jr, Asa SL, Dralle H, et al. Revised American Thyroid Association guidelines for the management of medullary thyroid carcinoma. Thyroid, 2015, 25: 567-610.

[5] Ciampi R, Romei C, Ramone T, et al. Genetic landscape of somatic mutations in a large cohort of sporadic medullary thyroid carcinomas studied by next-generation targeted sequencing. iScience, 2019, 20: 324-336.

[6] Elisei R, Cosci B, Romei C, et al. Prognostic signifcance of somatic RET oncogene mutations in sporadic medullary thyroid cancer: a 10-year follow-up study. J Clin Endocrinol Metab, 2008, 93: 682-687.

[7] Dvorakova S, Vaclavikova E, Sykorova V, et al. Somatic mutations in the RET proto-oncogene in sporadic medullary thyroid carcinomas. Mol Cell Endocrinol, 2008, 284: 21-27.

[8] Elisei R, Romei C, Cosci B, et al. RET genetic screening in patients with medullary thyroid cancer and their relatives: experience with 807 individuals at one center. J Clin Endocrinol Metab, 2007, 92: 4725-4729.

[9] Eng C, Mulligan LM, Smith DP, et al. Low frequency of germline mutations in the RET protooncogene in patients with apparently sporadic medullary thyroid carcinoma. Clin Endocrinol (Oxf), 1995, 43: 123-127.

[10] Sponziello M, Benvenuti S, Gentile A, et al. Whole exome sequencing identifies a germline MET mutation in two siblings with hereditary wild-type RET medullary thyroid cancer. Hum Mutat, 2018, 39: 371-377.

[11] Kaushal S, Iyer VK, Mathur SR, et al. Fine-needle aspiration cytology of medullary carcinoma of the thyroid with a focus on rare variants: a review of 78 cases. Cytopathology, 2011, 22: 95-105.

[12] Pusztaszeri MP, Bongiovanni M, Faquin WC. Update on the cytologic and molecular features of medullary thyroid carcinoma. Adv Anat Pathol, 2014, 21: 26-35.

[13] Gucer H, Caliskan S, Kefeli M, et al. Do you know the details of your PAX8 an-

tibody? Monoclonal PAX8（MRQ-50）is not expressed in a series of 45 medullary thyroid carcinomas. Endocr Pathol, 2020, 31: 33-38.

[14] Papaparaskeva K, Nagel H, Droese M. Cytologic diagnosis of medullary carcinoma of the thyroid gland. Diagn Cytopathol, 2000, 22: 351-358.

[15] Forrest CH, Frost FA, de Boer WB, et al. Medullary carcinoma of the thyroid: accuracy of diagnosis of fine-needle aspiration cytology. Cancer, 1998, 84: 295-302.

[16] Hsieh MH, Hsiao YL, Chang TC. Fine-needle aspiration cytology stained with Rius method in quicker diagnosis of medullary thyroid carcinoma. J Formos Med Assoc, 2007, 106: 728-735.

[17] Bose S, Kapila K, Verma K. Medullary carcinoma of the thyroid: a cytological, immunocytochemical, and ultrastructural study. Diagn Cytopathol, 1992, 8: 28-32.

[18] Green I, Ali SZ, Allen EA, et al. A spectrum of cytomorphologic variations in medullary thyroid carcinoma. Fine-needle aspiration findings in 19 cases. Cancer, 1997, 81: 40-44.

[19] Nessim S, Tamilia M. Papillary thyroid carcinoma associated with amyloid goiter. Thyroid, 2005, 15: 382-385.

[20] Pinto A, Nose V. Localized amyloid in thyroid: are we missing it? Adv Anat Pathol, 2013, 20: 61-67.

[21] Yang GC, Fried K, Levine PH. Detection of medullary thyroid microcarcinoma using ultrasound-guided fine-needle aspiration cytology. Cytopathology, 2013, 24: 92-98.

[22] Trimboli P, Treglia G, Guidobaldi L, et al. Detection rate of FNA cytology in medullary thyroid carcinoma: a meta-analysis. Clin Endocrinol（Oxf）, 2015, 82: 280-285.

[23] Dyhdalo KS, Chute DJ. Barriers to the recognition of medullary thyroid carcinoma on FNA: implications relevant to the new American Thyroid Association guidelines. Cancer Cytopathol, 2018, 126: 397-405.

[24] Liu CY, Chen CC, Bychkov A, et al. Constitutive cytomorphologic features of medullary thyroid carcinoma using different staining methods. Diagnostics（Basel）, 2021, 11: 1396.

[25] Wong KS, Barletta JA. Thyroid tumors you don't want to miss. Surg Pathol Clin, 2019, 12: 901-919.

[26] Maleki Z, Abram M, Dell'Aquila M, et al. Insulinoma-associated protein 1（INSM-1）expression in medullary thyroid carcinoma FNA: a multi-institutional study. J Am Soc Cytopathol, 2020, 9: 185-190.

[27] Laury AR, Perets R, Piao H, et al. A comprehensive analysis of PAX8 expression in human epithelial tumors. Am J Surg Pathol, 2011, 35: 816-826.

[28] Nonaka D, Tang Y, Chiriboga L, et al. Diagnostic utility of thyroid transcription

factors Pax8 and TTF-2（FoxE1）in thyroid epithelial neoplasms. Mod Pathol, 2008, 21: 192-200.

[29] Ozcan A, Shen SS, Hamilton C, et al. PAX 8 expression in non-neoplastic tissues, primary tumors, and metastatic tumors: a comprehensive immunohistochemical study. Mod Pathol, 2011, 24: 751-764.

[30] Zhang P, Zuo H, Nakamura Y, et al. Immunohistochemical analysis of thyroid-specific transcription factors in thyroid tumors. Pathol Int, 2006, 56: 240-245.

[31] Trimboli P, Guidobaldi L, Bongiovanni M, et al. Use of fine-needle aspirate calcitonin to detect medullary thyroid carcinoma: a systematic review. Diagn Cytopathol, 2016, 44: 45-51.

[32] Trimboli P, Giannelli J, Marques B, et al. Head-to-head comparison of FNA cytology vs. calcitonin measurement in FNA washout fuids（FNA-CT）to diagnose medullary thyroid carcinoma. A systematic review and meta-analysis. Endocrine, 2022, 75: 33-39.

[33] Kloos RT, Monroe RJ, Traweek ST, et al. A genomic alternative to identify medullary thyroid cancer preoperatively in thyroid nodules with indeterminate cytology. Thyroid, 2016, 26: 785-793.

[34] Pankratz DG, Hu Z, Kim SY, et al. Analytical performance of a gene expression classifer for medullary thyroid carcinoma. Thyroid, 2016, 26: 1573-1580.

[35] Steward DL, Carty SE, Sippel RS, et al. Performance of a multigene genomic classifer in thyroid nodules with indeterminate cytology: a prospective blinded multicenter study. JAMA Oncol, 2019, 5: 204-212.

[36] Nikiforova MN, Mercurio S, Wald AI, et al. Analytical performance of the ThyroSeq v3 genomic classifer for cancer diagnosis in thyroid nodules. Cancer, 2018, 124: 1682-1690.

[37] Bakula-Zalewska E, Cameron R, Galczynski JP, et al. Hyaline matrix in hyalinizing trabecular tumor: findings in fine-needle aspiration smears. Diagn Cytopathol, 2015, 43: 710-713.

[38] Rossi ED, Papotti M, Faquin W, et al. The diagnosis of hyalinizing trabecular tumor: a difficult and controversial thyroid entity. Head Neck Pathol, 2020, 14: 778-784.

[39] Lastra RR, LiVolsi VA, Baloch ZW. Aggressive variants of follicular cell-derived thyroid carcinomas: a cytopathologist's perspective. Cancer Cytopathol, 2014, 122: 484-503.

[40] Kane SV, Sharma TP. Cytologic diagnostic approach to poorly differentiated thyroid carcinoma: a single-institution study. Cancer Cytopathol, 2015, 123: 82-91.

[41] Jin M, Jakowski J, Wakely PE Jr. Undifferentiated（anaplastic）thyroid carcinoma and its mimics: a report of 59 cases. J Am Soc Cytopathol, 2016, 5: 107-115.

[42] Cetin S，Kir G，Yilmaz M. Thyroid paraganglioma diagnosed by fine-needle aspiration biopsy，correlated with histopathological findings：report of a case. Diagn Cytopathol，2016，44：643-647.

[43] Ryska A，Cap J，Vaclavikova E，et al. Paraganglioma-like medullary thyroid carcinoma：fine-needle aspiration cytology features with histological correlation. Cytopathology，2009，20：188-194.

[44] Nozieres C，Chardon L，Goichot B，et al. Neuroendocrine tumors producing calcitonin：characteristics，prognosis and potential interest of calcitonin monitoring during follow-up. Eur J Endocrinol，2016，174：335-341.

[45] Hirsch MS，Faquin WC，Krane JF. Thyroid transcription factor-1，but not p53，is helpful in distinguishing moderately differentiated neuroendocrine carcinoma of the larynx from medullary carcinoma of the thyroid. Mod Pathol，2004，17：631-636.

[46] Chang TC，Wu SL，Hsiao YL. Medullary thyroid carcinoma：pitfalls in diagnosis by fine-needle aspiration cytology and relationship of cytomorphology to RET proto-oncogene mutations. Acta Cytol，2005，49：477-482.

[47] Bourtsos EP，Bedrossian CW，De Frias DV，et al. Thyroid plasmacytoma mimicking medullary carcinoma：a potential pitfall in aspiration cytology. Diagn Cytopathol，2000，23：354-358.

高级别滤泡细胞起源的非间变性甲状腺癌 **10**

Massimo Bongiovanni, Derek Allison, Madelyn Lew & Beatrix Cochand-Priollet

背景

在TBSRTC之前的版本中，本章被称为"低分化甲状腺癌"。最新的第5版WHO甲状腺肿瘤分类恶性肿瘤一章将低分化甲状腺癌（poorly differentiated thyroid carcinoma，PDTC）与分化型高级别甲状腺癌（differentiated high-grade thyroid carcinoma，DHGTC）同归为"滤泡细胞起源的非间变型甲状腺癌，高级别"[1]。此分类是基于一些研究的结果，这些研究强调了具有坏死和高分裂活性的非间变性甲状腺癌的侵袭性临床行为介于高分化甲状腺癌（well differentiated thyroid carcinomas，WDTC）（乳头状癌、滤泡癌和嗜酸细胞癌）和未分化（间变性）甲状腺癌之间，而不论其为何种形态结构排列（滤泡、乳头或嗜酸细胞）[2]。

PDTC是Carcangiu等首次提出的一种独特的甲状腺恶性肿瘤亚型[3]。这些作者重新诠释了Langhans在1907年最初发现并描述的一种具有特殊结构的局部侵袭性肿瘤：肿瘤细胞排列成大的圆形至椭圆形结构，即所谓的"岛状"[4]。

在过去，高分裂活性和肿瘤坏死是PDTC组织学诊断所必需的[5]。要在组织学上符合PDTC，肿瘤必须具有实性、小梁性和（或）岛状生长模式；整个肿瘤中均不应出现甲状腺乳头状癌的经典核特征；并且必须至少出现以下特征之一：核分裂象≥3/10HPF，肿瘤坏死，核卷曲（都灵标准）。另有人认为PDTC具有核分裂象≥5/10HPF和（或）肿瘤坏死，与生长模式无关（纪念斯隆·凯特琳癌症中心标准）[6]。PDTC也可能具有明显的嗜酸细胞特征[7, 8]。

DHGTC是具有高有丝分裂活性和坏死的癌，其中乳头状或滤泡结构仍然存在且易于识别（与PDTC不同，PDTC通常缺乏这些结构特征，而实性、小梁状和岛状特征最为常见）[9]。

PDTC和DHGTC是罕见的恶性肿瘤，占所有甲状腺癌的1%～6.7%[1, 10]。这两种实体通常表现为晚期病变，有局部复发的倾向，易转移到区域淋巴结，并且对放射性碘治疗无反应。PDTC和DHGTC患者的疾病特异性生存率为50%～56%[1, 10]。具有局灶性（10%或以上）PDTC成分的高分化甲状腺癌，其临床病程比标准高分化甲状腺癌更具侵袭性[11]。

定义

　　PDTC是一种起源于滤泡细胞的甲状腺癌，以岛状、实状或小梁状的生长模式为特征，胶质很少。PDTC最经典的结构形式是岛状，是由被薄壁血管边界勾勒出的"富细胞巢"或岛状细胞簇来定义的。单纯的PDTC缺乏甲状腺乳头状癌的经典细胞核特征，与其他高分化甲状腺肿瘤的区别在于其存在低分化特征：坏死、有丝分裂象或小而圆的深染细胞核，核膜卷曲不规则[6]。肿瘤细胞胞质的质和量可能不等，部分细胞可能具有嗜酸细胞特征。PDTC是具有有限多形性的相对单一的恶性细胞群体，一些病例以具有大的、更多形的细胞为特征。然而，PDTC无类似未分化（间变性）甲状腺癌病例中明显的间变性，在有明显多形性的病例中，要考虑到进展为未分化（间变性）甲状腺癌的可能性。

　　DHGTC仍保留甲状腺乳头状癌的经典细胞核特征和结构（少数病例为滤泡结构），但细胞更具非典型性特征，如细胞核增大和（或）多形性和坏死。在分化良好的甲状腺癌中几乎从未观察到的有丝分裂象在DHGTC中更为常见。

标准

　　细胞样本显示岛状、实性或小梁状细胞结构（图10.1至图10.4），提示PDTC形态。

　　胞质稀少的单一的恶性滤泡细胞群，有时呈浆细胞样（图10.5），有时呈嗜酸细胞特征（图10.6），通常排列呈微滤泡（图10.7）。

　　细胞具有高的核质比（N/C），不同程度的核异型性（图10.8和图10.9）。

　　胶质稀少/缺乏。

　　可见细胞凋亡和有丝分裂象（图10.10）。

　　常见坏死（图10.11）。

　　显然，恶性乳头状癌细胞可表现出明显的核多形性，常伴有坏死或坏死碎片（图10.12和图10.13）。

　　在以浆细胞样形态单一细胞为主的病例中，免疫组织化学有助于排除甲状腺髓样癌或转移性肿瘤（图10.14至图10.16）。

图10.1　低分化甲状腺癌。低倍放大显示小滤泡细胞排列成拥挤的岛状（涂片、巴氏染色）

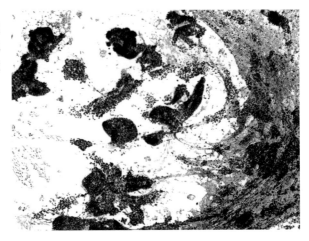

图10.2　低分化甲状腺癌。单形性细胞排列成密集的三维细胞团或单个散在分布（液基细胞学制片、巴氏染色）

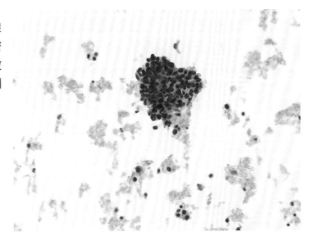

图10.3　低分化甲状腺癌。常见肿瘤细胞团外有内皮细胞围绕，突出岛状排列（涂片、巴氏染色）

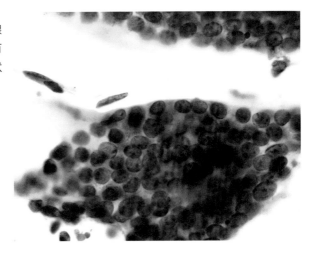

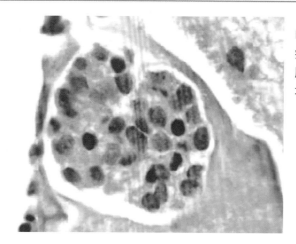

图10.4 低分化甲状腺癌。细胞蜡块显示肿瘤细胞呈岛状排列（细胞蜡块、H&E染色）

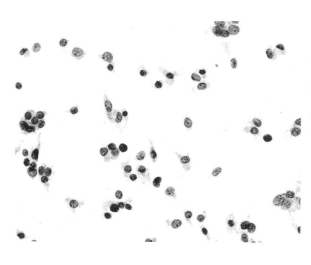

图10.5 低分化甲状腺癌。有些病例中，恶性细胞主要呈单个散在分布。可具有浆细胞样细胞形态，如图所示（液基细胞学制片、巴氏染色）

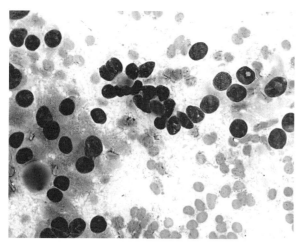

图10.6 低分化甲状腺癌。有些病例中，细胞具有嗜酸性细胞质。也存在一些裸核（涂片、Diff-Quik染色）

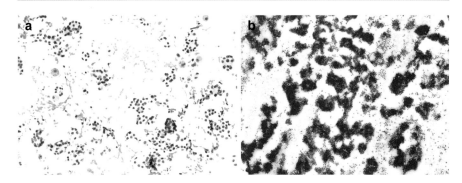

图10.7 高级别滤泡癌。(a)微滤泡的存在并不排除低分化甲状腺癌或高级别滤泡性甲状腺癌的可能性（涂片、巴氏染色）；(b)无胶质的富细胞涂片和大量具有岛状/实性成分的滤泡细胞可能是低分化甲状腺癌的唯一细胞形态学特征（涂片、Diff-Quik染色）

图10.8 低分化甲状腺癌。肿瘤偶尔仅显示轻度核异型性，核仁小，染色质细腻（涂片、巴氏染色）

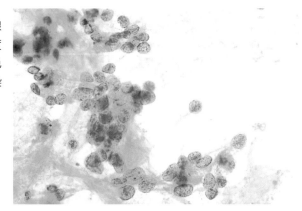

图10.9 低分化甲状腺癌。有些可见显著的核异型性。此例有非常明显的核多形性（涂片、巴氏染色）

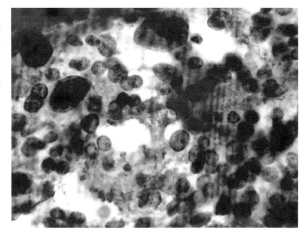

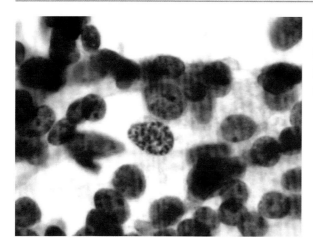

图10.10 低分化甲状腺癌。穿刺物内细胞核分裂象活跃（涂片、巴氏染色）

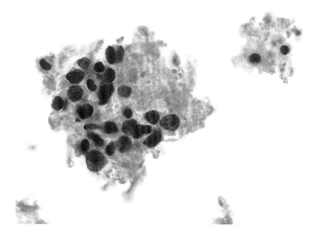

图10.11 低分化甲状腺癌。偶发病例可见坏死碎片，如细胞质和核碎片（涂片、巴氏染色）

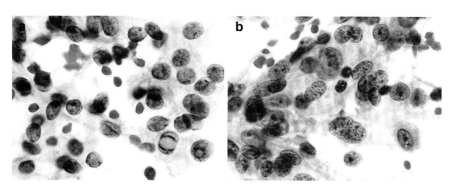

图10.12 高级别滤泡癌。（a）某些高级别甲状腺癌表现为乳头状癌的特征，包括核沟和核内假包涵体；（b）可有明显的核多形性（涂片、巴氏染色）

在液基细胞学中，PDTC表现出相同的细胞形态学，通常以具有高核质比和局灶核非典型的细胞群为典型特征（图10.2和图10.5）。

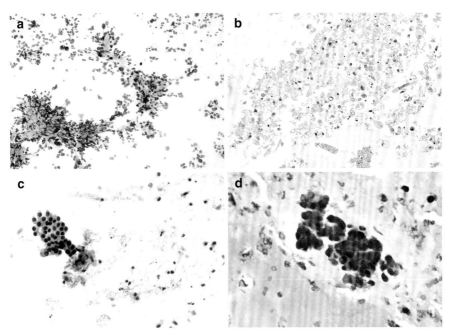

图10.13 高级别滤泡癌。（a）高级别肿瘤可以显示乳头状癌的典型特征，包括乳头状结构和核内假包涵体，但具有显著的核多形性和单个散在的细胞（涂片、巴氏染色）；（b）同一病例的细胞蜡块显示坏死性碎屑、细胞多形性和嗜酸性细胞。坏死和多形性肿瘤细胞是间变性甲状腺癌的标志，也应纳入鉴别诊断（细胞蜡块、H&E染色）；（c）在另一例中，乳头状甲状腺癌细胞位于坏死性背景中（涂片、巴氏染色）；同时（d）相应的细胞蜡块也显示坏死细胞（细胞蜡块、H&E染色）

图10.14 低分化甲状腺癌。部分穿刺物主要由散在分布的细胞组成，染色质颗粒状，形态与甲状腺髓样癌和转移性肿瘤相似（涂片、巴氏染色）

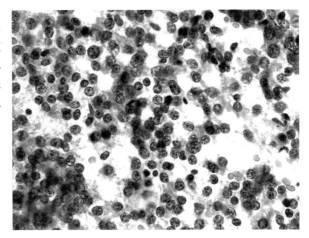

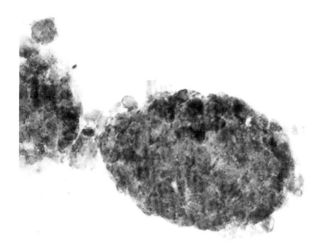

图10.15 低分化甲状腺癌。低分化甲状腺癌甲状腺球蛋白阳性，这有助于鉴别甲状腺髓样癌和转移性肿瘤（液基细胞学制片、甲状腺球蛋白免疫组织化学染色）

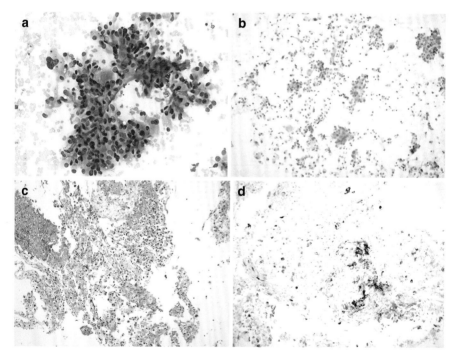

图10.16 高级别滤泡癌。（a）乳头状结构，具有核多形性的浆细胞样细胞（涂片、Diff-Quik染色）；（b）更散在的细胞群（涂片、巴氏染色），以及（c）细胞蜡块的坏死灶（左侧），形态学模拟甲状腺髓样癌（细胞蜡块、H&E染色）；（d）甲状腺球蛋白免疫染色阳性证实为高级别乳头状癌（细胞蜡块、甲状腺球蛋白免疫染色）

注释

下面的讨论将集中在PDTC的细胞形态学特征。在细针穿刺中，PDTC很难识别，因为该肿瘤罕见，并且具有与滤泡性肿瘤重叠的细胞形态学特征。从细胞学角度来看，DHGTC更容易识别，因为存在特征性的甲状腺乳头状癌细胞核和结构和（或）滤泡结构；如果肿瘤坏死和核分裂象不明显，则与WDTC区分起来更具挑战性。针吸标本的PDTC特征没有很大的特异性。在数量有限的已发表病例报告、小系列研究和机构综述中，只有100多例PDTC，其吸出物通常富于细胞，胶质含量很少[12-23]。PDTC肿瘤细胞于低倍镜下形态单一，由具有高N/C比的中小型细胞组成。而高倍镜下可发现程度不等的异型性及突兀的巨大的核。虽然多数PDTC病例呈单个细胞散在分布，但可以观察到较大的细胞巢、小梁、片状和偶尔出现的肿瘤细胞滤泡排列。单个细胞与细胞团的比例因病例而异。如上所述，PDTC在组织学上具有特征性的岛状排列方式，外周有内皮细胞包绕，细胞核外周排列，部分穿刺标本内也出现相似的模式。少数情况下，一些PDTC病例可见微滤泡（图10.7）、核沟和核内假包涵体（图10.12）；可见多少不等的核分裂象、凋亡及坏死碎片，但更常见于细胞蜡块或组织学标本上。尽管坏死是一个令人担忧的特征，但区分肿瘤性坏死与梗死很重要，梗死可见于FNA后。形态学如发现纤维血管增殖和（或）富含含铁血黄素的巨噬细胞的存在，可能有助于区分这两种坏死。

术前FNA中，大多数PDTC细胞学被诊断为"滤泡性肿瘤"或"恶性"的高分化甲状腺癌。在两个大型FNA PDTC研究中，约35%的病例被诊断为PDTC或"低分化癌，NOS"[23, 24]。其他病例大多被诊断为"可疑滤泡性肿瘤"或"癌"，或者是乳头状癌、乳头状癌的滤泡亚型，或者没有其他明确的诊断。Bongiovanni等通过logistic回归分析发现，细胞结构、单细胞离散模式、明显的细胞拥挤和高N/C比的组合最能预测PDTC[23]。

上述细胞形态学特征的组合可对FNA标本做出PDTC的提示性诊断。结合临床和超声检查也有助于进一步明确FNA的诊断，因为PDTC通常肿瘤较大，且伴有甲状腺外扩散。

鉴别诊断应考虑其他原发性甲状腺肿瘤和转移性恶性肿瘤。部分PDTC在FNA样本中主要以单细胞形式散在分布（图10.13）。如果同时出现椒盐样染色质，需要通过免疫组织化学染色排除甲状腺髓样癌的可能性。与甲状腺髓样癌相反，大多数PDTC对甲状腺球蛋白（图

10.14）和PAX8有免疫反应，而降钙素和CEA呈阴性[25]，并且很少对突触素和嗜铬粒蛋白等神经内分泌标志物有免疫反应。甲状腺髓样癌最常呈降钙素、CEA和神经内分泌标志物阳性，很少呈PAX8阳性和甲状腺球蛋白阴性。TTF-1无鉴别作用，因PDTC和甲状腺髓样癌均阳性。PDTC和DHGTC可显示嗜酸细胞特征，提示诊断为嗜酸细胞肿瘤的可能。不幸的是，免疫组织化学对区分这两种实体无帮助，切除后才能进行准确的诊断。未分化（间变性）甲状腺癌还包括多种细胞形态学特征（参见第11章），以及坏死和核分裂象增加。相比之下，PDTC缺乏未分化（间变性）甲状腺癌的明显核多形性、高级别特征和肉瘤样特征。此外，未分化（间变性）甲状腺癌很少出现甲状腺球蛋白阳性染色，通常TTF-1局灶阳性，与PDTC和DHGTC中这两种标记物的典型弥漫性染色相反[26]。

　　单纯基于细胞形态学，PDTC可能类似于甲状腺外肿瘤的转移：两种肿瘤的典型细胞标本都有核异型性和坏死，缺乏胶质。PDTC对甲状腺球蛋白和TTF-1的阳性免疫反应有助于排除肿瘤转移。主要由散在分布的浆细胞样细胞组成的PDTC可能会考虑淋巴增生性疾病，但PDTC不表达CD45、B细胞（如CD19和CD20）和浆细胞（如CD138）标志物。

分子遗传学

　　高级别滤泡细胞起源的非间变性甲状腺癌（HGFDTC）大多通过三条不同的途径发展而来：部分来源于去分化或高级别转化的甲状腺乳头状癌，部分来源于去分化或高级别转化的滤泡或嗜酸细胞癌，或直接发生[27]。如预期一样，这些肿瘤的突变负荷高于高分化肿瘤，但低于间变性癌。此外，这些肿瘤显示特征性的早期体细胞突变，与相应的高分化肿瘤相同。如PTC起源的肿瘤常见 *BRAF* V600E突变，滤泡癌起源的肿瘤常见 *RAS* 突变，嗜酸细胞癌起源的肿瘤常见体细胞拷贝数改变和线粒体DNA突变[28, 29]。然而，HGFDTC富含额外的晚期突变事件，可驱动高级转化过程。最常见的包括 *TP53* 和端粒酶反转录酶（telomerase reverse transcriptase，TERT）突变，这些突变也存在于大部分甲状腺间变性癌中。表10.1显示了PDTC最常见的驱动分子改变，附加了基因热点、基因功能和发生率的说明。随着分子诊断检测在患者管理中发挥越来越大的作用，特别是在甲状腺FNA样本中，对传统分化型甲状腺癌和HGFDTC中存在的分子改变有一个基本的了解是很重要的。

表10.1 低分化甲状腺癌中常见的驱动基因改变和功能

基因	热点/融合伙伴	功能	患病率
RAS	NRAS 和 KRAS 61 密码子点突变	激活 MAPK 和 PI3K/AKT 信号通路	20% ～ 40%[30-32]
BRAF	V600E	激活 MAPK 信号通路	5% ～ 30%[28, 33, 34]
EIF1AX	外显子2的密码子9-15或外显子5和6之间的剪接位点发生点突变	通常与 RAS 共存并导致蛋白质翻译起始改变；只占经典 PTC 的 1% ～ 2%（26878173）	10%[28, 35]
PIK3CA	密码子 542、545 或 1047 的点突变	PI3K/AKT 信号通路	5% ～ 20%[28, 31]
PTEN	失活突变、插入、缺失	PI3K/AKT 信号通路	5% ～ 20%[27, 28]
AKT1	*AKT1* 49G > A	PI3K/AKT 信号通路	< 5%[31]
TERT	C228T and C250T	编码端粒酶的催化亚单位，维持端粒的长度，以在复制过程中保留染色体	30% ～ 50%[28, 36-38]
TP53	外显子5-8	调节细胞周期、DNA 修复和细胞凋亡的肿瘤抑制因子	10% ～ 30%[28, 39, 40]
ALK 融合	*ALK*∷*STRN*	受体酪氨酸激酶激活多个下游信号通路，如 MAPK、PI3K/AKT 和 JAK-STAT	5% ～ 10%[28, 41-43]
PPARG 融合	*PPARG*∷*PAX8*	融合产物是一种促进生长和减少细胞凋亡的癌蛋白	5% ～ 7%[28, 44, 45]
RET 融合	*RET*∷*PTC1* 和 *RET*∷*PTC3*	受体酪氨酸激酶激活多个下游信号通路，如 MAPK 和 PI3K/AKT	0 ～ 5%[28, 46, 47]

临床处理

由于较差的临床预后和放射性碘抵抗，HGFDTC 通常采用比高分化甲状腺癌更积极的治疗方法，包括甲状腺全切术和淋巴结清扫。目前，也可以采用基于分子改变的其他治疗方法[48, 49]。

报告范例

细胞形态特征为明确的恶性肿瘤时，使用"恶性"这一总体分类。如果穿刺物被诊断为恶性，则表明样本满意，适合评估（此时样本满意度描述为可选项）。随后使用描述性注释对恶性肿瘤进一步分类，并总结特殊检查的结果（如果有）。如果诊断结果是可疑的，但不能确定为恶性，则应使用"可疑恶性"这一总体分类（参见第7章）。许多PDTC在形态上与滤泡性肿瘤重叠，因此不可避免地被判读为"滤泡性肿瘤"。

例1

恶性。

最符合分化型高级别甲状腺癌。

备注：高度富细胞性穿刺物，伴非典型滤泡细胞、坏死和少量胶质，最符合分化型高级别甲状腺癌。然而，不能排除低分化甲状腺癌。

例2

恶性。

甲状腺乳头状癌伴有灶性低分化特征，提示分化型高级别甲状腺癌。

例3

滤泡性肿瘤。

备注：非典型滤泡细胞具有明显的单个细胞成分、局灶性坏死和分裂象。细胞蜡块切片免疫染色显示甲状腺球蛋白和TTF-1阳性，降钙素阴性。结果提示低分化甲状腺癌的可能性。

例4

恶性。

甲状腺乳头状癌。

备注：乳头状癌细胞以成团和散在的形式出现，伴有坏死背景。不能排除分化型（乳头状）高级别甲状腺癌。

致谢：作者要感谢Guido Fadda和William Faquin在本章前期版本中所做的编辑工作。

（孙平丽　译）

参考文献

[1] Tallini, et al. Follicular derived carcinomas, high-grade. In: Ghossein RA, Baloch ZB, Erickson LA, editors. World Health Organization Classification of Tumours: pathology and genetics of tumours of endocrine organs. Lyon: IARC Press, 2022.

[2] Akslen LA, LiVolsi VA. Prognostic signifcance of histologic grading compared with subclassification of papillary thyroid carcinoma. Cancer, 2000, 88: 1902-1908.

[3] Carcangiu ML, Zampi G, Rosai J. Poorly differentiated ("insular") thyroid carcinoma. A reinterpretation of Langhans' "wuchernde struma". Am J Surg Pathol, 1984, 8 (9): 655-668.

[4] Langhans T. Uber die epithelialen formen der malignen struma. Virchows Arch, 1907, 189: 69-188.

[5] Volante M, Landolf S, Chiusa L, et al. Poorly differentiated carcinomas of the thyroid with trabecular, insular, and solid patterns: a clinicopathologic study of 183 patients. Cancer, 2004, 100 (5): 950-957.

[6] Hiltzik D, Carlson DL, Tuttle RM, et al. Poorly differentiated thyroid carcinomas defined on the basis of mitosis and necrosis: a clinicopathologic study of 58 patients. Cancer, 2006, 106 (6): 1286-1295.

[7] Bai S, Baloch ZW, Samulski TD, et al. Poorly differentiated oncocytic (Hürthle cell) follicular carcinoma: an institutional experience. Endocr Pathol, 2015, 26 (2): 164-169.

[8] Dettmer M, Schmitt A, Steinert H, et al. Poorly differentiated oncocytic thyroid carcinoma--diagnostic implications and outcome. Histopathology, 2012, 60 (7): 1045-1051.

[9] Xu B, David J, Dogan S, et al. Primary high-grade non-anaplastic thyroid carcinoma: a retrospective study of 364 cases. Histopathology, 2022, 80 (2): 322-337.

[10] Baloch ZW, Asa SL, Barletta JA, et al. Overview of the 2022 WHO Classification of Thyroid Neoplasms. Endocr Pathol, 2022, 33 (1): 27-63.

[11] Decaussin M, Bernard MH, Adeleine P, et al. Thyroid carcinomas with distant metastases: a review of 111 cases with emphasis on the prognostic signifcance of an insular component. Am J Surg Pathol, 2002, 26 (8): 1007-1015.

[12] Bedrossian CWM, Martinez F, Silverberg AB. Fine needle aspiration. In: Gnepp DR, editor. Pathology of the head and neck. New York: Churchill Livingstone, 1988: 25-99.

[13] Flynn SD, Forman BH, Stewart AF, et al. Poorly differentiated ("insular") carcinoma of the thyroid gland: an aggressive subset of differentiated thyroid neoplasms. Surgery, 1988, 104 (6): 963-970.

[14] Pietribiasi F, Sapino A, Papotti M, et al. Cytologic features of poorly differentiated 'insular' carcinoma of the thyroid, as revealed by fne-needle aspiration biopsy. Am J Clin Pathol, 1990, 94: 687-692.

[15] Sironi M, Collini P, Cantaboni A. Fine-needle aspiration cytology of insular thyroid carcinoma: a report of four cases. Acta Cytol, 1992, 36: 435-439.

[16] Guiter GE, Auger M, Ali SZ, et al. Cytopathology of insular carcinoma of the thyroid. Cancer Cytopathol, 1999, 87: 196-202.

［17］Nguyen GK，Akin M-RM. Cytopathology of insular carcinoma of the thyroid. Diagn Cytopathol，2001，25：325-330.

［18］Oertel YC，Miyahara-Felipe L. Cytologic features of insular carcinoma of the thyroid：a case report. Diagn Cytopathol，2006，34（8）：572-575.

［19］Zakowski MF，Schlesinger K，Mizrachi HH. Cytologic features of poorly differentiated "insular" carcinoma of the thyroid. A case report. Acta Cytol，1992，36（4）：523-526.

［20］Barwad A，Dey P，Nahar Saikia U，et al. Fine-needle aspiration cytology of insular carcinoma of thyroid. Diagn Cytopathol，2012，40（Suppl 1）：E43-47.

［21］Kane SV，Sharma TP. Cytologic diagnostic approach to poorly differentiated thyroid carcinoma：a single-institution study. Cancer Cytopathol，2015，123（2）：82-91.

［22］Purkait S，Agarwal S，Mathur SR，et al. Fine-needle aspiration cytology features of poorly differentiated thyroid carcinoma. Cytopathology，2016，27（3）：176-184.

［23］Bongiovanni M，Bloom L，Krane JF，et al. Cytomorphologic features of poorly differentiated thyroid carcinoma. A multi-institutional analysis of 40 cases. Cancer Cytopathol，2009，117（3）：185-194.

［24］Saglietti C，Onenerk AM，Faquin WC，et al. FNA diagnosis of poorly differentiated thyroid carcinoma. A review of the recent literature. Cytopathology，2017，28：467-474.

［25］Nonaka D，Tang Y，Chiriboga L，et al. Diagnostic utility of thyroid transcription factors Pax8 and TTF-2（FoxE1）in thyroid epithelial neoplasms. Mod Pathol，2008，21（2）：192-200.

［26］Xu B，Ghossein. Poorly differentiated thyroid carcinoma. Semin Diagn Pathol，2020，37（5）：243-247.

［27］Ibrahimpasic T，Ghossein R，Shah JP，et al. Poorly differentiated carcinoma of the thyroid gland：current status and future prospects. Thyroid，2019，29（3）：311-321.

［28］Landa I，Ibrahimpasic T，Boucai L，et al. Genomic and transcriptomic hallmarks of poorly differentiated and anaplastic thyroid cancers. J Clin Invest，2016，126（3）：1052-1066.

［29］Ganly I，Makarov V，Deraje S，et al. Integrated genomic analysis of Hürthle cell cancer reveals oncogenic drivers，recurrent mitochondrial mutations，and unique chromosomal landscapes. Cancer Cell，2018，34（2）：256-270. e5.

［30］Nikiforov YE. Genetic alterations involved in the transition from well-differentiated to poorly differentiated and anaplastic thyroid carcinomas. Endocr Pathol，2004，15（4）：319-327.

［31］Ricarte-Filho JC，Ryder M，Chitale DA，et al. Mutational profile of advanced primary and metastatic radioactive iodine-refractory thyroid cancers reveals distinct pathogenetic roles for BRAF, PIK3CA, and AKT1. Cancer Res, 2009, 69（11）: 4885-4893.

［32］Volante M, Rapa I, Gandhi M, et al. RAS mutations are the predominant molecular alteration in poorly differentiated thyroid carcinomas and bear prognostic impact. J Clin Endocrinol Metab, 2009, 94（12）: 4735-4741.

［33］de la Fouchardière C, Decaussin-Petrucci M, Berthiller J, et al. Predictive factors of outcome in poorly differentiated thyroid carcinomas. Eur J Cancer, 2018, 92: 40-47.

［34］Nikiforova MN, Kimura ET, Gandhi M, et al. BRAF mutations in thyroid tumors are restricted to papillary carcinomas and anaplastic or poorly differentiated carcinomas arising from papillary carcinomas. J Clin Endocrinol Metab, 2003, 88（11）: 5399-5404.

［35］Karunamurthy A, Panebianco F, Hsiao SJ, et al. Prevalence and phenotypic correlations of EIF1AX mutations in thyroid nodules. Endocr Relat Cancer, 2016, 23（4）: 295-301.

［36］Landa I, Ganly I, Chan TA, et al. Frequent somatic TERT promoter mutations in thyroid cancer: higher prevalence in advanced forms of the disease. J Clin Endocrinol Metab, 2013, 98（9）: E1562-1566.

［37］Liu T, Wang N, Cao J, et al. The age- and shorter telomere-dependent TERT promoter mutation in follicular thyroid cell-derived carcinomas. Oncogene, 2014, 33（42）: 4978-4984.

［38］Liu X, Bishop J, Shan Y, et al. Highly prevalent TERT promoter mutations in aggressive thyroid cancers. Endocr Relat Cancer, 2013, 20（4）: 603-610.

［39］Dobashi Y, Sugimura H, Sakamoto A, et al. Stepwise participation of p53 gene mutation during dedifferentiation of human thyroid carcinomas. Diagn Mol Pathol, 1994, 3（1）: 9-14.

［40］Nikiforova MN, Wald AI, Roy S, et al. Targeted next-generation sequencing panel（ThyroSeq）for detection of mutations in thyroid cancer. J Clin Endocrinol Metab, 2013, 98（11）: E1852-1860.

［41］Kelly LM, Barila G, Liu P, et al. Identification of the transforming STRN-ALK fusion as a potential therapeutic target in the aggressive forms of thyroid cancer. Proc Natl Acad Sci U S A, 2014, 111（11）: 4233-4238.

［42］Cancer Genome Atlas Research Network. Integrated genomic characterization of papillary thyroid carcinoma. Cell, 2014, 159（3）: 676-690.

［43］Chou A, Fraser S, Toon CW, et al. A detailed clinicopathologic study of ALK-translocated papillary thyroid carcinoma. Am J Surg Pathol, 2015, 39（5）: 652-659.

［44］Eberhardt NL, Grebe SK, McIver B, et al. The role of the PAX8/PPARgamma fusion oncogene in the pathogenesis of follicular thyroid cancer. Mol Cell Endocrinol, 2010, 321（1）: 50-56.

［45］Raman P，Koenig RJ．Pax-8-PPAR-γ fusion protein in thyroid carcinoma．Nat Rev Endocrinol，2014，10（10）：616-623．

［46］Santoro M，Papotti M，Chiappetta G，et al．RET activation and clinicopathologic features in poorly differentiated thyroid tumors．J Clin Endocrinol Metab，2002，87（1）：370-379．

［47］Kohno T，Tabata J，Nakaoku T．REToma：a cancer subtype with a shared driver oncogene．Carcinogenesis，2020，41（2）：123-129．

［48］Sanders EM Jr，LiVolsi VA，Brierley J，et al．An evidence-based review of poorly differentiated thyroid cancer．World J Surg，2007，31（5）：934-945．

［49］Volante M，Lam AK，Papotti M，et al．Molecular pathology of poorly differentiated and anaplastic thyroid cancer：what do pathologists need to know? Endocr Pathol，2021，32（1）：63-76．

甲状腺未分化（间变性）癌 **11**

Esther Diana Rossi, Justin Bishop, Vinod Shidham, Dinka Sundov & Joseph Scharpf

背景

甲状腺未分化（间变性）癌（UTC）以前也被称为"巨细胞癌或梭形细胞癌"，是一种高度侵袭性的甲状腺恶性肿瘤。UTC的发病率占甲状腺癌不足5%[1-3]，但UTC是所有甲状腺癌中预后最差的，预后比高分化甲状腺癌和低分化甲状腺癌明显更差[4]。绝大多数患者在初次诊断后6个月到1年死于该疾病，通常是死于肿瘤累及颈部重要结构[2, 5]。临床特征与UTC相关。甲状腺未分化癌的患者年龄一般大于50岁（仅少于10%的病例＜50岁），女性多见［男女比例为1:（2～4）][3-7]。患者甲状腺质硬结节状，常有快速生长的肿块。肿瘤显著生长，可伴或不伴有反应性纤维化，并浸润甲状腺周围软组织（如肌肉、气管、食管、局部皮肤、软骨和骨），引起颈部增大[5]。1/2的UTC患者有明显的颈部压迫症状，导致呼吸困难、吞咽困难、声音嘶哑和（或）疼痛[2, 5]。1/4到1/2的患者出现淋巴结转移和（或）远处转移，远处转移最常见于肺部[2, 4, 6]。患者常有长期结节性甲状腺肿病史[2, 4, 6]，甲状腺功能检测多为甲状腺功能亢进（尽管甲状腺已被广泛破坏）[2, 6]。

定义

UTC是一种高级别、多形性上皮起源的恶性肿瘤，具有上皮样和（或）梭形细胞特征。

标准

针吸样本量多少不一，通常为中等到多量。

肿瘤细胞单个散在和（或）形成大小不等的细胞团（图11.1至图11.10，图11.12至图11.17）。

细胞上皮样（圆形至多角形）和（或）梭形，瘤细胞大小可从小细胞到巨细胞。可见"浆细胞样"和"横纹肌细胞样"细胞（图11.3至图11.6，图11.12）。

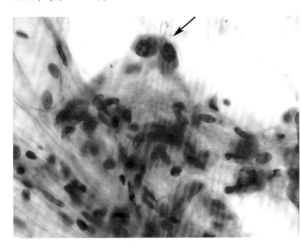

图11.1 甲状腺未分化（间变性）癌。穿刺样本中有大量纤维间质成分，肿瘤细胞数量少。如果肿瘤细胞缺乏明显的核异型性（箭头），则很难做出明确的诊断。此时结合临床很重要（涂片、巴氏染色）

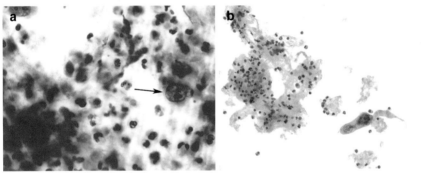

图11.2 （a，b）甲状腺未分化（间变性）癌。广泛的肿瘤坏死和相关炎症会妨碍诊断，因为保存完好的恶性细胞很少且相隔远（箭头）（a：涂片、巴氏染色；b：液基细胞学制片、巴氏染色）

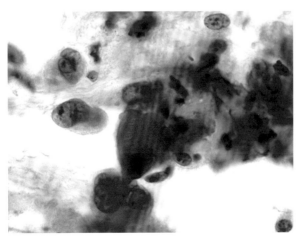

图11.3 甲状腺未分化（间变性）癌。常见肿瘤快速生长并浸润甲状腺周围组织。穿刺样本可见骨骼肌碎片（中央）和间变性肿瘤细胞（涂片、巴氏染色）

鳞状细胞癌被认为是UTC的一种形态学亚型[7]。

核增大、核形不规则、显著多形性、团块状染色质（染色质旁淡染）、显著的不规则核仁、核内假包涵体、偏位核和多核（图11.7至图11.15）。

坏死、广泛的炎症（中性粒细胞为主，"脓肿样"）和（或）纤维结缔组织增生（图11.2和图11.15）。

可见肿瘤细胞胞质内中性粒细胞浸润（图11.14）。

核分裂象多见，可见病理性核分裂象（图11.5）。

部分病例可见多量破骨细胞样巨细胞（非肿瘤性）（图11.16）。

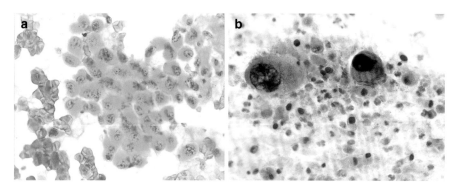

图11.4 （a，b）甲状腺未分化（间变性）癌；（a）细胞呈上皮样（多边形）。细胞大小及细胞核大小差异显著。染色质旁淡染及核形不规则明显（涂片、巴氏染色）。（b）甲状腺未分化（间变性）癌，鳞状细胞癌亚型。大的多形性细胞，具有明显致密的橘红色细胞质。可见大量坏死，核呈退行性改变（即核深染、污秽及染色质边集）（涂片、巴氏染色）

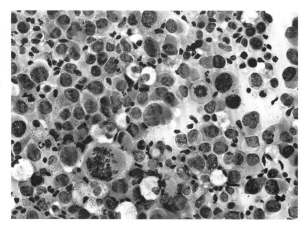

图11.5 甲状腺未分化（间变性）癌。肿瘤细胞多为圆形，胞质少到中等量。核大小和形状的多形性比大多数UTC病例小，但核分裂象易见（涂片、Diff-Quik染色）

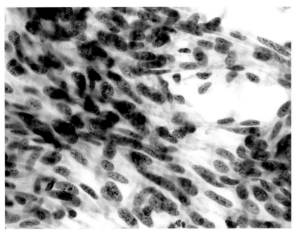

图11.6　甲状腺未分化
（间变性）癌。所有肿瘤
细胞均呈明显梭形，与肉
瘤细胞相似。尽管染色质
粗糙，但染色质旁淡染、
显著核仁、核形不规则均
不明显（涂片、巴氏染
色）

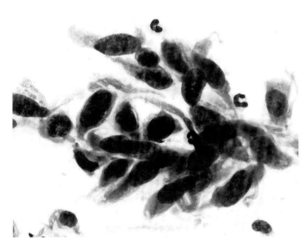

图11.7　甲状腺未分化
（间变性）癌。肿瘤细胞
呈明显的梭形，胞质逐
渐拉长变细（涂片、Diff-
Quik染色）

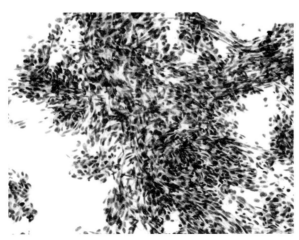

图11.8　甲状腺未分化
（间变性）癌。肿瘤细胞
呈明显的梭形，类似于
一个小活检碎片，可见编
织样结构（涂片、巴氏染
色）

图11.9 甲状腺未分化（间变性）癌。肿瘤伴有大量坏死，有大量中性粒细胞浸润。可见一个具有奇异核的多核瘤巨细胞及较小的、孤立的、轻度间变的恶性肿瘤细胞（涂片、巴氏染色）

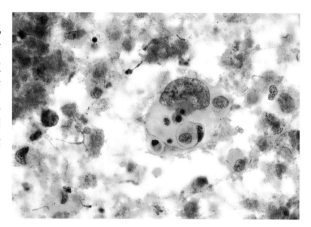

图11.10 甲状腺未分化（间变性）癌。有些涂片中可见奇异的多核瘤巨细胞。通过与邻近的中性粒细胞对比，可以很直观地判断肿瘤巨细胞的大小（涂片、Diff-Quik染色）

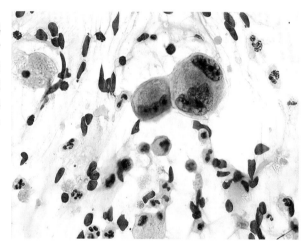

图11.11 甲状腺未分化（间变性）癌。具有团块状染色质的变异，多形性瘤巨细胞见于松散聚集的细胞团内（液基细胞学制片、巴氏染色）

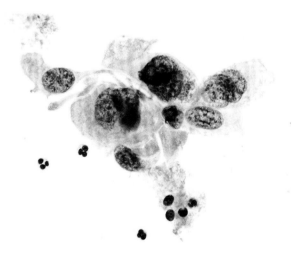

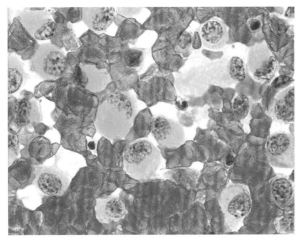

图11.12 甲状腺未分化（间变性）癌。在某些病例中，上皮样肿瘤细胞有明显的浆细胞样或横纹肌样外观（涂片、巴氏染色）

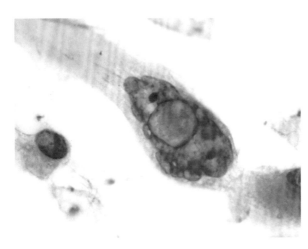

图11.13 甲状腺未分化（间变性）癌。一个巨大的梭形肿瘤细胞，内见巨大核内假包涵体，其他核特征有核增大、核形不规则及显著的核仁（涂片、巴氏染色）

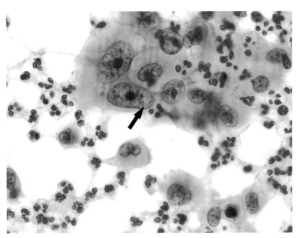

图11.14 甲状腺未分化（间变性）癌。上皮样肿瘤细胞大小不一，单核或双核，核仁显著，核染色质粗块状，染色质旁淡染（箭头）。背景可见急性炎症细胞（涂片、巴氏染色）

图11.15 甲状腺未分化（间变性）癌。中性粒细胞浸润多核瘤巨细胞（液基细胞学制片、巴氏染色）

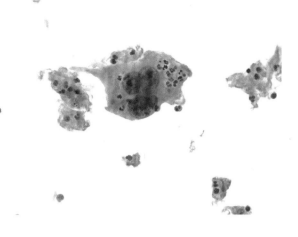

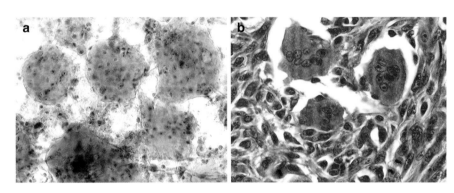

图11.16 甲状腺未分化（间变性）癌。（a）有些UTC含有大量非肿瘤性破骨细胞样巨细胞（涂片、巴氏染色）；（b）破骨细胞样巨细胞散在分布于恶性肿瘤细胞之间（甲状腺切除术组织病理、H&E染色）

图11.17 甲状腺未分化（间变性）癌。肿瘤细胞簇片段（箭头）代表残余的肿瘤高分化成分区域，符合甲状腺乳头状癌。大量单个散在的多形性恶性细胞来自未分化（间变性）癌区域（涂片、巴氏染色）

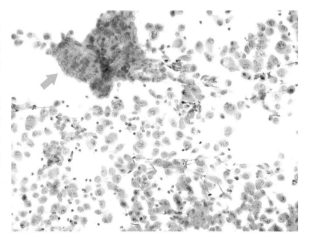

肿瘤具有以下免疫细胞化学和分子特征：

- Pan-CK、PAX8和vimentin通常呈阳性，但可能为局灶表达（图11.18）。
- TTF-1、甲状腺球蛋白一般为阴性。
- *TP53*、*CTNNB1*（β-连环蛋白）、*RAS*（如*HRAS*、*KRAS*、*NRAS*）、*BRAF* V600E突变阳性率分别为80%、70%、50%、30%。
- 65%～75%的UTC患者携带*TERT*启动子突变。

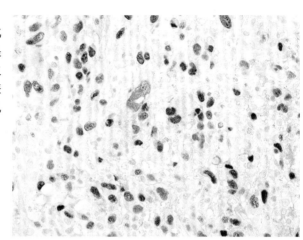

图11.18 甲状腺未分化（间变性）癌。PAX8是最有用的免疫标志物之一，呈细胞核弥漫阳性表达（细胞蜡块、PAX8免疫染色）

注释

细胞数量多少不一，但不受不同细胞学制片方法的影响。有些肿瘤纤维化和透明变性显著，从而导致针吸样本量稀少[8-10]。显著的纤维化导致的细胞量稀少会造成诊断困难（图11.1）。另外有些病例，广泛的肿瘤坏死也会引起细胞量稀少而很难找到肿瘤细胞[8]（图11.2）。由于肿瘤快速浸润性生长，穿刺物中可见甲状腺外组织如骨骼肌等混杂（图11.3）。

大多数病例可见单个散在细胞及小至中等大小的细胞团（图11.4至图11.7）。在梭形细胞为主的UTC中，较大的肿瘤组织碎片可显示为编织样结构[6]（图11.8）。滤泡状、乳头状、小梁状/巢状结构不是UTC的特征。根据世界卫生组织（WHO）内分泌肿瘤分类第5版，甲状腺鳞状细胞癌现在被认为是UTC的一种形态学亚型[7]。UTC鳞状细胞亚型在形态学和免疫组化方面与其他器官的鳞状细胞癌难以区分（图11.4b）。但p16阳性倾向于非甲状腺起源且与预后相关。因此，结合临床和影像学检查对于排除转移性鳞状细胞癌至关重要。UTC鳞状细胞亚型的生物学行为及临床处理与普通UTC相似。

大小悬殊的UTC肿瘤细胞均可为上皮样（圆形到多边形）或梭形[8, 11, 12]（图11.4至图11.7）。同一肿瘤可以呈现细胞形状和大小混杂（图11.4和图11.9）。细胞核可具有明显多形性，有巨核、奇异形核及深染的核[8, 11, 12]（图11.10和图11.11）。细胞核在细胞内位置可有不同，但也可均一偏心分布，呈浆细胞样[7]（图11.12）。可见核内假包涵体（图11.13）、显著的核仁（图11.14）、粗大染色质（图11.6）及染色质旁淡染（图11.14）[8, 11, 12]。可出现不同比例的中性粒细胞浸润肿瘤细胞（图11.15）、破骨细胞样巨细胞（图11.16）、坏死、纤维组织碎片和核分裂象（图11.5）[8-12]。

有些UTC病例局灶区可有高分化和（或）低分化甲状腺癌共存，最多见的是甲状腺乳头状癌[5, 6, 10-12]，也可为滤泡癌[5, 6, 13]、嗜酸细胞癌[5, 6]、岛状癌[4, 10]及其他类型的低分化癌（图11.17）。因此，偶尔会在同一个穿刺样本中看到几种成分。因此，彻底取样并注意多种成分的可能性是必要的，这样才能找到最重要的即分化最差的细胞。UTC内高分化甲状腺癌病灶的频繁共存表明，UTC代表高分化甲状腺癌通过多步骤的癌变过程去分化[2, 13]。在分化良好的原发性甲状腺癌患者的转移灶中偶尔观察到UTC也支持了这一观点[5, 13]。

UTC最可靠的免疫染色阳性如下：pan-CK，在50%～100%的病例中表达[6, 14]；PAX8，提示UTC甲状腺起源最特异的免疫染色，见于76%～79%的病例[15-17]（图11.18）；50%～100%的病例表达波形蛋白，尤其是肿瘤的梭形细胞成分[6, 15]。由于UTC通常不表达甲状腺球蛋白（TG）和TTF-1[6, 13]、1/4的病例PAX8阴性，特别是在细胞样本稀疏或针吸物不表达CK的梭形细胞成分的病例，诊断非常具有挑战性。这些病例可能被错误的诊断为肉瘤，但甲状腺原发肉瘤罕见。在UTC鳞状细胞癌亚型中，约50% PAX8免疫呈阳性。它们也对p63和p40具有免疫反应性，对包括7和20在内的各种细胞角蛋白具有免疫反应性，并且经常过表达p53。有限的*BRAF*突变分析数据显示其中一些人发生了突变。

其他鉴别诊断包括岛状甲状腺癌、甲状腺髓样癌、淋巴瘤和转移癌。与UTC相比，甲状腺低分化癌（岛状癌）核异型程度相对较低（缺乏显著核仁），结构具有单形性，排列成小梁状/巢状，缺乏梭形细胞和破骨细胞样巨细胞。甲状腺髓样癌多形性一般不如UTC，染色质细颗粒状，常有淀粉样物，没有破骨细胞样巨细胞和坏死。如果通过形态学难以明确，免疫组化可帮助诊断，髓样癌对降钙素和嗜铬素呈阳性反应，而UTC为阴性。最难鉴别排除的是转移性肿瘤（如恶性黑色素瘤、肉瘤样肾细胞癌、鳞状细胞癌、肺大细胞癌）。排出转移性肿瘤需要了解患者的既往肿瘤病史和临床相关资料（如甲状腺外肿瘤大小和部位）并选择相应的免疫标记。

因坏死和（或）纤维化引起的样本量稀少的病例，对罕见恶性细胞的低估可能导致误诊为反应性病变（如Riedel甲状腺炎）[9]。

常见的分子改变：早期甲状腺癌变突变为RAS和BRAF（分别占50%和30%），以及晚期癌变突变TP53和CTNNB1（β-连环蛋白）（分别占80%和70%），TP53和CTNNB1进行性缺失导致甲状腺肿瘤的去分化[15, 18]。TERT基因启动子区域的突变从高分化到低分化再到UTC，其突变频率越来越高。65%～75%的UTC携带TERT启动子突变。一些UTC携带细胞周期基因*CDKN2A*和*CDKN2B*突变和拷贝数发生改变。*ATM*、*NF1*和*RB1*基因突变可在10%的UTC中发现。5%～10%的UTC携带DNA错配修复基因突变，如MSH、MLH1等。

临床管理

过去的20多年，UTC患者的总生存率没有显著变化。1/5的患者在病程中因气道阻塞需要行气管切开术[19]。

无论术前是否进行大剂量放疗和（或）化疗缩小肿瘤来提高可切除率，完整的手术切除一直都是最佳治疗方案[1, 19]。放射性碘抑制治疗对UTC患者基本无效[1, 5, 19]。在无法治愈的情况下，通过手术减轻肿瘤负荷有助于术后放疗和（或）化疗的疗效[19]。对于足以耐受这些方案的患者，其生存期延长[6, 19]。毫不意外，年轻患者（＜45岁）和肿瘤较小且没有广泛的甲状腺外扩展或转移的患者预后最好[3, 5, 6]。分子靶向治疗和免疫检查点抑制治疗等新疗法的发展为UTC患者的治疗带来新希望[1, 19]。在某些情况下，通过分子或免疫细胞化学染色检测*BRAF V600E*突变的存在，可以指导BRAF/MEK双抑制治疗（如dab rafenib和trametinib）。高肿瘤突变负荷（＞10个突变/Mb），高PD-L1表达，或评估微卫星不稳定性或错配修复缺陷可能有助于选择免疫检查点抑制剂治疗。包括ALK、NTRK或RET在内的基因融合事件对靶向治疗的使用具有影响[1]（见第14章）。

报告范例

当细胞形态学特征明确为恶性时，即可使用"恶性肿瘤"这一总称。如果穿刺样本被诊断为恶性，则表明该样本满意，足够评估。此时样本满意度评价为可选项。随后的描述性评论注释用于对恶性肿瘤进行再分类，并总结特殊检查结果（如果有的话）。如果细胞学样本怀疑但不能确定为恶性肿瘤，则应使用"可疑恶性肿瘤"这一总体分类（见第7章）。

例1

恶性肿瘤。

甲状腺未分化（间变性）癌。

备注：免疫细胞化学示肿瘤细胞局灶表达广谱CK AE1/3和PAX8，不表达TG和TTF-1。

例2

恶性肿瘤。

高级别癌，符合甲状腺未分化（间变性）癌。

备注：免疫细胞化学示恶性细胞局灶表达广谱CK AE1/3、PAX8、波形蛋白，不表达TG、TTF-1、HMB-45和S-100。既往有恶性黑色素瘤病史。

例3

恶性肿瘤。

鳞状细胞癌。

备注：无法鉴别原发性甲状腺未分化（间变性）癌的鳞状细胞癌亚型与转移性甲状腺鳞状细胞癌。建议结合临床资料及影像学检查结果。

致谢：作者要感谢Gregg Staerkel、Matthew Zarka、Britt-MarieLjung、William Frable和Juan Rosai博士在本章早期版本中所做的工作。

（郑金榆　译）

参考文献

［1］Bible KC，Kebebew E，Brierley J，et al. American Thyroid Association guidelines for management of patients with anaplastic thyroid cancer American Thyroid Association Anaplastic Thyroid Cancer Guidelines Task Force. Thyroid，2021，31（3）：337-386.

［2］Agrawal S，Rao RS，Parikh DM，et al. Histologic trends in thyroid cancer 1969-1993：a clinico-pathologic analysis of the relative proportion of anaplastic carcinoma of the thyroid. J Surg Oncol，1996，63（4）：251-255.

［3］Hundahl SA，Fleming ID，Fremgen AM，et al. A National Cancer Data Base report on 53856 cases of thyroid carcinoma treated in the U. S.，1985-1995. Cancer，1998，83（12）：2638-2648.

［4］Lam KY，Lo CY，Chan KW，et al．Insular and anaplastic carcinoma of the thyroid：a 45-year comparative study at a single institution and a review of the signifcance of p53 and p21．Ann Surg，2000，231（3）：329-338．

［5］Aldinger KA，SamaanNA，Ibanez M，et al．Anaplastic carcinoma of the thyroid：a review of 84 cases of spindle and giant cell carcinoma of the thyroid．Cancer，1978，41（6）：2267-2275．

［6］VenkateshYS，Ordonez NG，Schultz PN，et al．Anaplastic carcinoma of the thyroid．A clinicopathologic study of 121 cases．Cancer，1990，66（2）：321-330．

［7］Baloch Z，Asa SL，Barletta JA，et al．Overview of the 2022 WHO Classification of Thyroid Neoplasms．Endocr Pathol，2022，33：27-63．

［8］Us-Krasovec M，Golouh R，Auersperg M，et al．Anaplastic thyroid carcinoma in fine-needle aspirates．Acta Cytol，1996，40（5）：953-958．

［9］Deshpande AH，Munshi MM，Bobhate SK．Cytological diagnosis of paucicellular variant of anaplastic carcinoma of thyroid：report of two cases．Cytopathology，2001，12（3）：203-208．

［10］Carcangiu ML，Steeper T，Zampi G，et al．Anaplastic thyroid carcinoma．A study of 70 cases．Am J Clin Pathol，1985，83（2）：135-158．

［11］TalbottI，Wakely PE Jr．Undifferentiated（anaplastic）thyroid carcinoma：Practical immunohistochemistry and cytologic look-alikes．Semin Diagn Pathol，2015，32（4）：305-310．

［12］Oktay MH，Smolkin MB，Williams M，et al．Metastatic anaplastic carcinoma of the thyroid mimicking squamous cell carcinoma：report of a case of a challenging cytologic diagnosis．Acta Cytol，2006，50（2）：201-204．

［13］Miettinen M，Franssila KO．Variable expression of keratins and nearly uniform lack of thyroid transcription factor 1 in thyroid anaplastic carcinoma．Hum Pathol，2000，31（9）：1139-1145．

［14］Yang J，Barletta JA．Anaplastic thyroid carcinoma．Semin Diagn Pathol，2020，37（5）：248-256．

［15］Bishop JA，Sharma R，Westra WH．PAX8 immunostaining of anaplastic thyroid carcinoma：a reliable means of discerning thyroid origin for undifferentiated tumors of the head and neck．Hum Pathol，2011，42（12）：1873-1877．

［16］Nonaka D，TangY，Chiriboga L，et al．Diagnostic utility of thyroid transcription factors Pax8 and TTF-2（FoxE1）in thyroid epithelial neoplasms．Mod Pathol，2008，21（2）：192-200．

［17］Nikiforov Y．Molecular diagnostics of thyroid tumors．Arch Pathol Lab Med，2011，135：569-577．

［18］Abe I，LamAK．Anaplastic thyroid carcinoma：updates on WHO classification，clinicopatho- logical features and staging．Histol Histopathol，2021，36（3）：239-248．

［19］Cabanillas ME，Zafereo M，Gunn B，et al．Anaplastic thyroid carcinoma：treatment in the age of molecular targeted therapy．J Oncol Pract，2016，12（6）：511-518．

Lester Layfield, Kennichi Kakudo & Ivana Kholovac

背景

　　甲状腺结节的细针抽吸标本（FNA）中，远隔器官转移和肿瘤在邻近器官的直接蔓延并不多见，但却是很重要的需要识别的情况。在罕见的情况下，甲状腺转移瘤甚至可能是远处恶性肿瘤的初始表现。周围器官发生的肿瘤可累及甲状腺，包括咽、喉、食管、纵隔和区域淋巴结的肿瘤[1]。临床上，最常转移到甲状腺的肿瘤是肺癌、乳腺癌、皮肤肿瘤（尤其是黑色素瘤）、结肠癌和肾癌[2-6]，在手术和尸检中的检出率各不相同（2.7%～4.0%）。包括微小转移灶在内的转移瘤在癌症尸检中的检出率高达10%[2]。转移癌包括以下三种形式的特征性表现：①直径小于2mm的多发小型离散结节；②孤立大结节；③弥漫性累及。当存在小结节时，FNA标本显示肿瘤细胞混合滤泡上皮细胞。采用常规和特殊染色通常可以与原发性甲状腺肿瘤进行鉴别，同时临床病史和放射学相关性对鉴别非常有帮助，尤其是当细胞病理医师在FNA申请表上注意到此类发现时[7]。

　　恶性淋巴瘤可以是甲状腺的原发性恶性肿瘤，但也可作为系统性疾病继发累及甲状腺[8]。原发性甲状腺淋巴瘤大多数属于B细胞系淋巴瘤[8]。甲状腺肿瘤中，淋巴瘤约占5%，一般与桥本甲状腺炎有关[8]。作为甲状腺的原发性肿瘤，浆细胞肿瘤、霍奇金淋巴瘤和朗格汉斯细胞组织细胞增多症虽然罕见，但也会发生。

转移性肾细胞癌

标准

标本显示中等以上细胞数量。

细胞可单个散在、小簇状、乳头状片段或片状分布。

细胞质丰富淡染、呈细颗粒状、透明状或空泡状。

细胞核呈圆形、椭圆形，经常有较大核仁。

涂片经常呈血性。

注释

转移到甲状腺的肾细胞癌（RCC）大多数为透明细胞型，表现为孤立或多发的结节[9, 10]，在原发性肿瘤切除术后20年仍可能发生[10]。

转移性RCC表现为中等到多量的细胞，涂片经常呈血性[11]。细胞单个、呈簇状、乳头状片段和片状分布（图12.1）。Romanowsky染色后的细胞胞质淡染，细胞质内有小空泡；巴氏染色后，细胞质透明、细颗粒状（图12.2）。细胞的核质比较低。细胞核为圆形至椭圆形，大小和

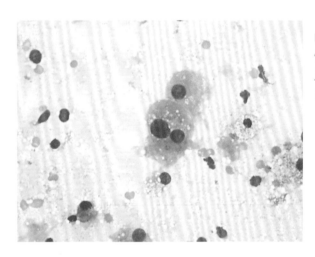

图12.1　透明细胞型转移性肾细胞癌。恶性肿瘤细胞胞质内有细小空泡（涂片、Diff-Quik染色）

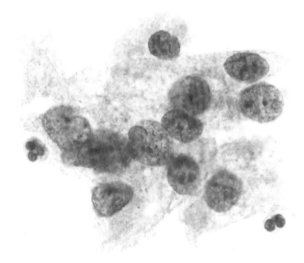

图12.2　透明细胞型转移性肾癌。呈小簇状分布，细胞质细颗粒状。注意与相邻中性粒细胞大小进行比较（液基细胞学制片，巴氏染色）

形状不一。细胞核染色质呈细颗粒状，核仁的突出程度与RCC的恶性程度成正比。少数转移性RCC中发现存在核内假包涵体。采用空气干燥、Romanowsky染色的涂片中，粉染、玻璃样变性或纤维性间质以及黏附的梭形细胞是高级别RCC的特征。

透明细胞RCC和滤泡性或嗜酸细胞肿瘤可能很难区分，尤其是如果RCC是隐匿性的，或患者没有提供RCC病史[12]。甲状腺标志物（如甲状腺球蛋白、TTF-1和降钙素）和RCC标志物（如RCC抗原、CD10）的免疫组化染色有助于鉴别诊断；但PAX8对鉴别诊断没有帮助。

恶性黑色素瘤转移

标准

标本显示细胞数量中等到多量。

大多数细胞都是非黏附性的。

细胞大小和形状各异，包括浆细胞样、梭形和间变形态。

细胞核较大，常偏心分布。

细胞核内可见假包涵体。

细胞质呈细颗粒状，黑色素不常见，可见含有粗颗粒的组织细胞。

细胞常表达S-100、Melan-A、SOX-10和HMB-45。

注释

转移性黑色素瘤细针抽吸标本的特征是大量散在分布的细胞，肿瘤细胞大小存在显著差异；一般呈椭圆形、浆细胞形、梭形和间变形（图12.3和图12.4）[13]。处于偏心分布的细胞核一般呈圆形或卵圆形，大小和数量各异。细胞核内可见假包涵体。细胞质呈细颗粒状，黑色素不常见，有时在核周区域深染。更常见的情况下，黑色素在组织细胞中呈现为粗颗粒（图12.3b）[13]。原发性甲状腺癌伴有黑色素已有报道，认为是甲状腺髓样癌的一种组织学亚型，与黑色素瘤有很多相似的细胞形态学特征（见图9.7和第9章）。免疫细胞化学有助于鉴别：降钙素阳性支持诊断为甲状腺髓样癌。

黑色素瘤和未分化（间变性）甲状腺癌的区分可能很困难。与未分化癌比较，黑色素瘤的细针抽吸标本一般细胞数量更多，细胞散在分布。免疫染色有助于诊断：黑色素瘤细胞表达S-100、HMB-45、SOX-10和Melan-A；未分化癌中，这些标志物一般是阴性的，PAX8阳性。

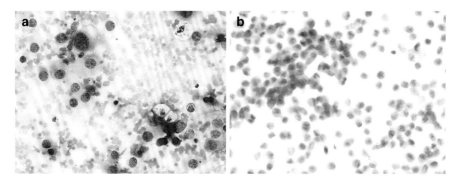

图12.3 （a）转移性黑色素瘤。恶性肿瘤细胞分散排列。肿瘤细胞体积较大，呈椭圆形和浆细胞样细胞，有丰富的颗粒状细胞质、细胞核深染、核仁突出。存在泡沫样组织细胞（涂片、Diff-Quik染色）。（b）恶性黑色素瘤，特征是存在大量非黏附性的浆细胞样细胞，一些细胞质内可见黑色素颗粒（涂片、巴氏染色）

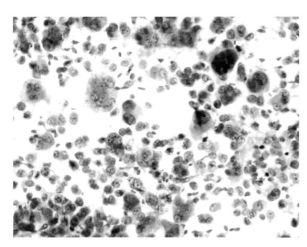

图12.4 转移性黑色素瘤。细针抽吸标本可见大量恶性肿瘤细胞，细胞异型明显、多核、核仁突出（涂片、Diff-Quik染色）

转移性乳腺癌

标准

细胞数量中等到大量，细胞呈卵圆形或多角形。

细胞呈单个散在或小簇状分布。

肿瘤细胞常表达雌激素受体、孕激素受体、GATA3及乳腺球蛋白，但TTF-1、PAX8和甲状腺球蛋白阴性。

注释

乳腺腺癌是转移至甲状腺的最常见肿瘤之一[14]，其中最常见的类型是浸润性导管癌。涂片有中等到高度富于细胞，细胞呈卵圆形或多角形。细胞单个散在和成簇分布。

空气干燥涂片时，在转移性导管癌和小叶癌中的细胞胞质内可见到紫色包涵体（图12.5）。很多转移性乳腺腺癌的细胞形态与滤泡性肿瘤细胞相似。浸润性导管癌的细胞一般比滤泡性肿瘤细胞体积大，但比嗜酸细胞肿瘤小。存在微小滤泡支持诊断甲状腺肿瘤，而不是转移性乳腺癌。

甲状腺标志物（如甲状腺球蛋白、TTF-1、降钙素和PAX8）、乳腺标志物（如雌激素和孕激素受体、乳腺球蛋白和GATA3）和甲状旁腺标志物（甲状旁腺素和GATA3）的免疫组化染色结果有助于鉴别转移性乳腺癌与良恶性甲状腺或甲状旁腺病变。

图12.5 转移性乳腺导管癌。细胞中等大小，细胞核偏心分布，紫色包涵体内有空泡颗粒（因有黏液，箭头）（涂片、Diff-Quik染色）

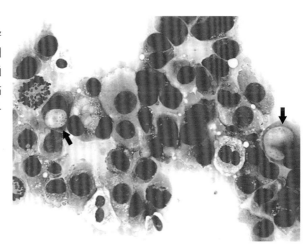

转移性肺癌

标准

非小细胞癌
单个散在或成簇分布。
细胞体积大，细胞质量不等，有时非常丰富。
核仁明显。
小细胞癌
单个散在或成簇分布。
细胞体积小，细胞质稀少。

卵圆形至拉长的细胞核，可见镶嵌现象。

染色质细颗粒状。

核仁不明显。

核分裂象、坏死。

注释

转移性肺小细胞癌（SmCC）可能类似高度恶性的甲状腺滤泡癌（低分化甲状腺癌），但其细胞核和细胞质更易碎，因此比原发性甲状腺肿瘤的涂片伪影更大。转移性肺SmCC和低分化性甲状腺癌通常表达TTF-1，后者可能会表达神经内分泌标志物，如突触素、嗜铬粒蛋白或INSM-1，但低分化甲状腺癌还会表达PAX8和甲状腺球蛋白。

转移性肺腺癌由中等到大细胞组成，排列成片或圆球状（图12.6和图12.7）。细胞呈柱状，细胞核圆形、椭圆形、偏心分布，核仁明显。原发性甲状腺肿瘤和非小细胞肺腺癌可能都呈TTF-1阳性，排除了这种抗原作为鉴别诊断的可能性，但甲状腺肿瘤PAX8阳性和肺腺癌Napsin-A阳性可能有助于区分这两种肿瘤。转移性肺腺癌的核多形性程度比甲状腺滤泡性肿瘤更明显，并且含有细胞质内黏液。

鳞状细胞癌一般表现为细胞核的形状和大小不一致。在高分化和中分化转移性鳞状细胞癌中可以看到角化现象（巴氏染色）。p40的免疫组化有助于鉴别低分化鳞状细胞癌。但是，不能依据细胞形态学或免疫组化鉴别未分化（间变性）甲状腺癌的鳞状细胞癌亚型（见第11章）和转移性肺鳞状细胞癌。区分这两种肿瘤时，必须结合临床病史和影像学表现。

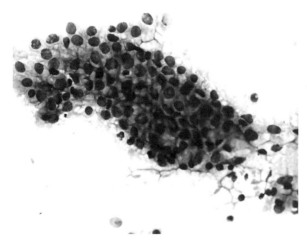

图12.6 转移性肺腺癌。细胞呈簇状分布，多边形或柱状，可见细胞内黏液（涂片、Diff-Quik染色）

图12.7 转移性肺腺癌。细胞中等大小，核大、核仁突出、充足的细颗粒状细胞质。细胞排列成球形簇（液基细胞学制片、巴氏染色）

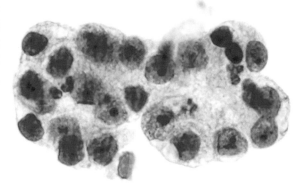

其他转移性恶性肿瘤[14]

少见的甲状腺转移瘤如图所示（图12.8至图12.10）。通过FNA做出诊断依赖于临床病史和影像学表现，一般还需要辅助免疫组织化学染色。

图12.8 转移性胃印戒细胞癌。肿瘤细胞分散排列，大小一致，核质比较高，胞质内黏液（涂片、Diff-Quik染色）（图片由美国马里兰州巴尔的摩约翰·霍普金斯医院QK Li博士提供）

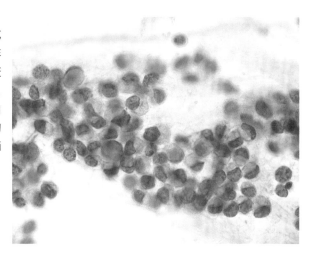

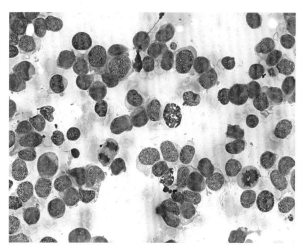

图12.9 转移性Merkel细胞癌。肿瘤细胞散在分布，细胞体积小、圆形、蓝染，核质比较高，核分裂象多见，与转移性肺小细胞癌类似（涂片，Diff-Quik染色）

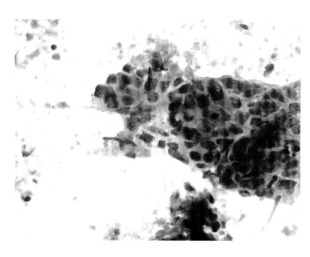

图12.10 转移性结直肠腺癌。细胞高柱状，背景可见颗粒状坏死碎片（涂片、巴氏染色）

累及甲状腺的淋巴瘤

标准

标本内细胞量丰富，由非黏附性的圆形或卵椭圆形细胞组成。

其背景包含许多淋巴腺样小体，空气干燥处理后的Romanowsky染色涂片较明显。

边缘带淋巴瘤的细胞大小约为成熟小淋巴细胞的2倍。

细胞核有泡状（"开放"）染色质（用巴氏染色制片）和小核仁。

用Romanowsky染色的空气干燥涂片上，弥漫性大B细胞淋巴瘤细胞含有中等至大量的嗜碱性细胞质。

细胞核染色质粗，可含1个或多个突出的核仁。

注释

甲状腺原发性淋巴瘤大部分是B细胞源性非霍奇金淋巴瘤（NHL）（98%）[15]，2/3的淋巴瘤患者之前发生过桥本甲状腺炎。甲状腺NHL大部分是弥漫性大B细胞淋巴瘤或黏膜相关淋巴组织（MALT）结外边缘区B细胞淋巴瘤。区分甲状腺淋巴瘤和桥本甲状腺炎可能很困难[16]。FNA至少有3种不同形式的淋巴瘤[17]。一种淋巴瘤的特征是大小淋巴细胞混合。这种形式也见于桥本甲状腺炎，但缺乏嗜酸细胞、滤泡上皮细胞和浆细胞支持淋巴瘤的诊断。第二种形式是单一的大淋巴细胞，可以在形态学上诊断淋巴瘤。第三种形式的特征是单一的小淋巴细胞，可能表现为低级别淋巴瘤或慢性淋巴细胞甲状腺炎。对于形态学不典型的淋巴瘤诊断，免疫组化是非常必要的。桥本甲状腺炎和甲状腺淋巴瘤之间可能存在克隆相关性[18]，有研究报告在桥本甲状腺炎患者中采用流式细胞术检测克隆B细胞亚群[19, 20]。因此，应谨慎对流式细胞学的结果进行单独解读。

与原发性淋巴瘤相比，淋巴瘤继发累及甲状腺的情况更常见。约20%的淋巴瘤病例累及甲状腺。

结外边缘区B细胞淋巴瘤（MALT淋巴瘤）

MALT淋巴瘤的FNA涂片中细胞量丰富，淋巴细胞散在或成簇分布[21, 22]。涂片上可见大量淋巴腺样小体。细胞小至中等大小，约是成熟小淋巴细胞的2倍[21]。大部分细胞都有中等量的细胞质（图12.11）。一般可见较小细胞核。少量较大细胞的细胞核偏心分布、染色质粗糙、核仁突出。这些细胞混合较小数量的中心细胞、单核细胞样B细胞和浆细

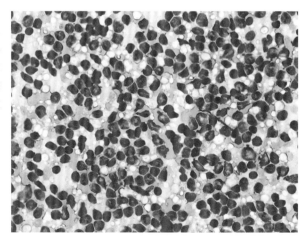

图12.11 原发性甲状腺MALT型淋巴瘤。细胞量丰富，肿瘤细胞中等大小，有小核仁和颗粒状染色质（涂片、Diff-Quik染色）

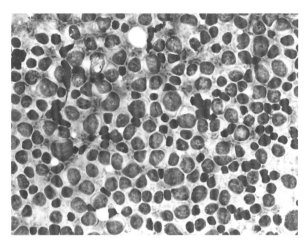

图12.12 甲状腺弥漫大B细胞淋巴瘤。细胞量丰富，主要由大淋巴细胞组成，细胞核比小淋巴细胞的核大3～5倍（涂片、Diff-Quik染色）

胞。某些情况下，主要为浆细胞样细胞[23]。通常情况下，少量甲状腺滤泡细胞、嗜酸细胞与淋巴细胞混合[21]。

弥漫大B细胞淋巴瘤

弥漫大B细胞淋巴瘤的细针抽吸标本含大量细胞成分，涂片背景中有很多淋巴腺样小体。细胞散在分布，无黏附性，细胞体积大（图12.12）[21]。采用空气干燥涂片和Romanowsky染色显示，细胞有中等至丰富的嗜碱性细胞质。细胞核染色质粗糙，有1个或多个突出的核仁[21]。流式细胞术可能揭示CD45和CD20阳性肿瘤细胞的轻链限制[24]。一般不存在滤泡上皮细胞，很容易与桥本甲状腺炎进行区别[24]。

霍奇金淋巴瘤

甲状腺霍奇金淋巴瘤比较罕见，临床上和细胞学上与原发性甲状腺上皮肿瘤或甲状腺炎相似[25]（图12.13）。FNA的细胞含量变化较大。某些病例中，Reed-Sternberg（RS）细胞存在于小淋巴细胞、浆细胞、嗜酸性粒细胞、组织细胞、成纤维细胞和毛细血管的混合背景中，但这种情况下的RS细胞可能无法识别，因为甲状腺原发性霍奇金淋巴瘤是一种罕见病。相反，RS细胞可能被认为是非典型性，但其有不确定的意义。某些病例中，霍奇金淋巴瘤的大细胞可能被考虑为未分化（间变性）癌，但临床和影像学特征可以帮助区分这两种肿瘤。有时，RS细胞可能不明显或不存在，这类情况一般误诊为甲状腺炎；有时为了明确诊断，需要重复进行FNA。大部分病例是结节硬化型；与该亚型有关的显著纤维化可能导致细针抽吸标本缺乏细胞。因此，FNA诊断甲状腺霍奇金淋巴瘤的准确率相对较低。一般情况下有必要进行组织活检以明确诊断，但FNA获得足够量时，可提高霍奇

图12.13 甲状腺霍奇金淋巴瘤。散在分布的RS细胞的双核和多核细胞，及其他大小不一的恶性淋巴细胞（涂片、H&E染色）

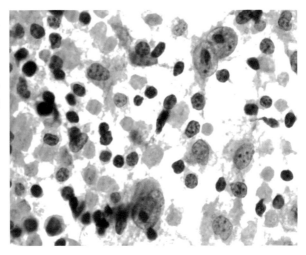

金淋巴瘤的诊断可能性，从而帮助指导后续的临床治疗。

甲状腺罕见肿瘤

副神经节瘤

定义

甲状腺副神经节瘤是甲状腺内副神经节来源的神经内分泌肿瘤。

标准

涂片中中等细胞含量。

背景富含红细胞。

细胞成簇排列，偶尔呈微小滤泡分布。

单个散在细胞和"裸"核细胞较少。

细胞有颗粒状细胞质，一般有纤细、轮廓不清晰的边缘。

细胞质可能呈空泡状。

细胞核有点状染色质，可能含核内假包涵体。

某些细胞可能有异染性细胞质颗粒。

注释

原发性甲状腺副神经节瘤非常罕见[26]。肿瘤可能源自甲状腺包膜下的小副神经节[27]。原发性副神经节瘤必须与其他部位延伸进入甲状腺的副神经节瘤及甲状腺透明变梁状肿瘤和甲状腺髓样癌（MTC）的类似肿

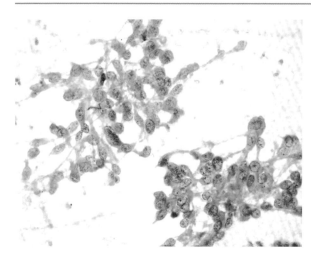

图12.14　甲状腺副神经节瘤。甲状腺内副神经节瘤的FNA特征是形态温和的梭形细胞，细胞质较少（涂片、H&E染色）

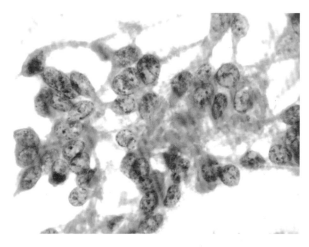

图12.15　甲状腺副神经节瘤。图12.14的较高放大倍数。甲状腺副神经节瘤的某些细针抽吸标本含有微小滤泡状结构，细胞质淡染稀疏（涂片、H&E染色）

瘤进行区分。图12.14和图12.15显示了原发性副神经节瘤的细胞形态学特点。降钙素的免疫细胞化学结果阴性可以排除甲状腺髓样癌，CD5可以排除甲状腺内胸腺癌。

朗格汉斯细胞组织细胞增多症

定义

朗格汉斯细胞组织细胞增多症是一种树突状朗格汉斯细胞增殖疾病，伴有不同数量的嗜酸性粒细胞。

标准

中等以上细胞量。

朗格汉斯细胞松散分布，单核或多核，核膜不规则（核沟）和丰富浅染空泡状细胞质。

嗜酸性粒细胞。

缺乏或不存在滤泡细胞和胶质。

注释

甲状腺原发性朗格汉斯细胞组织细胞增多症（LCH）非常罕见，其细胞学特征可能导致诊断困难。诊断的关键是识别肿瘤性朗格汉斯细胞的特征，尤其是伴有丰富泡沫样细胞质和畸形核的细胞[28]。尽管表面上与普通巨噬细胞相似，但良性巨噬细胞中没有明显不规则的LCH细胞核（图12.16）。如果嗜酸性粒细胞很明显，则是一条额外的线索。这些肿瘤曾被误认是甲状腺乳头状癌、甲状腺髓样癌、低分化甲状腺癌和滤泡性肿瘤[28]。诊断可以通过免疫组织化学进行确认：朗格汉斯细胞对CD1a和胰岛蛋白具有免疫反应性。

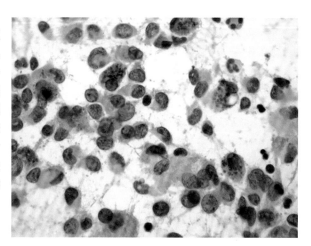

图12.16 甲状腺朗格汉斯细胞组织细胞增多症。肿瘤细胞的细胞核形状各异，包括一些有折叠的细胞核，与乳头状癌的细胞核沟特征相似。可见含铁血黄素的巨噬细胞。涂片其他位置存在大量嗜酸性粒细胞（涂片、巴氏染色）

黏液表皮样癌

定义

黏液表皮样癌是一种恶性上皮性肿瘤，存在上皮样和黏液样分化。

标准[29, 30]

不同比例的鳞状细胞（非角化和角化）和黏液细胞。

角化珠。

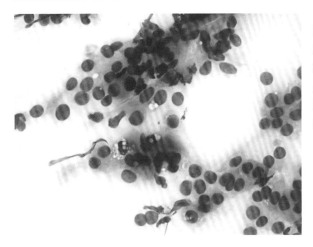

图12.17 甲状腺黏液表皮样癌。肿瘤细胞呈片状或成簇分布，部分细胞可见小空泡，部分细胞呈表皮样外观（涂片、Diff-Quik染色）

含空泡状黏液的细胞。

细胞外黏蛋白。

嗜酸性粒细胞（某些病例）。

注释

黏液表皮样癌（MEC）是唾液腺最常见的肿瘤之一，但也可以发生于其他部位。甲状腺原发性MEC较为罕见，约占全部甲状腺恶性肿瘤的0.5%。约50%病例与甲状腺乳头状癌相关[29]。细胞学诊断比较困难，关键的诊断特征是混合性细胞成分，包括中间型鳞状细胞（非角化、立方细胞）、角化细胞和黏液细胞（图12.17）。鉴别诊断包括甲状腺乳头状癌和未分化（间变性）甲状腺癌鳞状细胞癌亚型。甲状腺的MEC表达甲状腺球蛋白和TTF-1。

硬化性黏液表皮样癌伴嗜酸性粒细胞增多症（SMECE）

定义

硬化性黏液表皮样癌伴嗜酸性粒细胞增多症是一种罕见的甲状腺肿瘤，与唾液腺的黏液表皮样癌相似。该肿瘤的分子水平与甲状腺滤泡性肿瘤和唾液腺肿瘤不同，比其他分化好的甲状腺癌更有侵袭性。

标准[31, 32]

标本细胞量丰富。

散在分布的细胞和实性鳞状细胞巢。

细胞核圆形至椭圆形，核仁突出。

细胞质中等量至致密。

一些细胞细胞质内可见空泡，呈腺状结构改变。

混合性淋巴细胞。

大量嗜酸性粒细胞。

背景可能有坏死性碎片和黏蛋白。

注释

硬化性黏液表皮样癌伴嗜酸性粒细胞增多症（图12.18和图12.19）在组织学和细胞学上与黏液表皮样癌相似。该肿瘤通常见于桥本甲状腺炎患者。SMECE TTF-1阳性表达，但与MEC不同，其甲状腺球蛋白是阴性的，该肿瘤也缺乏甲状腺滤泡性肿瘤的分子特征[33]。

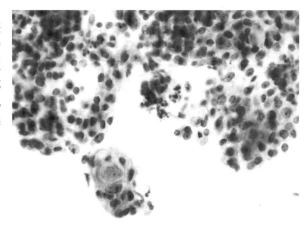

图12.18　硬化性黏液表皮样癌伴嗜酸性粒细胞增多症。肿瘤主要由中间型细胞组成：非角化、未成熟的立方状鳞状细胞，也存在较小的角化珠（液基细胞学制片、巴氏染色）

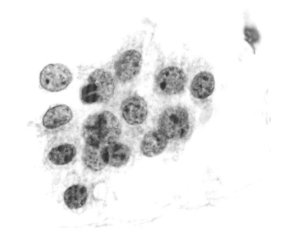

图12.19　硬化性黏液表皮样癌伴嗜酸性粒细胞增多症。中间型细胞具有圆形细胞核、颗粒状染色质和突出的核仁。细胞质稀薄，呈颗粒状（液基细胞学制片、巴氏染色）

甲状腺分泌性癌

定义

分泌性癌（原来称作乳腺分泌性癌）是一种恶性上皮源性肿瘤，与乳腺分泌性癌具有相似的组织学和细胞学特征。

标准

标本细胞量丰富。
细胞呈片状或分枝状假乳头样结构排列。
细胞核圆形，核仁突出。
细胞质颗粒状或空泡状。
偶尔有细胞质内孤立的大空泡。

注释

2010年，分泌性癌首次在唾液腺肿瘤中被报道。2016年，Dogan等报道了3例源自甲状腺的分泌性癌[30]。细胞学涂片含大量细胞，细胞大多是黏附性的，呈片状和分枝簇状排列，缺乏纤维血管核心（图12.20和图12.21）。细胞核呈圆形至椭圆形，核仁突出；细胞质空泡状和（或）颗粒状，偶尔有细胞含有较大的孤立细胞质空泡。肿瘤细胞表达乳腺球蛋白、GCDFP-15、S-100蛋白、p63，PAX8弱阳性表达，TTF-1和甲状腺球蛋白阴性。甲状腺分泌性癌具有 *ETV6：NTRK3* 融合基因[34]。

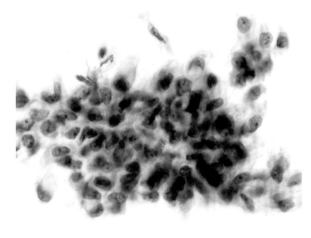

图12.20　甲状腺分泌性癌。细胞实性片状分布或散在分布。一些细胞胞质内可见大空泡（液基细胞学制片、巴氏染色）

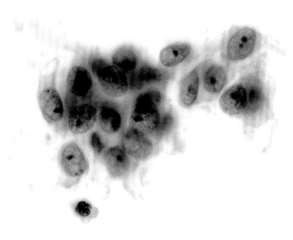

图12.21 甲状腺分泌性癌。细胞有突出的核仁（液基细胞学制片、巴氏染色）

异位胸腺瘤

定义

原发性甲状腺胸腺瘤（异位胸腺瘤）是由甲状腺发生的胸腺上皮源性肿瘤。

标准[35-38]

细胞学特征取决于胸腺瘤类型。

A型胸腺瘤（图12.22）

梭形细胞单个散在分布或黏附片状排列。

细胞核卵圆形或梭形。

细颗粒状染色质。

核仁不明显或缺失。

图12.22 甲状腺胸腺瘤。A型胸腺瘤的特征是淋巴细胞和梭形细胞混合存在，细胞质稀少，细胞核呈梭形，染色质细颗粒状（涂片、Diff-Quik染色）

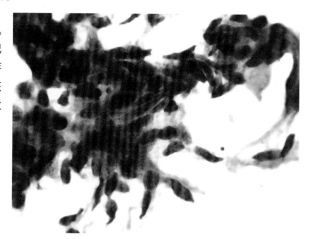

梭形细胞一般含较少或不含细胞质（"裸核"）。

背景中有成熟的小淋巴细胞。

B型胸腺瘤（图12.23）

涂片示成熟淋巴细胞和多角形上皮细胞的混合结构。

上皮细胞具有圆形细胞核和细颗粒状染色质。

核仁较小或缺失。

上皮细胞具有中等量至丰富的细胞质。

注释

胸腺瘤常发生于前纵隔，但罕见情况下可能会累及甲状腺下极。残留的正常胸腺组织可能在甲状腺内伴发胸腺瘤。

B型胸腺瘤可能与淋巴瘤或甲状腺乳头状癌相似，而A型胸腺瘤与间叶源性肿瘤或类癌相似[36]。甲状腺内显示胸腺样分化的上皮源性胸腺瘤/癌（ITET/CASTLE）可以发生在甲状腺内（图12.24和图12.25）[38]。

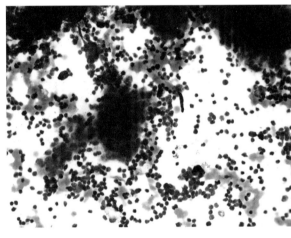

图12.23　甲状腺胸腺瘤。B型胸腺瘤的特征是大量形态一致的小淋巴细胞和成团的多角形上皮细胞（涂片、Diff-Quik染色）

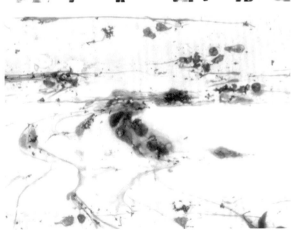

图12.24　CASTLE的细针抽吸标本，小簇状低分化肿瘤细胞，背景散在分布的小淋巴细胞（涂片、Diff-Quik染色）（图片由斯洛伐克布拉迪斯拉发Alfa Medical病理科Boris Rychly博士提供）

图12.25 CASTLE的细针抽吸标本，单个细胞具有深染细胞核和数量不等的细胞质。部分肿瘤细胞形成紧密的细胞簇，细胞核显著拥挤。背景为淋巴细胞（涂片、Diff-Quik染色）。（图片由斯洛伐克布拉迪斯拉发Alfa Medical病理科Boris Rychly博士提供）

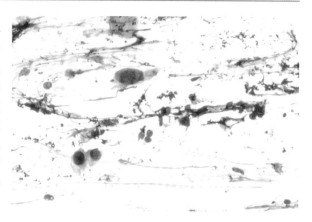

这种肿瘤是甲状腺胸腺瘤对应的恶性疾病，是一种低度恶性肿瘤。ITET/CASTLE的细胞学特征已经被描述过[36]。应尽可能将其与鳞状细胞癌（转移性或原发性）区分，因为后两种肿瘤均为高度恶性肿瘤。

伴胸腺样分化的梭形上皮肿瘤（SETTLE）

定义

伴胸腺样分化的梭形上皮肿瘤（SETTLE）也称为伴胸腺样分化的梭形细胞肿瘤，是一种罕见的甲状腺恶性肿瘤，其组织学特征为分叶结构和双相分化细胞组成，梭形上皮细胞混入腺体结构（图12.26和图12.27）[39]。该肿瘤可能源自鳃囊或胸腺残体。大部分报告的病例发生于年轻男性患者[39]。

图12.26 SETTLE的细针抽吸标本，肿瘤细胞卵圆形或梭形，细胞成团及单行排列。注意品红色-粉红色基质（涂片、Diff-Quik染色）。（图片由印度昌迪加尔医学教育研究生院细胞学和妇科病理学系Radhika Srinivasan教授提供）

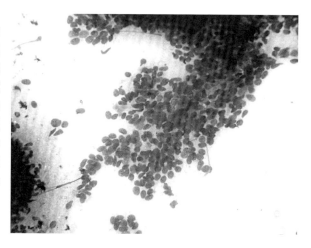

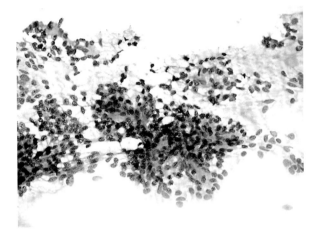

图12.27 SETTLE的细针抽吸标本，大量短梭形细胞排列至血管周围（涂片，苏木精和伊红染色）。（图片由印度昌迪加尔医学教育研究生院细胞学和妇科病理学系Radhika Srinivasan教授提供）

标准 [39-41]

涂片含中等以上细胞量。

散在分布的形态一致的梭形细胞，细胞核卵圆形、淡染。

部分梭形细胞聚集成团。

偶尔有成团的上皮细胞。

核分裂象少见或缺失。

梭形细胞表达细胞角蛋白和波形蛋白，不表达甲状腺球蛋白和降钙素。

注释

SETTLE很难从组织学上进行特异性诊断 [39, 41]。该肿瘤必须与甲状腺髓样癌和各种梭形细胞肿瘤区分，包括甲状腺原发性滑膜肉瘤和A型胸腺瘤。

其他罕见的原发性甲状腺肿瘤

很多良性间叶源性肿瘤可以发生在甲状腺，包括脂肪瘤、血管瘤、神经鞘瘤和平滑肌瘤。罕见情况下，甲状腺会发生肉瘤，最常见的是血管肉瘤、滑膜肉瘤、骨肉瘤和软骨肉瘤 [42-46]。原发性甲状腺肉瘤的细胞形态与常见软组织发生的肉瘤完全相同。

罕见情况下，包括黏液表皮样癌在内的上皮性恶性肿瘤可以发生在甲状腺，其表现与唾液腺内的对应肿瘤完全相同 [29]。

疾病治疗

甲状腺转移瘤。如果FNA确定甲状腺发生转移瘤，外科手术一般不适用，如果转移性疾病的结果存疑，则可能不需要手术。适当时应邀请肿瘤科医师会诊。

恶性淋巴瘤和霍奇金淋巴瘤。甲状腺霍奇金淋巴瘤一般需要手术切除和化疗，可实施或不实施放射治疗[25]。对于甲状腺非霍奇金淋巴瘤，常用治疗方法是联合疗法（手术、放疗和化疗中的两种或多种）。

罕见的甲状腺原发性肿瘤。一般适合实施手术切除（甲状腺叶切除术或次全切除术）。

报告范例

"恶性"适用于临床和形态特征明确的病例。转移性、淋巴样或罕见甲状腺恶性肿瘤的类型应尽可能说明。如果恶性肿瘤的特征可疑但确定，则使用"可疑恶性肿瘤"。某些细针抽吸标本，尤其是可疑MALT型淋巴瘤但缺乏确凿的免疫组化数据时，更适合使用"意义不明确的非典型病变（AUS）"（见第4章"报告范例"中例7）。如果细针抽吸标本被解读为恶性、可疑恶性或AUS，则意味着标本满意，适合评估（此时标本满意度描述为可选项）。

例1
恶性肿瘤。
弥漫大B细胞淋巴瘤。
备注：流式细胞术显示CD45和CD20阳性的单克隆B细胞群。

例2
可疑恶性肿瘤。
可疑转移性乳腺癌。

致谢：感谢Jerry Waisman和Kristen Atkins博士在本章早期版本中所做的工作。

（杨　静　译）

参考文献

[1] Willis RA. The spread of tumors in the human body. London：Butterworth，1952：271-275.

[2] Disibio G，French SW. Metastatic patterns of cancers：results from a large autopsy

study. Arch Pathol Lab Med, 2008, 132（6）: 931-939.

[3] Nakhijavani MK, Gharib H, Goellner R, et al. Metastasis to the thyroid gland. A report of 43 cases. Cancer, 1997, 79（3）: 574-578.

[4] Ivy HK. Cancer metastatic to the thyroid: a diagnostic problem. Mayo Clin Proc, 1984, 59（12）: 856-859.

[5] Chung AY, Tran TB, Brumund KT, et al. Metastases to the thyroid in a review of the literature from the last decade. Thyroid, 2012, 22（3）: 258-268.

[6] Schroder S, Burk CG, de Heer K. Metastases of the thyroid gland-morphology and clinical aspects of 25 secondary thyroid neoplasms. Langenbecks Arch Chir, 1987, 370（1）: 25-35.

[7] Cibas ES, Alexander EK, Benson CB, et al. Indications for thyroid FNA and pre-FNA requirements: a synopsis of the National Cancer Institute Thyroid Fine Needle Aspiration State of the Science Conference. Diagn Cytopathol, 2008, 36（6）: 390-399.

[8] Derringer GA, Thompson LDR, Frommelt RA, et al. Malignant lymphoma of the thyroid gland: a clinicopathologic study of 108 cases. Am J Surg Pathol, 2000, 24: 623-639.

[9] Lehur PA, Cote RA, Poisson J, et al. Thyroid metastasis of clear-cell renal carcinoma. Can Med Assoc J, 1983, 128（2）: 154-156.

[10] Shima H, Mori H, Takahashi M, et al. A case of renal cell carcinoma solitarily metastasized to thyroid 20 years after the resection of primary tumor. Pathol Res Pract, 1985, 179（6）: 666-672.

[11] Lasser A, Rothman JG, Calamia VJ. Renal-cell carcinoma metastatic to the thyroid. Aspiration cytology and histologic findings. Acta Cytol, 1985, 29（5）: 856-858.

[12] Variakojis D, Getz ML, Paloyan E, et al. Papillary clear cell carcinoma of the thyroid gland. Hum Pathol, 1975, 6（3）: 384-390.

[13] Layfeld LJ, Ostrzega N. Fine-needle aspirate smear morphology in metastatic melanoma. Acta Cytol, 1989, 33（5）: 606-612.

[14] Smith SA, Gharib H, Goellner JR. Fine-needle aspiration: usefulness for diagnosis and management of metastatic carcinoma to the thyroid. Arch Intern Med, 1987, 147: 311-312.

[15] Pedersen RK, Pedersen NT. Primary non-Hodgkin's lymphoma of the thyroid gland: a population based study. Histopathology, 1996, 28（1）: 25-32.

[16] Lerma E, Arguelles R, Rigla M, et al. Comparative findings of lymphocytic thyroiditis and thyroid lymphoma. Acta Cytol, 2003, 47（4）: 575-580.

[17] Kossev P, Livolsi V. Lymphoid lesions of the thyroid: review in light of the revised European-American lymphoma classification and upcoming World Health Organization classification. Thyroid, 1999, 9（12）: 1273-1280.

[18] Moshynska OV, Saxena A. Clonal relationship between Hashimoto thyroiditis and thyroid lymphoma. J Clin Pathol, 2008, 61（4）: 438-444.

[19] Saxena A, Alport EC, Moshynska O, et al. Clonal B cell populations in a minor-

ity of patients with Hashimoto's thyroiditis. J Clin Pathol, 2004, 57（12）: 1258-1263.

［20］Chen HI, Akpolat I, Mody DR, et al. Restricted kappa/lambda light chain ratio by flow cytometry in germinal center B cells in Hashimoto thyroiditis. Am J Clin Pathol, 2006, 125（1）: 42-48.

［21］Sangalli G, Serio G, Zampatti C, et al. Fine-needle aspiration cytology of primary lymphoma of the thyroid: a report of 17 cases. Cytopathology, 2001, 12（4）: 257-263.

［22］Murphy BA, Meda BA, Buss DH, et al. Marginal zone and mantle cell lymphomas: assessment of cytomorphology in subtyping small B-cell lymphomas. Diagn Cytopathol, 2003, 28（3）: 126-130.

［23］Al-Marzooq YM, Chopra R, Younis M, et al. Thyroid low-grade B-cell lymphoma（MALT type）with extreme plasmacytic differentiation: report of a case diagnosed by fine-needle aspiration and flow cytometric study. Diagn Cytopathol, 2004, 31（1）: 52-56.

［24］Tani E, Skoog L. Fine-needle aspiration cytology and immunocytochemistry in the diagnosis of lymphoid lesions of the thyroid gland. Acta Cytol, 1989, 33（1）: 48-52.

［25］Wang SA, Rahemtullah A, Faquin WC, et al. Hodgkin's lymphoma of the thyroid: a clinicopathologic study of five cases and review of the literature. Mod Pathol, 2005, 18（12）: 1577-1584.

［26］Buss DH, Marshall RB, Baird FG, et al. Paraganglioma of the thyroid gland. Am J Surg Pathol, 1980, 4（6）: 589-593.

［27］Zak FG, Lawson W. Glomic（paraganglionic）tissue in the larynx and capsule of the thyroid gland. Mt Sinai J Med, 1972, 39（1）: 82-90.

［28］Pusztaszeri M, Sauder K, Cibas E, et al. Fine-needle aspiration of primary Langerhans cell histiocytosis of the thyroid gland, a potential mimic of papillary thyroid carcinoma. ActaCytol, 2013, 57: 406-412.

［29］Nath V, Parks GE, Baliga M, et al. Mucoepidermoid carcinoma of the thyroid with concomitant papillary carcinoma: comparison of findings on fine-needle aspiration biopsy and histology. Endocr Pathol, 2014, 25（4）: 427-432.

［30］Ramirez FV, Salaverri CO, Manzano OA, et al. Fine-needle aspiration cytology of high grade mucoepidermoid carcinoma of the thyroid. A case report. Acta Cytol, 2000, 44（2）: 259-264.

［31］Ames E, Campbell MJ, Affy A, et al. Sclerosing mucoepidermoid carcinoma with eosinophilia: cytologic characterization of a rare distinct entity in the thyroid. Diagn Cytopathol, 2018, 46（7）: 632-635.

［32］Geisinger KR, Steffee GH, McGee RS, et al. The cytomorphologic features of sclerosing mucoepidermoid carcinoma of the thyroid gland with eosinophilia. Am J Clin Pathol, 1998, 109: 294-301.

［33］Shah AA, La Fortune K, Miller C, et al. Thyroid sclerosing mucoepidermoid carcinoma with eosinophilia: a clinicopathologic and molecular analysis of a distinct entity. Mod Pathol, 2017, 30（3）: 324-339.

[34] Dogan S, Wang L, Ptashkin RN, et al. Mammary analog secretory carcinoma of the thyroid gland: a primary thyroid adenocarcinoma harboring ETUG-NTRK3 fusion. Mod Pathol, 2016, 29（9）: 985-995.

[35] Ali SZ, Erozan YS. Thymoma. Cytopathologic features and differential diagnosis on fine-needle aspiration. Acta Cytol, 1998, 42（4）: 845-854.

[36] Hirokawa M, Kuma S, Miyauchi A. Cytological findings of intrathyroidal epithelial thymoma/carcinoma showing thymus-like differentiation: a study of eight cases. Diagn Cytopathol, 2012, 40（Suppl 1）: E16-20.

[37] Gerhard R, Kanashiro EH, Kliemann CM, et al. Fine-needle aspiration biopsy of ectopic cervical spindle-cell thymoma: a case report. Diagn Cytopathol, 2005, 32（6）: 358-362.

[38] Chan JK, Rosai J. Tumors of the neck showing thymic or related branchial pouch differentiation: a unifying concept. Hum Pathol, 1991, 22（4）: 349-367.

[39] Misra RK, Mitra S, Yadav R, et al. Spindle epithelial tumor with thymus-like differentiation: a case report and review of literature. Acta Cytol, 2013, 57（3）: 303-308.

[40] Tong GX, Hamele-Bena D, Wei XJ, et al. Fine-needle aspiration biopsy of monophasic variant of spindle epithelial tumor with thymus-like differentiation of the thyroid: report of one case and review of the literature. Diagn Cytopathol, 2007, 35（2）: 113-119.

[41] Kaur J, Srinivasan R, Kakkar N. Fine-needle aspiration cytology of a spindle epithelial tumor with thymus-like differentiation（SETTLE）occurring in the thyroid. Cytopathology, 2012, 23（6）: 413-415.

[42] Tanda F, Massarelli G, Bosincu L, et al. Angiosarcoma of the thyroid: a light, electron microscopic and histoimmunological study. Hum Pathol, 1988, 19（6）: 742-745.

[43] Kikuchi I, Anbo J, Nakamura S, et al. Synovial sarcoma of the thyroid. Report of a case with aspiration cytology findings and gene analysis. Acta Cytol, 2003, 47（3）: 495-500.

[44] Conzo G, Candela G, Tartaglia E, et al. Leiomyosarcoma of the thyroid gland: a case report and literature review. Oncol Lett, 2014, 7（4）: 1011-1014.

[45] Tong GX, Hamele-Bena D, Liu JC, et al. Fine-needle aspiration biopsy of primary osteosarcoma of the thyroid: report of a case and review of the literature. Diagn Cytopathol, 2008, 36（8）: 589-594.

[46] Maldi E, Monga G, Rossi D, et al. Extra-osseous Ewing sarcoma of the thyroid gland mimicking lymphoma recurrence: a case report. Pathol Res Pract, 2012, 208（6）: 356-359.

临床前景和影像学研究 13

Christopher VandenBussche, Syed Ali, Hossein Gharib, Hervé Monpeyssen & Gilles Russ

背景：甲状腺学

几十年前，内分泌学的专家主要是充当主治医师和外科医师或核素专家之间的中间人。而有几件事情的发生已经彻底改变了这个局面：

- 按照器官将内分泌学分为各个亚专业。
- 随着超声技术的兴起，超声扫描仪的功能越来越强大，多普勒和弹性成像等新工具的开发及实践的标准化促进了甲状腺成像报告和数据系统（TI-RADS）评分的出现。此外，不同版本的TI-RADS也正在逐渐走向标准化。
- 系统核素使用逐渐减少，但对于利用闪烁照相术来发现有自主功能的结节的兴趣持续增加，并且[99]Tc-Mibi闪烁照相术也在持续发展。
- 随着预防性甲状腺全切除术的淘汰，以及微创手术和机器人手术的发展，能进行手术的范围有所降低（所有学科都是如此）。
- 超声引导技术和细针抽吸术（FNA）的发展。
- 甲状腺细胞病理学Bethesda报告系统（TBSRTC）的发布促进了细胞病理学诊断和命名的标准化。
- 分子诊断技术在甲状腺FNA标本中的应用及进展。

这种结合了临床评估、放射学、细胞病理学和分子检测的多模式方法使得内分泌学家成为甲状腺学家，因此，治疗甲状腺结节的方法发生了很大变化。第一步是临床，当结节能够触摸到，或者是让患者十分担忧，就需要得到有效的治疗。第二步是生物学，怀疑低TSH结节是否有自主动能和闪烁扫描（理想情况下是[123]I）可以直接指向功能性结节之间的关系是十分明确的。第三步是超声，可以判断结节的大小，是单个病灶还是多结节腺体的一部分，并利用TI-RADS系统来评分。第四步是细胞学，TBSRTC系统中的分类应该与报告中的其他发现一起纳入考虑。

上述所有发现都必须综合考量，并且需要与患者进行充分的沟通。

在决定治疗计划之前，可以向患者提供以下额外的诊断：

- 在反复的细针穿刺所得标本都没有获得确切诊断的情况下，可能需行粗针穿刺（如果可行的话）。
- 在结节出现压迫的情况下进行颈部横断面CT扫描（例如，胸内甲状腺肿）。
- 如果怀疑是有自主功能的结节，则进行^{123}I闪烁扫描。
- 在结节不确定的情况下：

—重新评估。

—^{99}Tc-Mibi扫描。

—利用额外的细针穿刺标本进行分子测定分析。

最后，可以向患者提供几种可能的解决方案，并向患者解释每个解决方案的优点和限制：

- 对于良性结节和微小癌患者可采取积极监测的方案。
- 甲状腺癌的传统治疗方法。
- 利用放射性碘来治疗自发性或毒性结节。
- 对于囊性结节来说，可以行一次或两次的抽吸术，可能再进行一次或多次的经皮乙醇注射。
- 手术方式可能是腺叶切除术或甲状腺全切除术。可以选择常规手术或机器人手术的方式，还可选择腔镜方式，比如经口（即经口内镜甲状腺切除术前庭入路TOETVA）或耳后。上述操作的选择都必须与外科医师进行充分的沟通。
- 若结节明确为良性，则可使用激光、HIFU、射频或微波进行热消融。
- 对于具有挑战性或是不常见的病例可以多学科会诊。

超声危险分层

超声的系统分层存在两个主要的目的，第一个是通过使用定量癌症风险估计方法来标准化甲状腺超声报告的结果。第二个目的就是为行FNA提供适应证。超声评估甲状腺结节的价值有了显著的提高，不仅仅是分辨率，识别恶性肿瘤特征的能力也有所提高。一些主要的内分泌学会已经引入新的方法，根据超声的特点对结节进行风险分层。美国临床内分泌学家协会（AACE）将结节分为一个简单的三级风险分类系统：非常低的风险，1%；中等风险，5%～15%；高风险，50%～75%[1]。而美国甲状腺协会超声模式系统（ATASPS）推荐了五级分类：良性，1%；非常低的怀疑＜3%；轻度怀疑5%～10%；适度怀疑10%～20%；高度怀疑70%～90%[2]。这些是当个别患者在超声上发现一个或几个结节时是有效的[3]。

TI-RADS：定义和目标

TI-RADS（甲状腺成像报告和数据系统）归属于美国放射学会（ACR）：TI-RADS是基于积分制的一个评分系统，这就说明每一个超声特征都将被赋予一个特定的分数（表13.1和表13.2）[1]。对于每个结节，将所得分数相加，会得到1～5范围内的一个总分，总分越高，结节是恶性肿瘤的风险就越高。相比之下，美国甲状腺协会超声模式系统（ATASPS）是一种模式系统，它包括在单个图形中识别一组超声特征，然后将结节归类到恶性肿瘤为良性到高度怀疑风险范围的类别中（图13.1至图13.6）。欧洲（EU）-TI-RADS和韩国（K）-TI-RADS也是基于模式的系统（表13.1）[3, 4]。

表13.1 ACR-TI-RADS和EU-TI-RADS系统的对比

分类	描述	得分	FNA	分类	描述	风险	影像学表现	FNA
ACR-TI-RADS				EU-TI-RADS				
TR1	良性	0分	未提及	EU-TI-RADS 1	未见结节	不适用	未提及	不适用
TR2	不怀疑为恶性	2分	未提及	EU-TI-RADS 2	良性	0	无回声或完全海绵状	只在有压迫症状时适用
TR3	轻度怀疑为恶性	3分	>2.5cm	EU-TI-RADS 3	低风险	2%～4%	完全等回声或高回声	>2.0cm
TR4	适度怀疑为恶性	4～6分	>1.5cm	EU-TI-RADS 4	中等风险	6%～17%	轻度或部分低回声	>1.5cm
TR5	高度怀疑为恶性	7分以上	>1.0cm	EU-TI-RADS 5	高风险	26%～87%	非椭圆形、边缘不规则、微钙化或极低回声	>1.0cm；<1.0 cm随访监测

表13.2 ACR-TI-RADS的得分点

结构 （选1项）		回声 （选1项）		形状（选1项）		边缘 （选1项）		回声病灶 （选择所有适用项）	
囊性/大部 分囊性	0	无回声	0	宽大于 高	0	光滑	0	无	0
海绵状	0	高回声/等 回声	1	高大于 宽	3	模糊	0	彗星尾伪像	0
混合囊性/ 实性	1	低回声	2			分叶状， 不规则	2	粗大钙化	1
实性/大部 分实性	2	极低回声	3			甲状腺外 侵犯	3	外周（边缘） 钙化	2
								点状强回声	3

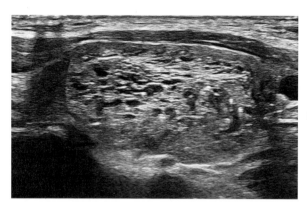

图13.1 纵切面。ACR-TI-RADS2类结节（2分），ATASPs系统认为是恶性的可能性极低。囊实混合型，部分海绵状（微小的微囊腔占结节表面不到50%），等回声，宽大于高，边缘光滑，无强回声灶

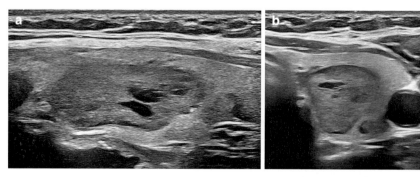

图13.2 （a）纵切面和（b）横切面。ACR-TI-RADS 3类结节（3分），ATASPS极低怀疑。囊实混合型，低回声，宽大于高，边缘光滑，内部无强回声灶

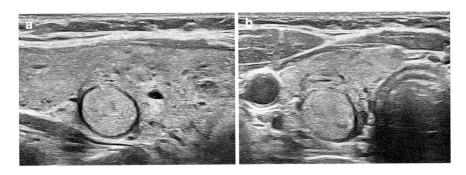

图13.3 （a）纵切面和（b）横切面。ACR-TI-RADS 3类结节（3分），ATASPS 低度怀疑恶性。实性，等回声至轻度高回声，宽大于高，边缘光滑，内部无强回声灶

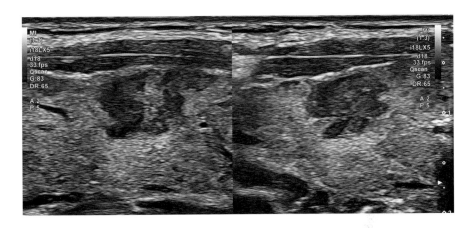

图13.4 左右侧分别为纵切面和横切面。ACR-TI-RADS 4类结节（6分），ATASPS高度怀疑为恶性。实性，低回声，宽大于高，边缘分叶状，内部无强回声灶

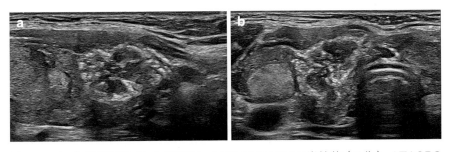

图13.5 （a）纵切面和（b）横切面。ACR-TI-RADS 5类结节（7分），ATASPS高度怀疑为恶性。实性，低回声，宽大于高，边缘光滑，周围和中央可见点状回声灶

图13.6 横切面。ACR-TI-RADS 5类结节（12分），ATASPS高度怀疑为恶性。实性、低回声、高大于宽、分叶状、边缘不规则、内部见点状回声灶

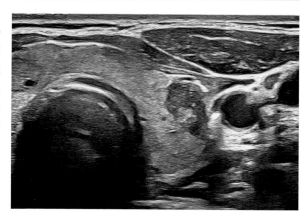

FNA的适应证

甲状腺结节的治疗应结合临床、超声和FNA结果，在选择患者进行随访或手术时，应进行风险分层，例如，AACE或ATA 1类的结节，因为其是恶性的风险很低，可以忽略不计，应该进行随访而不是重复的FNA。

ACR-TI-RADS建议对评分为5分、4分和3分者，分别使用10 mm、15 mm和25 mm的截断值，ATASPS对于高风险和中等风险结节使用10 mm的截断值，对于低风险或极低风险结节分别使用15 mm或20 mm的截断值。

当标本量能提供足够的数据时，以下特殊情况需要细胞病理医师注意对结果的解释：

- 单纯性囊肿。这些病灶从超声上看并没有明显的实性部分，所以若存在大量胶质的情况，细胞病理医师不应该因为标本缺乏滤泡细胞将其认为是未达诊断标准的标本。

- 愈合性囊肿。这些病灶常呈明显的低回声，形态垂直位，钙化，边缘不规则。他们可以被归类为ACR-TI-RADS 5类或ATASPS高度怀疑为恶性。如果细胞病理学家被告知这种情况，那么滤泡细胞的相对缺乏并不一定是非诊断性的。

- 亚急性甲状腺炎。因为具有低回声和模糊的边缘特征，这导致亚急性甲状腺炎看起来很像恶性，这是所有RSS假阳性评分的其中一个原因。

- 强回声灶。这些可以对应于砂粒样钙化，但更常见的是微小的囊腔，因此导致假阳性的高风险评分。

- 较大的病灶。因为较大的病灶通常不一定是相应的甲状腺结节，所以TI-RADS对这些病灶的描述不准确。甲状腺结节的定义是在甲状腺腺体内且与周围甲状腺腺体不同，而大病灶与甲状腺腺体的区别并不明

显，因为他们占据了整个甲状腺叶。但是，因为这些病灶的超声表现十分可疑，所以这类病灶通常被高度怀疑是恶性。所以，应该系统考虑在放射医学范围内的未分化癌、淋巴瘤、转移来源，甚至可以考虑是宫颈癌侵犯甲状腺。

TI-RADS中细胞病理学家面临的挑战。细胞病理学家对TI-RADS评分系统的期望是什么？

在TI-RADS中，细胞病理学医生解释甲状腺样本的目的从治疗的角度来看变得更加复杂。TI-RADS 3类结节是癌症的概率较低，而大多数假阴性病例都指向了滤泡癌或乳头状癌的滤泡亚型。因此，细胞病理学家的挑战是检测出这些病例，同时避免产生太多假阳性。对于TI-RADS 5类结节，目的是避免不必要的外科手术。TI-RADS 4类结节中不确定细胞学结果的高概率（25%～50%）也是一个值得关注的问题。

FNA术后结节的诊疗

对于一个超声上高危且细胞学也不确定的结节（AUS，FN，疑似恶性肿瘤），优先考虑手术治疗。对于良性结节来说，指南建议在初次评估后每1～2年进行超声随访，此后每隔3～5年复查一次[2, 5-7]。最近的一项研究表明，经活检证实的良性结节不需要每3年进行复查，因为转变为恶性肿瘤的风险极其罕见[8]。在随访检查时，当结节体积增加50%或更多时，应该考虑进行FNA。一般认为甲状腺素抑制治疗既不有效也不安全，所以其在良性结节中的应用已基本上被放弃。

（桑　亮　译）

参考文献

［1］Tessler F N，Middleton W D，Grant E G，et al. ACR Thyroid Imaging，Reporting and Data System（TI-RADS）：White Paper of the ACR TI-RADS Committee. J Am Coll Radiol，2017，14（5）：587-595.

［2］Haugen B R，Alexander E K，Bible K C，et al. 2015 American thyroid association management guidelines for adult patients with thyroid nodules and differentiated thyroid cancer：The american thyroid association guidelines task force on thyroid nodules and differentiated thyroid cancer. Thyroid，2016，26（1）：1-133.

［3］Russ G，Bonnema S J，Erdogan M F，et al. European thyroid association guidelines for ultrasound malignancy risk stratification of thyroid nodules in adults：The EU-TIRADS. Eur Thyroid J，2017，6（5）：225-237.

［4］Lee J Y，Baek J H，Ha E J，et al. 2020 Imaging Guidelines for thyroid nodules and differentiated thyroid cancer: korean society of thyroid radiology. Korean J Radiol, 2021, 22（5）: 840-860.

［5］Gharib H, Papini E, Garber J R, et al. American association of clinical endocrinologists, american college of endocrinology, and associazione medici endocrinologi medical guidelines for clinical practice for the diagnosis and management of thyroid nodules--2016 update. Endocr Pract, 2016, 22（5）: 622-639.

［6］A P, H G. Update on thyroid nodule management. US Endocrinology, 2019, 15（1）: 32-38.

［7］Durante C, Costante G, Lucisano G, et al. The natural history of benign thyroid nodules. Jama, 2015, 313（9）: 926-935.

［8］Lee S, Skelton T S, Zheng F, et al. The biopsy-proven benign thyroid nodule: is long-term follow-up necessary?. J Am Coll Surg, 2013, 217（1）: 81-88; discussion 88-89.

分子和其他辅助检测

Michiya Nishino, Paul VanderLaan, Giancarlo Troncone, Claudio Bellevicine, N.Paul Ohori, Tetsuo Kondo & Camille Buffet

背景

通过对甲状腺肿瘤基因组图谱的深入探索，我们在FNA细胞学样本中分辨甲状腺肿瘤表征的能力得到了提升[1]。在过去10年中，这些进展得到了相关的临床应用，并逐步将基于FNA的分子检测纳入甲状腺肿瘤管理指南[2-5]。这些应用中最主要的是通过分子检测对细胞学不确定（AUS或FN）的甲状腺结节亚群进行诊断。在这些结节的诊断过程中，分子检测可以在细胞形态学、临床诊断和超声检查结果的基础上进行补充以调整其恶性风险，同时可以指导患者主动监测、制订诊断性或治疗性手术的临床决策。最近，甲状腺FNA的分子检测也被用于甲状腺癌患者的预后及预测生物标志物的识别。本章将简要总结甲状腺肿瘤的主要分子变化，尤其是甲状腺FNA样本辅助分子检测的发展和新用途，并总结当前临床上使用的实验室自建及商品化分子检测平台。

甲状腺肿瘤的分子改变概述

迄今为止，针对甲状腺FNA样本的分子诊断检测主要集中于核酸检测方面。甲状腺肿瘤的基因组改变包括发生在DNA水平的改变，以及mRNA或microRNA表达谱发生的可检测改变。

DNA水平改变

大量肿瘤基因分型研究显示，甲状腺肿瘤会出现多发性单核苷酸变异、基因的插入和缺失、基因融合和拷贝数变异[6-11]。其中许多变异导致了MAPK（RAS-RAF-MEK-ERK）和（或）PI3K/AKT/mTOR信号通路的过度激活。驱动因素的改变与甲状腺肿瘤类型之间的特征性关联如图14.1所示，总结如下。

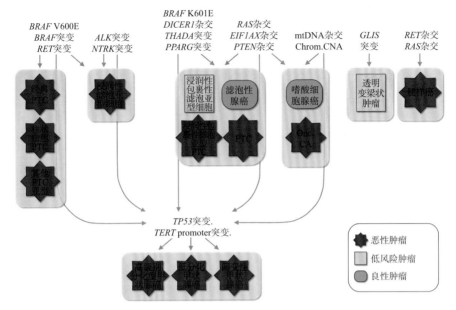

图14.1 基因组改变与甲状腺肿瘤类型之间的特征关系

BRAF V600E 和其他 *BRAF* 样改变与癌症密切相关，而 *RAS* 突变与其他 *RAS* 样改变与一系列良性、低风险乃至恶性肿瘤相关。临床上侵袭性甲状腺癌通常含有多种突变，包括与TP53 和（或）TERT 启动子突变同时发生的驱动突变。

说明：具有 *BRAF* 样改变的其他PTC 亚型包括实性型、弥漫性硬化型、柱状细胞型、靴钉型和Warthin 瘤样型。

缩写：PTC，甲状腺乳头状癌；FTC，甲状腺滤泡癌；mtDNA，线粒体DNA；Chrom CNA，染色体拷贝数改变；Onc，嗜酸细胞癌；CA，癌

- *BRAF* V600E 和其他 *BRAF* 样基因表达的驱动突变（例如 *RET*、*BRAF* 融合）对确诊甲状腺癌具有高度特异性，其中与经典型甲状腺乳头状癌（cPTC）和高细胞亚型PTC 相关[6]。

- *ALK* 和 *NTRK* 融合对确诊PTC 也有高度特异性，通常为具有明显的PTC 滤泡或滤泡变异型经典亚型[12]。此外，携带 *ETV6∷NTRK3* 融合的原发性甲状腺分泌性癌这一罕见病例也被报道[12, 13]。

- *RAS* 样突变（例如，*HRAS*、*KRAS*、*NRAS*、*BRAF* K601E、*EIF1AX*、*PTEN*、*DICER1* 基因突变和涉及 *PPARG* 或 *THAD* 的基因融合）被认为是肿瘤的不确定分子突变，因为这些突变在良性和恶性的滤泡型肿瘤中均有检出，这其中包括滤泡腺瘤（FA）、滤泡性甲状腺癌（FTC）、乳头状核特征的非侵袭性滤泡性甲状腺肿瘤（NIFTP）及浸润性包裹性滤泡亚型乳头状癌（invasive EFV-PTC）[10, 14, 15]。

- *TP53*、*TERT* 启动子、*AKT1* 和 *PIK3CA* 的突变通常发生在甲状腺肿瘤进展过程的晚期，临床上与肿瘤侵袭性相关。这些基因通常与上述基

因中的一种在伴有远处转移的分化型甲状腺癌、低分化甲状腺癌及未分化（间变性）甲状腺癌中共同检出且频率更高[9, 16]。

● 嗜酸细胞（过去称为Hürthle细胞）肿瘤中常能检测到以线粒体DNA突变和染色体水平拷贝数的重复性变异为特征的分子事件[17, 18]。在嗜酸细胞肿瘤中，也曾经报道合并其特征性分子变异的其他致癌突变（如 *TERT* 启动子、*TP53* 和 *RAS* 基因家族突变）[7, 8]。

● 目前针对甲状腺透明梁状肿瘤（HTT）的NGS研究已经发现 *PAX8∷GLIS3* 和 *PAX8∷GLIS1* 的基因融合，该项检测有助于区分FNA细胞学样本中的HTT和乳头状癌[19-21]。

● 甲状腺髓样癌的分子改变包括致癌性RET突变（胚系或体系）及体细胞RAS突变[22-24]。

● 鉴于上述这些分子改变，基于基因分型的甲状腺FNA检测并不能提供准确的"阴性"或"阳性"结果。这种检测更多的是能够根据所识别的变异类型、数量和等位基因突变的频率得出癌症发生概率的梯度分级结果（提示肿瘤类型和预后的信息）。

基因（mRNA）和microRNA表达改变

肿瘤mRNA的表达决定了部分基因及部分蛋白质被"打开"或"关闭"从而来调节细胞活性，响应各种遗传、表观遗传和环境变化。高通量基因表达谱的研究已经能够做到广泛区分癌症中良性和非肿瘤性病变[25]，同时能够通过对应的基因表型亚群（如 *BRAF* 样和 *RAS* 样）辨别甲状腺肿瘤的特定组织学亚型[6, 10]。

MicroRNA是一种可在转录后调节基因表达的短链（～ 22核苷酸）非编码RNA。某些microRNA在不同的甲状腺肿瘤中呈现不同程度的上调或下调表达[26-30]。这些基因和（或）microRNA表达的差异可被当作一种诊断工具，对FNA样本中不确定滤泡细胞来源的甲状腺肿瘤进行风险分层[31]。当甲状腺髓样癌、甲状旁腺组织和甲状腺转移灶表达不同于滤泡细胞来源肿瘤的基因和（或）microRNA时，表达谱也可能有助于在FNA上识别这些病变。商品化基因和microRNA检测组合的广度差异很大，它们通过计算机深度学习，既可以分析少部分标志物，也可以分析数以千计的基因。

甲状腺FNA样本分子检测的现状和新应用

细化分析结节中AUS和FN的概率

如第1章所述，对FNA中甲状腺结节的常规处理方式是根据其对应的Bethesda分型告知相应的恶性肿瘤风险（ROM）类别。对于TBSRTC报告中低风险不能确定（AUS和FN）类型的结节，分子检测有助于优化ROM评估并指导超声监测和诊断/治疗性甲状腺切除术的决策制订（图14.2）。

各种分子检测形式已应用于细胞学上不确定甲状腺FNA的诊断，包括单个标志物检测和广泛的突变和（或）基因组合表达检测。虽然目前可用的分子检测提供不同程度的诊断分层，但检测结果可概括为以下三个方面：

- 癌症的低风险概率，接近3%的ROM，与细胞学良性结节相关，这类肿瘤需要适当的临床/超声监测。"排除"恶性肿瘤的检测需要较高灵敏度及较高的阴性预测值（NPV）（通常＞95%）支持。
- 癌症的中风险概率，这些检查结果通常与肿瘤形成有关，但缺乏区分良、恶性肿瘤的特异性指标。如果患者可以进行手术，腺叶切除术

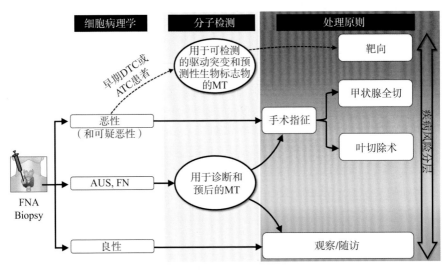

图14.2 该模型总结了基于FNA的分子检测（MT）对甲状腺肿瘤患者的作用
在过去10年，基于甲状腺FNA的MT主要目的是诊断/预后：确定癌症风险并指导细胞学上低风险不能确定结节（AUS和FN）的治疗。对于晚期分化型甲状腺癌（DTC）或间变性甲状腺癌（ATC）的患者而言，MT可用于可检测的驱动突变及其他预测性生物标志物，从而指导患者的靶向治疗（Rx）（模型改编自Nishino M和Krane JF. Updates in Thyroid Cytology.Surgical Pathology，2018，11：467-487）

在大多数情况下可以帮助诊断和治疗。

- 癌症的高风险概率，97%～99%的ROM与细胞学恶性诊断相关，对于这类肿瘤通常行甲状腺切除术来达到治疗目的。包括对经典乳头状癌密切相关的标志物（例如*BRAF* V600E突变和*RET*融合）的检测通常可以作为"定性"恶性肿瘤的指标。

对无法在细胞学上确定的甲状腺结节进行分子检测的使用和诠释有以下几点重要说明。

- 分子检测报告得出的基于群体的ROM评估结果并不一定与患者个体的甲状腺癌风险一致。关于分子检测，ROM评估通常来自临床检测中观察到的阳性和阴性预测值（PPV和NPV）。而PPV和NPV随疾病的验前概率变化而变化，这与之前Baye定理描述一致。在细胞学上不确定的TBSRTC类别中，癌症的大致患病率（AUS为20%～32%，FN为25%～50%）通常用来预测验前概率。然而，一些患者及结节的相关因素（例如年龄、性别、危险因素、家族病史、结节大小、超声特征和细胞学特征）也会对验前概率产生影响。因此，在以下情况时，应当结合临床、影像学背景及细胞病理学进行诊断：①用分子检测筛选结节；②解释分子检测结果。

- 正如既往西方和亚洲地区国家报道，患者对常规分子检测的选择差异受到各地区及全球检测规范的影响[33, 34]。对于细胞学检查不确定的结节来说，常规进行手术的门槛较低，具有高NPV的多基因检测组合对识别非必要手术的结节具有一定诊断价值。相比之下，对于临床指南建议进行主动检测的患者[35]，具有高PPV的小基因组合（例如*BRAF* V600E单基因检测或7基因组合，下文讨论）检测就足以筛选出需要切除的结节。

- 在分子检测的临床验证性研究中，从惰性肿瘤（NIFTP）至高级别癌这一范围的肿瘤已被集体归类为用于计算二元性检测指标的"恶性"，例如敏感性、特异性、NPV、PPV，以及最终的"ROM"。虽然这种分组便于统计分析，但是这模糊了不同甲状腺肿瘤的预后谱系（下文讨论）[2, 36]。

基于分子谱的肿瘤预后评估

对甲状腺FNA样本进行以风险分层为目的的分子检测不仅可以用于基础诊断，也可应用于肿瘤的预后评估，如疾病复发、远处转移及癌症相关死亡率等方面。由于肿瘤分子谱与预后之间具有一定的关联性，我们可以将肿瘤分层为低、中和高级别的分子风险组（MRG）[16]。通常，低MRG表现为单个*RAS*突变或*RAS*样变异。中等MRG包括*BRAF* V600E

突变、其他*BRAF*样变异或拷贝数变异。高MRG的特征是上述驱动子突变之一与诸如TERT、TP53、AKT1和（或）PIK3CA的突变并发；该谱系有助于识别预后不良的甲状腺癌亚型。虽然常规分子检测不能对可疑或恶性的甲状腺FNA样本进行确诊，但在这类情况下，了解甲状腺结节MRG谱系及其临床和影像学特征，可有助于手术方式选择（例如，叶切除术与甲状腺切除术），使得肿瘤预后更佳。

根据肿瘤分子谱系进行系统治疗和（或）临床试验

对于晚期、局部复发、快速进展和（或）转移性疾病的患者，他们已不适合标准手术和（或）放射性碘（RAI）治疗，部分驱动突变的分子检测可以指导针对肿瘤特定分子特征的全身治疗和（或）临床试验。尤其是间变性肿瘤，检测其分子靶位的突变（例如*BRAF*、*NTRK*、*ALK*、*RET*、肿瘤突变负荷、微卫星不稳定、错配修复缺陷）有助于将新辅助化疗中不可切除或临界可切除的肿瘤转化为适合手术的肿瘤[3, 37]。在细胞学和小活检样本上检测这些位点可避免患者进行手术。

靶向治疗策略包括：①选择性阻断构成性激活受体或胞质激酶信号通路的激酶抑制剂[38-40]；②再分化疗法可以增强RAI难治性肿瘤的放射性碘摄取[41, 42]；③免疫检查点抑制[43]。表14.1列出了针对甲状腺癌相关的特定分子改变的药物示例。

表14.1 靶向特异分子改变的药物及该药物在临床实践中的应用总结

分子改变	药物	临床应用
BRAF V600E 突变	达拉非尼	达拉非尼＋曲美替尼（MEK抑制剂）可应用于出现*BRAF* V600E突变的甲状腺间变性癌（ATC）、分化型甲状腺癌（DTC）、甲状腺低分化癌（PDTC），以及有*BRAF* V600E突变的甲状腺乳头癌（PTC）或PDTC的再分化
RAS 突变	塞鲁美替尼，曲美替尼	出现*RAS*突变的PTC或甲状腺滤泡癌（FTC）或PDTC再分化
RET 突变	塞尔帕卡替尼，普拉替尼	甲状腺髓样癌（MTC）
mTOR 突变	依维莫司	DTC、MTC、ATC
RET 融合	塞尔帕卡替尼，普拉替尼	RET融合型甲状腺癌、RET融合型甲状腺癌的再分化
NTRK 融合	拉洛替尼	*NTRK*融合型甲状腺癌、*NTRK*融合型甲状腺癌的再分化
	雷波替尼	*NTRK*、*ALK*或*ROS*融合型甲状腺癌
	恩曲替尼	*NTRK*、*ALK*或*ROS*融合型甲状腺癌

续表

分子改变	药物	临床应用
ALK 融合	克唑替尼	*ALK* 融合型甲状腺癌
	雷波替尼	*NTRK*、*ALK* 或 *ROS* 融合型甲状腺癌
	恩曲替尼	*NTRK*、*ALK* 或 *ROS* 融合型甲状腺癌
ROS1 融合	雷波替尼	*NTRK*、*ALK* 或 *ROS* 融合型甲状腺癌
	恩曲替尼	*NTRK*、*ALK* 或 *ROS* 融合型甲状腺癌

与遗传性综合征相关的胚系改变的筛查

虽然甲状腺 FNA 分子检测主要用于检测肿瘤细胞中的体细胞改变，但该检测也能识别出提示遗传性肿瘤综合征的胚系突变。表 14.2 总结了与遗传性甲状腺癌相关的胚系突变及其各自的甲状腺外部的临床表现。当前指南所示，这些综合征的基因型和临床表型可以作为遗传咨询、胚系检测评估、相关恶性肿瘤筛查及考虑亲属筛查或检测的支持证据。

表14.2 与甲状腺癌风险增加相关的遗传性癌症综合征（改编自参考文献[44-48]）

综合征	种系突变	甲状腺肿瘤类型	甲状腺病变发生率	主要甲状腺外观的临床特征
MEN 2A 和 FMTC	*RET*（最常见的外显子 10 和 11）	MTC	90%～100%（通常出现在成年期）	MEN2A：嗜铬细胞瘤，甲状旁腺功能亢进，皮肤苔藓样变性和巨结肠疾病 FMTC：与嗜铬细胞瘤或甲状旁腺功能亢进无关
MEN 2B	*RET*（95% 为 16 M918T 外显子突变；< 5% 为 15 A883F 外显子突变）	MTC	100%（通常出现在婴儿期/儿童期的早期淋巴结转移）	嗜铬细胞瘤，黏膜神经瘤，胃肠道节细胞神经瘤，马方综合征，眼睑外翻
Cowden 综合征	*PTEN*、*SDHB-D*、*KLLN* 启动子甲基化，*PIK3CA*、*AKT1*、*SEC23B*	PTC（经典亚型和滤泡亚型），FTC	10%	乳腺、肾、结肠、子宫内膜和大脑的错构瘤和上皮性肿瘤；皮肤黏膜病变；大头畸形

续表

综合征	种系突变	甲状腺肿瘤类型	甲状腺病变发生率	主要甲状腺外观的临床特征
FAP和Gardner综合征	*APC*	筛状桑葚亚型甲状腺癌	1%～12%（通常为女性）	FAP：具有恶性潜能的多发性腺瘤性息肉Gardner综合征：FAP变异，伴有结肠外表现，包括多生牙、颅骨纤维性发育不良、下颌骨骨瘤、纤维瘤、硬纤维瘤、上皮囊肿、肥厚性视网膜色素上皮、上消化道错构瘤、肝母细胞瘤
Carney综合征	*PRKAR1A*	PTC、FTC、滤泡腺瘤	3%	软组织黏液瘤；皮肤和黏膜色素沉着（蓝痣）；神经鞘病、肾上腺和垂体肿瘤及睾丸肿瘤
Werner综合征	*WRN*	FTC、PTC、ATC	18%	过早衰老，硬皮病样皮肤改变，白内障，头发过早变白和（或）变疏，身材矮小
DICER1综合征	*DICER1*	滤泡性结节性疾病，FA，PTC，FTC，PDTC，特别是儿童患者	—	胸膜肺母细胞瘤；囊性肾瘤；卵巢性索间质细胞瘤

缩写：FAP，家族性腺瘤性息肉病；FMTC，家族性甲状腺髓样癌；FTC，滤泡性甲状腺癌；MEN，多发性内分泌瘤；MTC，甲状腺髓样癌；PTC，甲状腺乳头状癌；PDTC，低分化甲状腺癌；ATC，间变性甲状腺癌

甲状腺FNA样本的分子检测平台

甲状腺FNA样本的分子检测包括了从实验室自建（"内部"或"自制"）检测到商业化的检测。进行临床分子检测的实验室应得到相应的国家或国际监管机构的认证和认可[49]。国际标准化组织（ISO）的15189标准为许多国家使用的认证提供了参照[50]。美国的相关认证包括临床实验

室改进修正案（CLIA）认证、美国病理学家学会（CAP）认证，以及州卫生部门要求的许可认证。

所有临床实验室检测都应进行分析验证，以确定样本检测的准确性、可报告范围、参考区间、分析灵敏度和分析特性的准确性和精密度。对于每种标本类型（例如，甲醛固定石蜡包埋的细胞块，从涂片上刮取的细胞，经核酸保存液处理的新鲜细胞等）应进行分析验证。相比之下，临床验证定义了该试验在特定人群中的诊断性能特征（例如，在分类为AUS或FN的结节中区分良性甲状腺肿瘤和恶性甲状腺肿瘤的能力）。理想情况下，临床验证应在前瞻性、盲法、多机构研究等措施的保障下进行，以确保检测的诊断敏感性、特异性、预测价值和临床效用。

对致癌突变和基因融合的检测

在过去的10年中，对甲状腺FNA标本的基因检测采取了多种形式，包括从检测单一变异（例如，*BRAF* V600E突变）到更广泛的致癌变异panel。评估甲状腺FNA标本中有限数量的基因组改变的传统方法包括Sanger测序、实时PCR、等位基因特异性PCR、焦磷酸测序、荧光熔融曲线分析、荧光原位杂交染色体重排和使用特异性突变抗体的免疫细胞化学（如*BRAF* V600E突变）[33, 51]。传统的基因分型试验已经在各种FNA样本中进行，包括直接从核酸保存液中收取的细胞、从直接涂片中提取的细胞，以及载玻片制备后的液基细胞学样本中的残留物[52-56]。

- *BRAF* V600E突变作为单基因检测可纳入常规甲状腺FNA检测中[57, 58]。对于晚期或RAI-难治性甲状腺癌患者，检测*BRAF* V600E突变可以指导靶向治疗方案。单独使用*BRAF* V600E检测对细胞学上不确定结节进行风险分层的诊断效用存在争议，并且似乎受地理因素的影响。在对细胞学上结节性质不确定进行积极监测和PTC中*BRAF* V600E相对较高的情况下（一些亚洲病例中报道），仅检测这种突变对诊断癌症和指导患者进行甲状腺切除术更经济[33]。然而在西方的病例中，甲状腺癌中*BRAF* V600E相对较低的敏感性和NPV限制了其作为AUS、FN和可疑恶性肿瘤类别风险分层的独立标志物[51, 59-61]。

- 由甲状腺肿瘤中最常见的驱动突变（包括*BRAF*、*HRAS*、*KRAS*和*NRAS*）和基因融合（*CCDC6∷RET*、*NCOA4∷RET*和*PAX8∷PPARG*）组成的7基因检测组合更能够对细胞学上不确定的甲状腺结节癌变风险进行评估[53, 62]。与*BRAF* V600E突变的单基因检测类似，7个基因的panel对细胞学上不确定的结节进行风险分层的使用和局限性会因病例而不同。

对于倾向于主动监测的不确定结节病例，*BRAF* V600E单基因检测或者 *RET*融合可引导治疗方式转向手术，尽管与AUS和FN中的类*RAS*样改变相比，这些*BRAF*样改变相对较少[55]。相比之下，对于不确定结节倾向于手术的病例，7基因panel的临床影响不是很清晰。当7基因panel中的一项标志物被检测为突变时可对肿瘤的后续产生影响，但仅限于可以进一步强化手术指征（特定的检查结果可能会影响手术的程度）。此外，阴性的检测结果将被认为不足以支持结节仅进行超声监测：在临床验证研究中的AUS和FN结节，7基因panel显示出相对较低的NPV（82%～94%），当检测为阴性时，对应的肿瘤残留风险为6%～18%[53, 55, 63, 64]。

* 随着二代测序（NGS）平台的应用，对基因组的大panel检测成为可能。实验室自建的肿瘤相关生物标志物的NGS检测可在当地分子病理学实验室实施，开发定制的特异性甲状腺NGS panel也有了可能性[65-67]。研究证明NGS对不同的甲状腺FNA标本类型均可以进行检测分析，包括在细胞自旋或细胞块制备后丢弃的离心上清液[66, 68-70]。在迄今为止有限的临床验证研究中，实验室自建针对细胞学上不确定的甲状腺FNA的NGS检测显示了不同的NPV（81%～100%）和PPV（29%～81%）[67, 71, 72]。

由参考实验室提供的联合检测平台

传统检测和基于NGS的基因检测可以在所在地的同一家分子病理实验室进行，过去10年中出现了由美国实验室参考提供的几种分子检测平台：ThyroSeq®基因组分析仪，Afrma®基因组测序分类和图谱表达仪和ThyGeNEXT&ThyraMIR®。三个检测平台都将基于NGS的肿瘤基因分型panel与mRNA或microRNA表达不同程度地结合起来，尽管不同检测的核心方法和风险分层策略不同（图14.3）。表14.3至表14.5比较了这些检测平台的方法学、分析前影响因素、生物标志物和临床性能验证研究。

* ThyroSeq®基因组分析仪。ThyroSeq使用高通量靶向DNA和RNA测序来检测与甲状腺肿瘤相关的广泛突变和基因融合。ThyroSeq还鉴定了与嗜酸细胞性肿瘤相关的染色体拷贝数改变。通过RNA测序的有限基因表达组合也可用于确认甲状腺滤泡细胞的充分采样，鉴定与*BRAF*样或*RAS*样改变相关的表达谱，以及检测非甲状腺滤泡细胞的病变，例如甲状旁腺、甲状腺髓样癌和转移性肿瘤。ThyroSeq主要通过检测到的基因组和基因表达改变的数量、类型和等位基因频率，将分类为AUS或FN的甲状腺结节划分到六个分子风险和疾病分层中。对于有分子改变的肿瘤，该项检测也提供了关于潜在靶向治疗的相关信息。在其临床验证研究中，

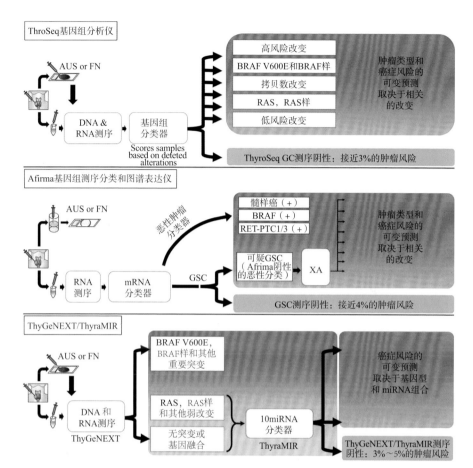

图14.3 市售的多基因panels及其在细胞学上不确定的（AUS或FN）甲状腺结节的风险分层中的应用

图示为ThyroSeq基因组分析仪（GC），Afirma 基因测序分析仪（GSC）和图谱表达仪（XA）及ThyGeNEXT和ThyraMIR（图改编自Nishino M和Nikiforova MN. Updated on Molecular Testing for Cytologically Indeterminate Thyroid Nodules. Arch Pathol Lab Med，2018，142（4）：446-457[73]）

ThyroSeq显示，AUS和FN结节中的NPV为97%，NIFTP和癌症的总患病率为28%。换句话说，对于ThyroSeq检测为阴性的结节，NIFTP/癌症风险约为3%，这与细胞学良性结节相关的NIFTP/癌症风险相当。

表14.3 ThyroSeq、Afirma和ThyGeNEXT/ThyraMIR的方法、技术和公认的起始材料的比较

	ThyroSeq v3 Genomic Classifier（GC）	Afrma Genomic Sequencing Classifier（GSC）和Xpression Atlas（XA）	ThyGeNEXT 和 ThyraMIR
核心方法	肿瘤基因分型；基因表达和染色体拷贝数改变的检测	基因表达谱；肿瘤基因分型	肿瘤基因分型；微小核糖核酸表达谱分析
主要的测试技术	高通量DNA和RNA测序	高通量RNA测序	高通量DNA和RNA测序（ThyGeNEXT）用于微小核糖核酸表达谱分析的RT-qPCR（ThyraMIR）
核酸提取用的公认FNA样本类型	从FNA pass（es）收集并直接保存到供应商核酸保存液的细胞材料或直接涂片切片（＞200～300个滤泡细胞）或FFPE细胞块	从FNA pass（es）收集并直接保存到供应商核酸保存液的细胞材料	从FNA pass（es）收集并直接保存到供应商核酸保存液的细胞材料或直接涂片切片（＞80个滤泡细胞）或FFPE细胞块

缩写：FFPE，福尔马林固定石蜡包埋；RT-qPCR，反转录定量聚合酶链式反应

● Afirma®基因组测序分析仪（GSC）和图谱表达仪（XA）。Afirma GSC使用高通量RNA测序来测量广泛的mRNA转录本的表达水平。GSC包括恶性肿瘤高度特异性的生物标志物（例如，与髓样癌和 *BRAF* V600e突变的乳头状癌相关的基因表达谱，以及 *CCDC6∷RET* 和 *NCOA4∷RET* 基因融合的RNA序列等），其检测基本上是对恶性肿瘤的诊断。甲状腺滤泡细胞取样和非甲状腺组织的采样（如甲状旁腺组织或转移性肿瘤）的表达谱均被作为质量控制（QC）步骤进行评估。通过QC并对上述癌症特异性标志物呈阴性的RNA测序结果由GSC的专有机器学习算法进行评估，该算法最终将每个样本分类为"良性"（低度恶性）或"可疑"（中等恶性）转录谱。在NIFTP/癌症患病率为24%的AUS和FN结节中，Afirma GSC的NPV为96%，与GSC分类的"良性"结节具有4%的NIFTP/癌症风险相一致[74]。

表14.4 通过ThyroSeq、Afirma和ThyGeNEXT/ThyraMIR试验分析的生物标志物的比较

	ThyroSeq v3 Genomic Classifier（GC）	Afirma Genomic Sequencing Classifier（GSC）和Xpression Atlas（XA）	ThyGeNEXT 和 ThyraMIR
致癌突变和基因融合	112个基因（> 12 000个变异和> 150个基因融合）	GSC：1个突变（*BRAF* V600E）和2个融合（RET-PTC1/3） XA：593个基因（905个变异和235个融合）	13个基因（42个变异和37个融合）
基因表达分析	19个基因	10 196个基因（GSC算法的1 115个基因）	4个基因（QC的管家基因）
微小核糖核酸表达分析	不适用	不适用	10 microRNA
染色体拷贝数的改变	10个染色体区域	杂合性损失分析	不适用
预后标志物	*TERT*启动子，*TP53*	*TP53*	*TERT*启动子
甲状腺滤泡细胞取样的标志物	滤泡细胞相关基因的mRNA	滤泡细胞相关基因的mRNA	滤泡细胞相关基因的mRNA
甲状旁腺取样的标志物	甲状旁腺相关基因的mRNA	甲状旁腺相关基因的mRNA	不适用
髓样癌标志物	*CALCA*	*CALCA*，*CEACAM5*，*SCG3*，*SCN9A*，*SYT4*	miR-375，*RET*突变

表14.5 ThyroSeq、Afirma和ThyGeNEXT/ThyraMIR的临床验证研究比较

	ThyroSeqv3 Genomic Classifer（GC）[15]	Afrma Genomic Sequencing Classifer（GSC）[74]	ThyGeNEXT 和 ThyraMIR[75]
临床验证的样本来源	前瞻性的，多机构队列的FNA材料，保存于核酸保存液	前瞻性、多机构队列研究（2012年Afirma GEC验证研究中剩余的档案RNA样本）	回顾性的，多机构的细胞学档案切片队列
#来自AUS/FN案例	247	190	178
癌症患病率	28%	24%	30%
良性检出率	61%	54%	46%
灵敏度	94%	91%	93%
特异度	82%[a]	68%	62%[a]
NPV	97%	96%	95%
PPV	66%[a]	47%	52%[a]

a所有具有中等到高分子癌症概率的检测结果都被认为是"阳性"，以便比较检测性能

　　虽然基因表达分析仍是Afirma GSC检测体系的核心检测方法，但RNA测序平台认可对涉及基因组转录部分的点突变、插入/缺失和融合进行评估。Afirma XA能检测出与甲状腺肿瘤相关的序列变异[76-78]。因为RNA测序被合并为基因组的转录部分，因此*TERT*启动子突变和其他非编码DNA的其他改变无法被XA识别。该方法用于检测具有"可疑"Afirma GSC结果的AUS和FN结节，以及细胞学恶性（或可疑恶性）待检样本，这些肿瘤基因分型可用于预后和（或）靶向治疗的选择。

　　● ThyGeNEXT和ThyraMIR®。ThyGeNEXT是一个相对注重基因分型的panel，通过高通量的DNA和RNA测序，ThyGeNEXT可以识别*ALK*、*BRAF*、*GNAS*、*HRAS*、*KRAS*、*NRAS*、*PIK3CA*、*PTEN*、*RET*、*TERT*这10个基因位点上的甲状腺肿瘤热点突变，以及*ALK*、*BRAF*、*NTRK*、*PPARG*、*RET*、*THADA*这6个基因位点上的37种基因融合类型。*PAX8*和*NKX2-1*（TTF-1）两个基因位点的mRNA表达级别单独体现在一个小型panel中，以用来确定取样中是否含有甲状腺滤泡细胞。体现高度恶性的特异性变异（如*BRAF* V600E突变，*TERT*启动子突变，*BRAF*融合，*RET*融合，*ALK*突变及融合等）的检出将被判读为"强"驱动突变阳性，无须进行后续的检测即可确诊恶性。ThyGeNEXT panel中"弱"驱动变异阳性（典型*RAS*突变及其他类*RAS*变异）或任何改变为阴性的样本被判读为分子恶性未定，需要通过定量RT-PCR的microRNA表达分析ThyraMIR进行进一步检测。ThyraMIR能够准确定性10项已知在甲状腺肿瘤中上调或下调的microRNA表达，并根据其预测的癌症概率将样本分为三个危险等级（阴性、中等或阳性）。对于致病率合计为30%的NIFTP或癌症的AUS和FN结节，ThyGeNEXT和ThyraMIR的合并检测具有95%的NPV（即在ThyGeNEXT和ThyraMIR检测中均得出阴性结果的样本只有5%的NIFTP成癌风险）[75]。对于ThyGeNEXT和ThyraMIR报告中其他类型的结果，检测系统会通过基于特定驱动因素的变化及已明确意义的microRNA谱系来评估NIFTP/癌症的风险。

　　不同检测方式对甲状腺结节的术前风险分级描述方式各不相同，但在商品化多基因检测技术数十年的发展中，这些检测的发展方向也逐渐趋向几个常见的主题：

　　● 组合检测法：应用多基因分型panel及基因或microRNA表达谱分析的复合检测方法。

　　● 高阴性预测值：一些结节的分子谱系与极低的成癌率相关，这些结节可以被判读为高阴性，这部分患者后续更适合临床/超声观察。

　　● 阳性检测结果包含了对于一系列癌症发生率及肿瘤亚型的分析，包括识别侵袭性临床表现相关的生物标志物（例如转移和甲状腺外扩散）。

- 在基因分型panel中包含可操作的致癌驱动位点的改变。

一项单机构随机临床试验表示，ThyroSeq GC和Afirma GSC对于分类为AUS或FN的结节的检测并未体现出明显的差异性[79]。总之，这些商品化检测对患者和医师提供的辅助信息是相似的。

值得注意的是，这些商品化检测目前均集中应用于美国，且高额的费用使得该项检测无法惠及所在地区未纳入美国国家卫生系统的患者[80]。此外，迄今为止这三类商品化检测的相关研究绝大多数都是基于北美成年患者群体进行的。总的来说，与西方相比，亚洲报道的AUS的ROM发病率相对更高[34]，因此这几类分子检测在应用于不同人群的临床验证时可能要以应用人群为依据对NPV和PPV值做出调整。

结论及未来方向

分子检测为细胞学上不明确的结节的成癌风险评估带来了希望。此外，分子检测为肿瘤分型、预后及FNA细胞学样本上的预测性生物标志物的表达意义的解读提供了新的视角。分子检测在常规甲状腺FNA诊疗中的应用及不同的检测平台及方法将根据临床需要而不同。在分子检测的应用上，检测费用与可及性是需要放在首位考虑的问题，此外临床实践阶段的局部及整体差异，对风险和不确定因素的耐受和对从动态监测向手术转化的实现等问题也需要得到解决[34, 35, 81]。将甲状腺FNA分子检测用于临床时，其报告结果必须与每个结节的超声诊断、细胞学特征、患者特征及患者治疗偏好相结合。

展望未来，随着TBSRTC在国际上的应用日益广泛，甲状腺结节的分子检测术前评估的不同检测方法会迎来安全性与性价比的进一步竞争。未来甲状腺结节的分子检测术发展的其他方向包括了对不确定TBSRTC类别的评估ROM的分子数据的归纳[82, 83]，以及将分子检测结果作为细胞病理学实验室管理的质量保证指标为目的的进行整合等[84, 85]。

报告范例

考虑到细胞病理学实验室之间的检测实践状况及所用panel的差异，分子测试报告向细胞病理学报告的整合流程并未进行过标准化[86]。总的来说，基于TBSRTC系统类别的细胞病理学诊断应出具单独的分子报告。无论作为分子病理报告的一部分，作为附录报告（如下文举例所示），还是作为单独的分子病理报告，分子检测报告都应包含对恶性概率、肿瘤分型、预后和（或）治疗意义进行合理地概述。

例1　低风险突变阳性

滤泡性肿瘤。

微滤泡组中的滤泡细胞抽吸物。胶体含量不足。

补充：分子检测报告：*NRAS* p.Q61R。

备注：该突变与70%～80%低复发风险的癌症（通常为滤泡癌或乳头状癌的囊性滤泡变异）或癌前肿瘤（NIFTP）相关。滤泡样腺瘤通常覆盖该分子特征的其余类型肿瘤。应考虑手术转诊。

例2　中风险突变阳性

意义不明的细胞非典型病变。

AUS-核。

散在组织细胞样细胞伴核异型性，背景为蛋白质物质及巨噬细胞。

补充：分子检测报告：*BRAF* p.V600E。

备注：*BRAF* p.V600E突变与＞95%的乳头状癌相关。该突变与中度癌复发风险相关。建议手术转诊，考虑在合适的临床及影像学背景支持下行肿瘤性甲状腺切除术。

例3　高风险突变阳性

恶性肿瘤。

乳头状甲状腺癌。

补充：分子检测报告：*BRAF* p.V600E和*TERT* C228T。

备注：*BRAF*和*TERT*突变的同时出现与＞95%的恶性肿瘤相关。该分子特征见于高复发风险的侵袭性肿瘤。建议手术转诊，考虑在合适的临床及影像学背景支持下行肿瘤性甲状腺切除术。

例4　致癌性改变阴性

意义不明的细胞非典型病变。

AUS-其他。

微滤泡组中含有滤泡细胞的低细胞抽吸物。

补充：分子检测报告：致癌性改变为阴性。

备注：基于临床验证研究，恶性风险约与［*］%的癌症相关。结节成癌风险＜5%通常适用于观察或以合适的临床及影像学手段进行检测。

　　*受临床验证支持，成癌风险可以通过1减去NPV的值进行计算（即成癌风险＝1-NPV）。实验室应确认某一特定检测中AUS结节的癌症患

病率是否在临床验证研究分析的范围内。

例5 具有靶向变化的进展性甲状腺癌

恶性肿瘤。

未分化（间变性）甲状腺癌。

备注：免疫细胞化学结果表示，肿瘤细胞呈PAX8阳性，甲状腺球蛋白及TTF-1阴性。

补充：分子检测报告：*BRAF* p.V600E.

患有*BRAF* p.V600E突变的间变性癌的患者符合BRAF和MEK阻滞剂联合治疗的条件。

（孟宏学　译）

参考文献

［1］Nikiforov YE. Role of molecular markers in thyroid nodule management：then and now. Endocr Pract，2017，23（8）：979-988.

［2］Haugen BR，Alexander EK，Bible KC，et al. 2015 American thyroid association manage-ment guidelines for adult patients with thyroid nodules and differentiated thy-roid cancer：the American Thyroid Association guidelines taskforce on thyroid nod-ules and differentiated thyroid cancer. Thyroid，2016，26（1）：1-133.

［3］NCCN Clinical Practice Guidelines in Oncology（NCCN Guidelines）for Thyroid carcinoma（Version 3. 2021）. 2021. https：//www.nccn.org/professionals/physi-cian_gls/pdf/thyroid. pdf.

［4］Patel KN，Yip L，Lubitz CC，et al. The american association of endocrine sur-geons guidelines for the definitive surgical management of thyroid disease in adults. Ann Surg，2020，271（3）：e21-93.

［5］Shonka DC Jr，Ho A，Chintakuntlawar AV，et al. American head and neck society endocrine surgery section and international thyroid oncology group consensus state-ment on mutational testing in thyroid cancer：defining advanced thyroid cancer and its targeted treatment. Head Neck，2022，44（6）：1277-1300.

［6］Cancer Genome Atlas Research Network. Integrated genomic characterization of papillary thyroid carcinoma. Cell，2014，159（3）：676-690.

［7］GanlyI，Makarov V，DerajeS，et al. Integrated genomic analysis of hurthle cell cancer reveals oncogenic drivers，recurrent mitochondrial mutations，and unique chromosomal landscapes. Cancer Cell，2018，34（2）：256-270，e5.

［8］Gopal RK，KublerK，Calvo SE，et al. Widespread chromosomal losses and mito-chondrial DNA alterations as genetic drivers in Hurthle cell carcinoma. Cancer Cell，2018，34（2）：242-255；e5.

［9］Landa I，Ibrahimpasic T，Boucai L，et al. Genomic and transcriptomic hallmarks of poorly dif-ferentiated and anaplastic thyroid cancers. J Clin Invest，2016，126（3）：1052-1066.

［10］Yoo SK，Lee S，Kim SJ，et al. Comprehensive analysis of the transcriptional and mutational landscape of follicular and papillary thyroid cancers. PLoS Genet，2016，12（8）：e1006239.

［11］Romei C，Elisei R. A narrative review of genetic alterations in primary thyroid epi-thelial can-cer. Int J Mol Sci，2021，22（4）：1726.

［12］Chu YH，Wirth LJ，Farahani AA，et al. Clinicopathologic features of kinase fu-sion-related thyroid carcinomas：an integrative analysis with molecular characteriza-tion. Mod Pathol，2020，33（12）：2458-2472.

［13］Desai MA，Mehrad M，Ely KA，et al. Secretory carcinoma of the thyroid gland：report of a highly aggressive case clinically mimicking undifferentiated carcinoma and review of the literature. Head Neck Pathol，2019，13（4）：562-572.

［14］Morariu EM，McCoy KL，Chiosea SI，et al. Clinicopathologic characteristics of thyroid nod-ules positive for the THADA-IGF2BP3 fusion on preoperative molecular analysis. Thyroid，2021，31（8）：1212-1218.

［15］Steward DL，Carty SE，Sippel RS，et al. Performance of a multigene genomic classifier in thyroid nodules with indeterminate cytology：a prospective blinded mul-ticenter study. JAMA Oncol，2019，5（2）：204-212.

［16］Yip L，Gooding WE，Nikitski A，et al. Risk assessment for distant metastasis in differen-tiated thyroid cancer using molecular profiling：a matched case-control study. Cancer，2021，127（11）：1779-1787.

［17］Jalaly JB，Baloch ZW. Hurthle-cell neoplasms of the thyroid：an algorithmic ap-proach to pathologic diagnosis in light of molecular advances. Semin Diagn Pathol，2020，37（5）：234-242.

［18］Doerfler WR，Nikitski AV，Morariu EM，et al. Molecular alterations in Hurthle cell nodules and preoperative cancer risk. Endocr Relat Cancer，2021，28（5）：301-309.

［19］Marchio C，Da Cruz Paula A，Gularte-Merida R，et al. PAX8-GLIS3 gene fusion is a pathog-nomonic genetic alteration of hyalinizing trabecular tumors of the thy-roid. Mod Pathol，2019，32（12）：1734-1743.

［20］Nikiforova MN，Nikiforov YE，Ohori NP. GLIS rearrangements in thyroid nod-ules：a key to preoperative diagnosis of hyalinizing trabecular tumor. Cancer Cyto-pathol，2019，127（9）：560-566.

［21］Nikiforova MN，Nikitski AV，Panebianco F，et al. GLIS rearrangement is a genomic hallmark of hyalinizing trabecular tumor of the thyroid gland. Thyroid，2019，29（2）：161-173.

［22］Chernock RD，Hagemann IS. Molecular pathology of hereditary and sporadic med-ullary thy-roid carcinomas. Am J Clin Pathol，2015，143（6）：768-777.

［23］Ciampi R，Romei C，Ramone T，et al. Genetic landscape of somatic mutations in a large cohort of sporadic medullary thyroid carcinomas studied by next-generation targeted sequencing. iScience，2019，20：324-336.

［24］Agrawal N，Jiao Y，Sausen M，et al. Exomic sequencing of medullary thyroid cancer reveals dominant and mutually exclusive oncogenic mutations in RET and RAS. J Clin Endocrinol Metab，2013，98（2）：E364-369.

［25］Chudova D，Wilde JI，Wang ET，et al. Molecular classification of thyroid nodules using high-dimensionality genomic data. J Clin Endocrinol Metab，2010，95（12）：5296-5304.

［26］Nikiforova MN，Tseng GC，Steward D，Diorio D，Nikiforov YE. MicroRNA expression profil-ing of thyroid tumors：biological significance and diagnostic utili-ty. J Clin Endocrinol Metab，2008，93（5）：1600-1608.

［27］Yip L，Kelly L，Shuai Y，et al. MicroRNA signature distinguishes the degree of aggressiveness of papillary thyroid carcinoma. Ann Surg Oncol，2011，18（7）：2035-2041.

［28］Rossi ED，Bizzarro T，Martini M，et al. The evaluation of miRNAs on thyroid FNAC：the promising role of miR-375 in follicular neoplasms. Endocrine，2016，54（3）：723-732.

［29］Dettmer M，Perren A，Moch H，Komminoth P，Nikiforov YE，Nikiforova MN. Comprehensive MicroRNA expression profiling identifies novel markers in follicular variant of papillary thy-roid carcinoma. Thyroid，2013，23（11）：1383-1389.

［30］Dettmer M，Vogetseder A，Durso MB，et al. MicroRNA expression array identi-fies novel diag-nostic markers for conventional and oncocytic follicular thyroid carci-nomas. J Clin Endocrinol Metab，2013，98（1）：E1-7.

［31］Lithwick-Yanai G，Dromi N，Shtabsky A，et al. Multicentre validation of a mi-croRNA-based assay for diagnosing indeterminate thyroid nodules utilising fine nee-dle aspirate smears. J Clin Pathol，2017，70（6）：500-507.

［32］Nishino M，Krane JF. Updates in thyroid cytology. Surg Pathol Clin，2018，11（3）：467-487.

［33］Ngo HTT，Nguyen TPX，Vu TH，et al. Impact of molecular testing on the man-agement of indeterminate thyroid nodules among Western and Asian countries：a systematic review and meta-analysis. Endocr Pathol，2021，32（2）：269-279.

［34］Vuong HG，Ngo HTT，Bychkov A，et al. Differences in surgical resection rate and risk of malignancy in thyroid cytopathology practice between Western and Asian countries：a system-atic review and meta-analysis. Cancer Cytopathol，2020，128（4）：238-249.

［35］Kakudo K，Higuchi M，Hirokawa M，Satoh S，Jung CK，Bychkov A. Thyroid FNA cytology in Asian practice-active surveillance for indeterminate thyroid nodules reduces overtreatment of thyroid carcinomas. Cytopathology，2017，28（6）：455-466.

［36］Ito Y，Miyauchi A，Oda H，et al. Appropriateness of the revised Japanese guide-lines' risk clas-sification for the prognosis of papillary thyroid carcinoma：a retro-spective analysis of 5，845 papillary thyroid carcinoma patients. Endocr J，2019，66（2）：127-134.

［37］Bible KC，Kebebew E，Brierley J，et al. 2021 American Thyroid Association guidelines for management of patients with anaplastic thyroid cancer. Thyroid，2021，31（3）：337-386.

［38］Gild ML，Tsang VHM，Clifton-Bligh RJ，Robinson BG. Multikinase inhibitors in thyroid can-cer：timing of targeted therapy. Nat Rev Endocrinol，2021，17（4）：225-234.

［39］Marotta V，Chiofalo MG，Di Gennaro F，et al. Kinase-inhibitors for iodine-re-fractory dif-ferentiated thyroid cancer：still far from a structured therapeutic algo-rithm. Crit Rev Oncol Hematol，2021，162：103353.

［40］Subbiah V，Baik C，Kirkwood JM. Clinical development of BRAF plus MEK in-hibitor combi-nations. Trends Cancer，2020，6（9）：797-810.

［41］Buffet C，Wassermann J，Hecht F，et al. Redifferentiation of radioiodine-refrac-tory thyroid cancers. Endocr Relat Cancer，2020，27（5）：R113-R132.

［42］Nagarajah J，Le M，Knauf JA，et al. Sustained ERK inhibition maximizes re-sponses of BrafV600E thyroid cancers to radioiodine. J Clin Invest，2016，126（11）：4119-4124.

［43］French JD. Immunotherapy for advanced thyroid cancers-rationale，current advanc-es and future strategies. Nat Rev Endocrinol，2020，16（11）：629-641.

［44］Hincza K，Kowalik A，Kowalska A. Current knowledge of germline genetic risk factors for the development of non-medullary thyroid cancer. Genes（Basel），2019，10（7）：482.

［45］Nose V. Familial thyroid cancer：a review. Mod Pathol，2011，24（Suppl 2）：S19-33.

［46］Peiling Yang S，Ngeow J. Familial non-medullary thyroid cancer：unraveling the genetic maze. Endocr Relat Cancer，2016，23（12）：R577-R595.

［47］Richards ML. Familial syndromes associated with thyroid cancer in the era of per-sonalized medicine. Thyroid，2010，20（7）：707-713.

［48］Vriens MR，Suh I，Moses W，Kebebew E. Clinical features and genetic predis-position to hered-itary nonmedullary thyroid cancer. Thyroid，2009，19（12）：1343-1349.

［49］Laboratory licensing. An essential part of the national laboratory regulatory frame-work. Copenhagen：WHO Regional Office for Europe；2021；Report No. ：WHO/EURO：2021-2741-42499-59030.

［50］Schneider F，Maurer C，Friedberg RC. International Organization for Standardi-zation（ISO）15189. Ann Lab Med，2017，37（5）：365-370.

［51］Jinih M，Foley N，Osho O，et al. BRAF（V600E）mutation as a predictor of thyroid malig-nancy in indeterminate nodules: a systematic review and meta-analy-sis. Eur J Surg Oncol, 2017, 43（7）: 1219-1227.

［52］Krane JF, Cibas ES, Alexander EK, Paschke R, Eszlinger M. Molecular analy-sis of residual ThinPrep material from thyroid FNAs increases diagnostic sensitivity. Cancer Cytopathol, 2015, 123（6）: 356-361.

［53］Nikiforov YE, Ohori NP, Hodak SP, et al. Impact of mutational testing on the diagnosis and management of patients with cytologically indeterminate thyroid nodules: a prospective analy-sis of 1056 FNA samples. J Clin Endocrinol Metab, 2011, 96（11）: 3390-3397.

［54］Beaudenon-Huibregtse S, Alexander EK, Guttler RB, et al. Centralized molecu-lar testing for oncogenic gene mutations complements the local cytopathologic diag-nosis of thyroid nodules. Thyroid, 2014, 24（10）: 1479-1487.

［55］Bellevicine C, Migliatico I, Sgariglia R, et al. Evaluation of BRAF, RAS, RET/PTC, and PAX8/PPARg alterations in different Bethesda diagnostic catego-ries: a multicentric prospec-tive study on the validity of the 7-gene panel test in 1172 thyroid FNAs deriving from different hospitals in South Italy. Cancer Cytopathol, 2020, 128（2）: 107-118.

［56］Eszlinger M, Lau L, Ghaznavi S, et al. Molecular profiling of thyroid nodule fine-needle aspi-ration cytology. Nat Rev Endocrinol, 2017, 13（7）: 415-424.

［57］Troncone G, Cozzolino I, Fedele M, Malapelle U, Palombini L. Preparation of thyroid FNA material for routine cytology and BRAF testing: a validation study. Diagn Cytopathol, 2010, 38（3）: 172-176.

［58］Kim SW, Lee JI, Kim JW, et al. BRAFV600E mutation analysis in fine-needle aspiration cytol-ogy specimens for evaluation of thyroid nodule: a large series in a BRAFV600E-prevalent population. J Clin Endocrinol Metab, 2010, 95（8）: 3693-3700.

［59］Brigante G, Craparo A, Pignatti E, et al. Real-life use of BRAF-V600E mutation analysis in thyroid nodule fine needle aspiration: consequences on clinical deci-sion-making. Endocrine, 2021, 73（3）: 625-632.

［60］Pusztaszeri MP, Krane JF, Faquin WC. BRAF testing and thyroid FNA. Cancer Cytopathol, 2015, 123（12）: 689-695.

［61］Trimboli P, Scappaticcio L, Treglia G, Guidobaldi L, Bongiovanni M, Giovanella L. Testing for BRAF（V600E）mutation in thyroid nodules with fine-needle aspiration（FNA）read as suspicious for malignancy（Bethesda V, Thy4, TIR4）: a system-atic review and meta-analysis. Endocr Pathol, 2020, 31（1）: 57-66.

［62］Nikiforov YE, Steward DL, Robinson-Smith TM, et al. Molecular testing for mutations in improving the fine-needle aspiration diagnosis of thyroid nodules. J Clin Endocrinol Metab, 2009, 94（6）: 2092-2098.

［63］Eszlinger M, Piana S, Moll A, et al. Molecular testing of thyroid fine-needle as-pirations improves presurgical diagnosis and supports the histologic identification of minimally invasive follicular thyroid carcinomas. Thyroid, 2015, 25（4）: 401-409.

［64］Labourier E, Shifrin A, Busseniers AE, et al. Molecular testing for miRNA, mRNA, and DNA on fine-needle aspiration improves the preoperative diagnosis of thyroid nodules with indeter-minate cytology. J Clin Endocrinol Metab, 2015, 100（7）: 2743-2750.

［65］Aydemirli MD, Snel M, van Wezel T, et al. Yield and costs of molecular diagnostics on thyroid cytology slides in The Netherlands, adapting the Bethesda classification. Endocrinol Diabetes Metab, 2021, 4（4）: e00293.

［66］Bellevicine C, Sgariglia R, Malapelle U, et al. Young investigator challenge: can the ion AmpliSeq cancer hotspot panel v2 be used for next-generation sequencing of thyroid FNA samples? Cancer Cytopathol, 2016, 124（11）: 776-784.

［67］Le Mercier M, D'Haene N, De Neve N, et al. Next-generation sequencing improves the diagnosis of thyroid FNA specimens with indeterminate cytology. Histopathology, 2015, 66（2）: 215-224.

［68］Fuller MY, Mody D, Hull A, Pepper K, Hendrickson H, Olsen R. Next-generation sequencing identifies gene mutations that are predictive of malignancy in residual needle rinses collected from fine-needle aspirations of thyroid nodules. Arch Pathol Lab Med, 2018, 142（2）: 178-183.

［69］Heymann JJ, Yoxtheimer LM, Park HJ, et al. Preanalytic variables in quality and quantity of nucleic acids extracted from FNA specimens of thyroid gland nodules collected in CytoLyt: cellularity and storage time. Cancer Cytopathol, 2020, 128（9）: 656-672.

［70］Ye W, Hannigan B, Zalles S, et al. Centrifuged supernatants from FNA provide a liquid biopsy option for clinical next-generation sequencing of thyroid nodules. Cancer Cytopathol, 2019, 127（3）: 146-160.

［71］Song Y, Xu G, Ma T, et al. Utility of a multigene testing for preoperative evaluation of inde-terminate thyroid nodules: a prospective blinded single center study in China. Cancer Med, 2020, 9（22）: 8397-8405.

［72］Sponziello M, Brunelli C, Verrienti A, et al. Performance of a dual-component molecular assay in cytologically indeterminate thyroid nodules. Endocrine, 2020, 68（2）: 458-465.

［73］Nishino M, Nikiforova M. Update on molecular testing for cytologically indeterminate thyroid nodules. Arch Pathol Lab Med, 2018, 142（4）: 446-457.

［74］Patel KN, Angell TE, Babiarz J, et al. Performance of a genomic sequencing classifier for the preoperative diagnosis of cytologically indeterminate thyroid nodules. JAMA Surg, 2018, 153（9）: 817-824.

［75］Lupo MA, Walts AE, Sistrunk JW, et al. Multiplatform molecular test performance in indeter-minate thyroid nodules. Diagn Cytopathol, 2020, 48（12）: 1254-1264.

［76］Angell TE，Wirth LJ，Cabanillas ME，et al. Analytical and clinical validation of expressed variants and fusions from the whole transcriptome of thyroid FNA samples. Front Endocrinol（Lausanne），2019，10：612.

［77］Hu MI，Waguespack SG，Dosiou C，et al. Afirma genomic sequencing classifier and Xpression atlas molecular findings in consecutive Bethesda III-VI thyroid nodules. J Clin Endocrinol Metab，2021，106（8）：2198-2207.

［78］Krane JF，Cibas ES，Endo M，et al. The Afirma Xpression atlas for thyroid nodules and thyroid cancer metastases: insights to inform clinical decision-making from a fine-needle aspiration sample. Cancer Cytopathol，2020，128（7）：452-459.

［79］Livhits MJ，Zhu CY，Kuo EJ，et al. Effectiveness of molecular testing techniques for diagnosis of indeterminate thyroid nodules: a randomized clinical trial. JAMA Oncol，2021，7（1）：70-77.

［80］Andrioli M，Carocci S，Alessandrini S，et al. Testing for Afirma in thyroid nodules with high-risk indeterminate cytology（TIR3B）: first Italian experience. Endocr Pathol，2020，31（1）：46-51.

［81］Kakudo K. Asian and Western practice in thyroid pathology: similarities and differences. Gland Surg，2020，9（5）：1614-1627.

［82］Onken AM，VanderLaan PA，Hennessey JV，Hartzband P，Nishino M. Combined molecular and histologic end points inform cancer risk estimates for thyroid nodules classified as atypia of undetermined significance. Cancer Cytopathol，2021，129（12）：947-955.

［83］Ohori NP，Landau MS，Manroa P，Schoedel KE，Seethala RR. Molecular-derived estimation of risk of malignancy for indeterminate thyroid cytology diagnoses. J Am Soc Cytopathol，2020，9（4）：213-220.

［84］VanderLaan PA，Nishino M. Molecular testing results as a quality metric for evaluating cyto-pathologists' utilization of the atypia of undetermined significance category for thyroid nodule fine-needle aspirations. J Am Soc Cytopathol，2022，11（2）：67-73.

［85］Gokozan HN，Dilcher TL，Alperstein SA，et al. Combining molecular testing and the Bethesda category III: VI ratio for thyroid fine-needle aspirates: a quality-assurance metric for evaluating diagnostic performance in a cytopathology laboratory. Cancer Cytopathol，2022，130（4）：259-274. https: //doi.org/10.1002/cncy.22542.

［86］Mais DD，Crothers BA，Davey DD，et al. Trends in thyroid fine-needle aspiration cytology practices: results from a College of American Pathologists 2016 practice survey. Arch Pathol Lab Med，2019，143（11）：1364-1372.

索引1

索引 2